U0002444

世茂出版有限公司
世潮出版有限公司
智富出版有限公司

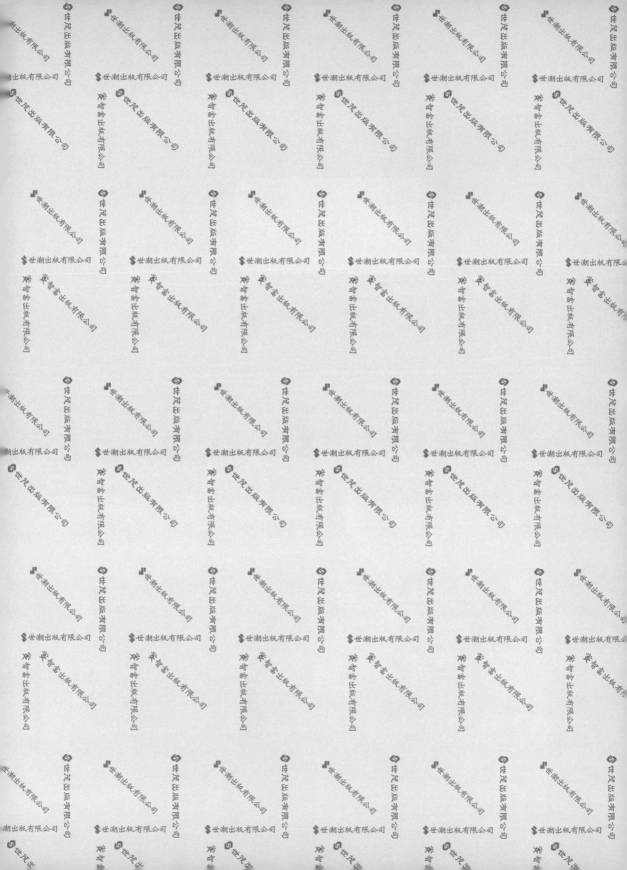

世茂出版有限公司
世潮出版有限公司
智富出版有限公司

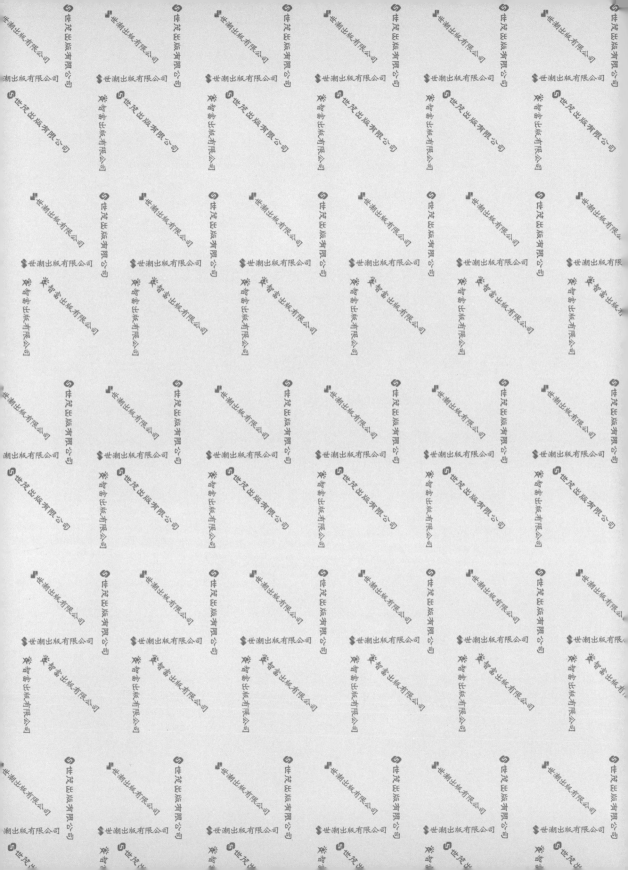

不妊治療がよくわかる
元気な赤ちゃんができる本

不孕症門診第一本必備參考書

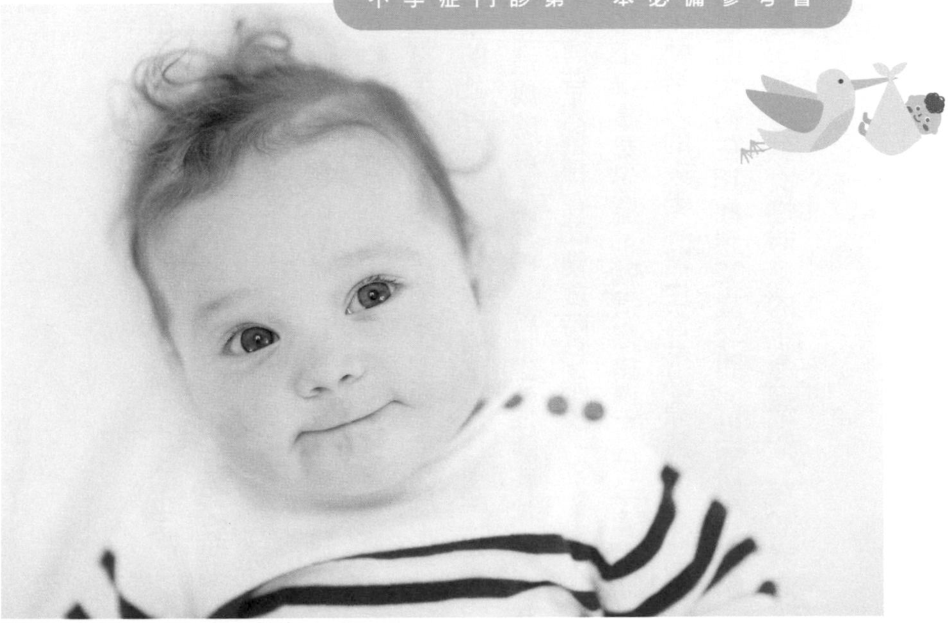

日本權威醫師帶妳全程通過不孕症治療

難孕夫妻一定要知道的

好孕療程

原利夫—著
江宓蓁—譯

前言

現在這個時代，女性第一次生產（初產）的平均年齡已經超過了30歲。隨著女性社會地位的提高、晚婚化，隨之而來的是懷孕、生產年齡的延後，而這是世界共通的傾向。

歐美國家很早就開始針對社會現象採取應變措施，努力創造出女性能維持社會地位，同時還能安心地懷孕、生產、育兒。而努力的成果，就是法國和美國等國家的出生率開始上升。

然而日本的社會環境，大大妨礙了女性懷孕、生產、育兒的狀況。晚婚化造成的最大弊端，就是女性隨著年齡上升，而出現懷孕率下降。不過也有些人選擇在20幾歲時結婚，

女性為了不讓事業停擺，就這樣錯過了懷孕適齡期。在惡劣環境下，為了懷孕而不斷努力的夫妻，醫生當然必須幫助他們。

懷孕適齡期大約在18歲到32歲之間。從醫學角度來看，這段時期最適合懷孕和生產。考慮到女性將來的生命週期，在32歲之前生產，是最為理想的情況。

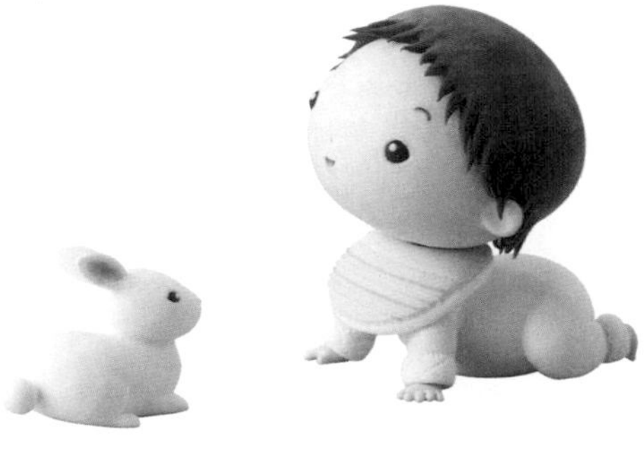

從女性一生的生命週期來看，歐美國家在年滿35歲之後，體外受精就會放在懷孕方式的第一順位。可見體外受精已不再是進階選項。

想要自然懷孕，不想用太多藥物，這都是理所當然之事，然而若是過度執著於自然，而讓人生當中重要的事物和時間溜走的話，我覺得這樣反而更不幸。

不孕症治療的過程中有許多辛酸。但是，為了「辛酸」這件事情哭泣十次之後，只要在「辛」字頭上加個「十」就會變成「幸福」。身為醫生，我們將會竭盡全力地支持妳們。當你們拿起這本書、學習到關於懷孕的正確知識的時候，「懷孕」就成功了50%。

最後我想說，小嬰兒真的很可愛！即使平日嚴肅的先生，抱著孩子時，也會露出燦爛的笑容。希望各位都能早日見到自己的寶寶。

原醫學診所

醫師　原　利夫

事先了解
現代女性的不孕情形

現代女性的工作、家庭與私人時間都極為忙碌，經常承受各種壓力。就在她們想過一陣子再懷孕生產而不斷把這件事情延後的時候，身體已在不知不覺中變成了不易受孕的體質。

成功懷孕的條件，必須要有健康的子宮與卵子，以及活力十足的精子。然而在女性年齡不斷增加時，子宮和卵巢會比較容易出現問題。也有研究報告指出，如今每5個35歲以上的人當中，就

我為什麼無法懷孕？

開始做不孕症治療，工作會受到影響嗎？

什麼時候才能有小孩？

有1人不易受孕。

除此之外，在這個更容易遭逢壓力的現代社會中，不只是女性，連男性也變得容易受到壓力和年齡的影響，不孕的原因約有一半是出在男性身上。

在這種情況下，還是有許多女性想著「自己什麼時候才能生下孩子？」邁向懷孕的第一步，就是從「了解自己的身體」開始。只要認真傾聽自己身體的聲音，相信一定能夠調養出容易懷孕的體質。

為了提高懷孕能力，請先從了解自己的身體並擬定對策開始吧！

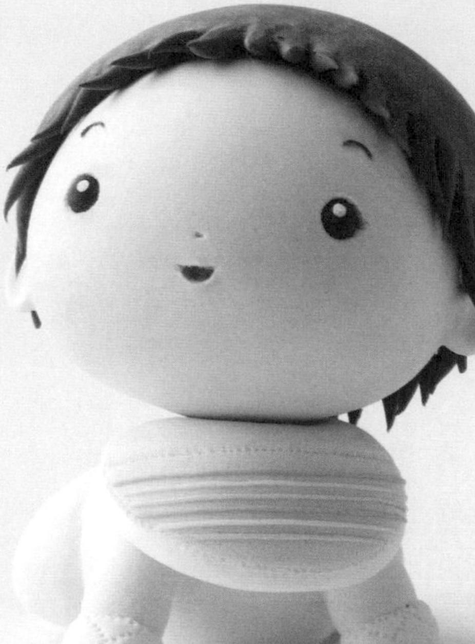

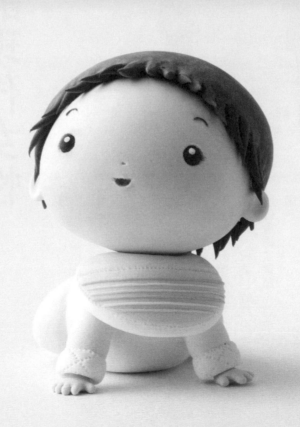

為什麼難以懷孕？初產年齡延後的現代女性

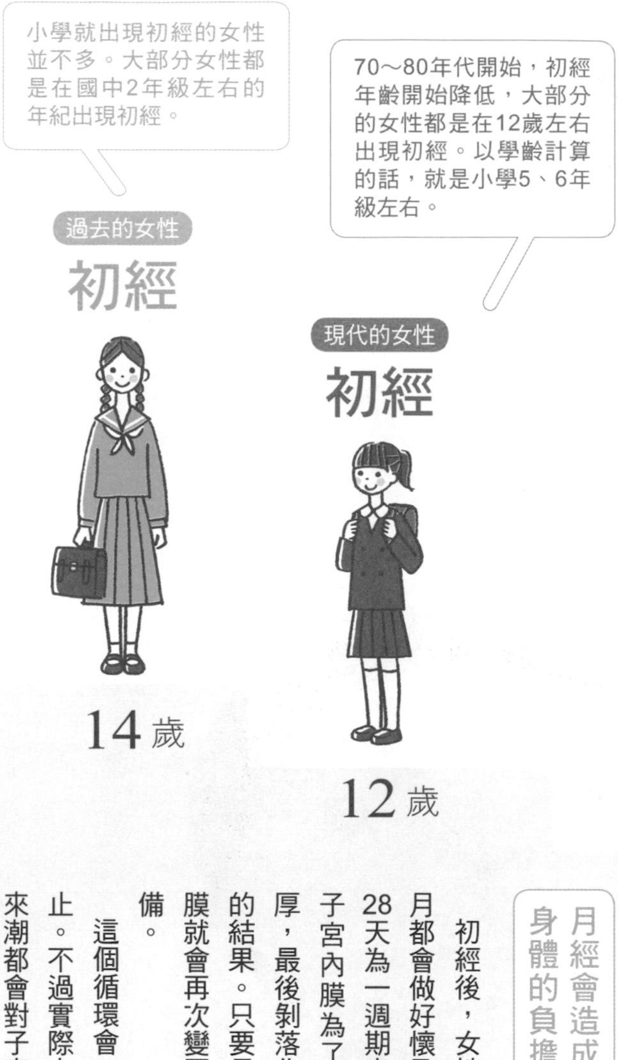
小學就出現初經的女性並不多。大部分女性都是在國中2年級左右的年紀出現初經。
過去的女性
初經
14歲
70～80年代開始，初經年齡開始降低，大部分的女性都是在12歲左右出現初經。以學齡計算的話，就是小學5、6年級左右。
現代的女性
初經
12歲

月經會造成身體的負擔

初經後，女性的身體幾乎每個月都會做好懷孕的準備。大約以28天為一週期來潮的月經，就是子宮內膜為了承接受精卵而變厚，最後剝落化成經血流出體外的結果。只要月經結束，子宮內膜就會再次變厚，完成懷孕的準備。

這個循環會一直持續到懷孕為止。不過實際上，每一次的月經來潮都會對子宮和卵巢帶來很大

現代的女性

初次生產

雖然也有20歲前半即生產的女性，但是大多數的女性都是在20歲後期到40歲前期才初次生產。自初經以來間隔了大約15～30年。

過去的女性

初次生產

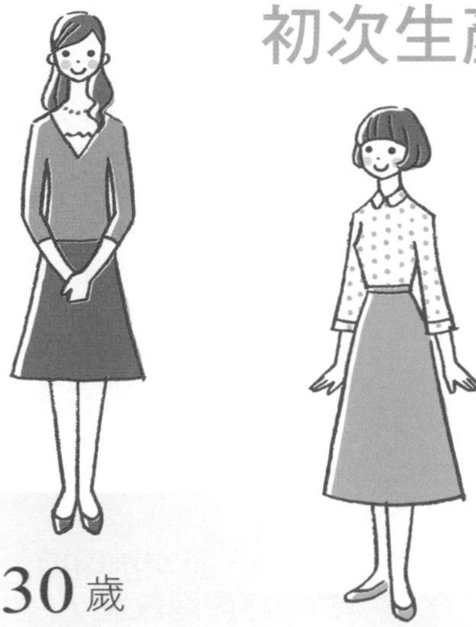

30歲

25歲

初次生產的年齡大多在20歲前期到30歲左右。女性初次生產的平均年齡是25歲。自初經以來間隔了大約10年。

生產狀況比較

過去的女性　誕生於 1940 ～ 50 年

現代女性　誕生於 1970 ～ 80 年

的負擔。懷孕時月經會停止，而子宮就在這段期間內進行休養，使卵巢機能回復。換句話說，月經對女性的身體其實並不好。

此外，初次生產的年齡，也像是和不孕症的增加呈現等比成長一般，連年持續上升。一九六五年迎向初次生產的母親平均年齡是二十五・七歲，到了二〇一一年已延後變成三十・五歲。另一方面，初經的年齡則是不斷下降。現代的女性，初經到初次生產之間的間隔變得越來越長，所以對於子宮和卵巢的負擔也變得越來越大。近年來，罹患子宮內膜異位症和子宮肌瘤的女性越來越多，相信這個問題和晚婚、晚生有關。

懷孕的主角是"卵子"妳不知道的卵子老化現象

隨著年齡增加，卵子的數量和品質都會下降

隨著年齡增加，還會引發另一個問題，那就是卵子的老化。不管外表或是血管年齡比實際年齡年輕多少，女性卵子的年齡絕不可能比實際年齡小。原因在於女性和每天製造新精子的男性不同，女性在出生時便帶著一輩子份量的卵子誕生，只會排卵，不會製造新卵子。

卵子的老化主要有兩種情形。一種是隨著年齡增長，卵巢內的

卵子數量的減少

每個月減少的卵子數量

1000～2000個

卵子的前身「原始卵泡」的數量，剛開始在胎兒時期約有500萬個左右，但是到了青春期便銳減成10萬個左右。此後以每個月會有1000～2000個卵子接收到荷爾蒙並開始成長，但是絕大多數都在沒能發育成熟的情況下漸漸消失。

35歲之後，每次排卵期的成熟卵泡數量

3～5個

每次月經週期中發育成熟的卵泡（卵子後補）數量為3～18個。此數字會隨著年齡增加而遞減，過了35歲之後則剩下3～5個。就算進行人工誘導排卵也無法取出更多的卵子。

每次月經排出的卵子數量

1～2個

最初約有超過1000個原始卵子形成，但在1個月內會減少成3～18個成熟卵泡，最後僅有1～2個會長成卵子。若母體排出的卵子品質不佳，那麼就會更難成功受精。

受精卵變得難以分裂、著床

就算老化的卵子得以成功受精，但是仍然會出現胚胎分裂不順利，或是無法成功在子宮著床等各種障礙。

容易出現 DNA 缺陷

過了35歲之後，卵子當中的基因情報就比較容易出現缺陷，與發育有關的器官也比較容易出現異常。此外，唐氏症（P121）的發病機率亦會提高。

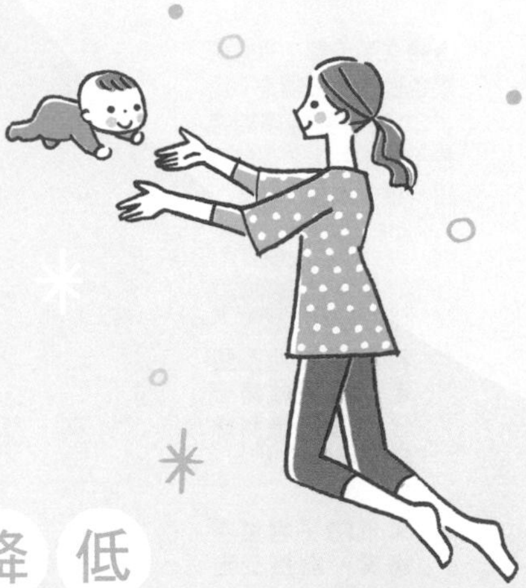

卵子品質的降低

卵子跟著減少，另一種則是殘留的卵子品質逐漸降低。但卵子老化後就無法懷孕，這種說法是不對的。就算卵子老化，懷孕還是會成功的，但是過了35歲之後，就必須了解自己的身體狀況究竟如何。卵巢的年齡就和自己的年齡一樣，是會逐年增加的。

卵子數量的變化

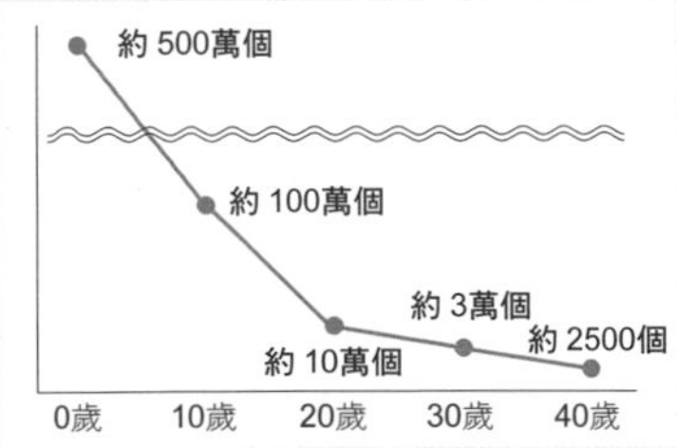
約 500萬個
約 100萬個
約 10萬個
約 3萬個
約 2500個
0歲
10歲
20歲
30歲
40歲

卵子的前身「原始卵泡」，數量在35歲時約為2萬個，到了40歲左右則是減少，成為2500個左右。

高齡是不孕的主要原因之一 女性的懷孕適齡期？

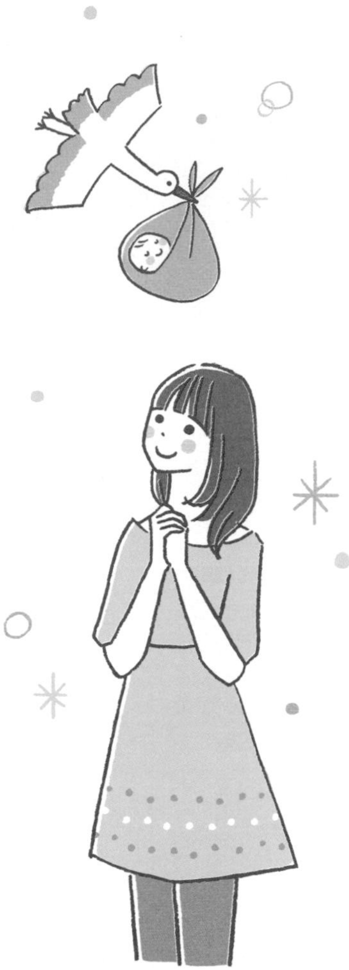

20～29歲

月經週期較為穩定

身體逐漸成熟，月經週期也變得比較穩定。過了20歲，月經週期還是不穩定的人，最好到婦科接受檢查。

注意

- □ 若月經週期不穩定，或是經痛十分嚴重，請到婦科接受檢查。
- □ 為預防子宮癌等病變，需接受定期檢查。

35歲是懷孕、生產的轉折點

如同前文所述，難以懷孕的原因有很大一部分是出自於女性的年齡。當然年輕人也有可能因為其他原因而無法懷孕，不過對於大多數的人來說，年齡太大是無法懷孕的主要原因。

一般來說，懷孕適齡期是在18歲到32歲之間。不過到底是從幾歲開始，懷孕會變得越來越困難呢？

最重要的分界線應該是在

子宮與身體的年齡變化

轉折點為35歲

40歲以上

為了成功懷孕必須付出努力

40歲前半是懷孕的最後機會。40歲後半，停經的準備即將開始，隨後便進入更年期。子宮內膜癌的風險也會上升。

注意

- ☐ 若1年以上無月經，即為停經。
- ☐ 子宮內膜癌的發病機率上升。
- ☐ 需將高度不孕症治療納入考慮。

35~39歲

卵巢機能開始衰退

荷爾蒙分泌量開始減少，卵子的數量和品質降低，懷孕變得較為困難。是不孕症治療比較難出現療效的年紀。

注意

- ☐ 當子宮或排卵出現問題時，必須儘快加以治療。
- ☐ 自然懷孕開始變得比較困難。最好儘快進行治療。

30~34歲

卵巢機能上升

女性荷爾蒙的分泌量進入高峰，此時為卵巢機能最佳的時期。需注意工作壓力所引起的荷爾蒙失衡問題。

注意

- ☐ 請記錄基礎體溫。
- ☐ 若出現月經不來、月經週期紊亂、嚴重經痛等狀況，請到婦科接受檢查。

35歲。原因在於35歲這一年，卵子的品質將會急遽下降，同時女性荷爾蒙的分泌量也開始逐漸減少。因此若是希望能夠自然懷孕，建議最好在35歲之前完成懷孕與生產。至於35歲之後才決定懷孕的人，請徹底了解自己的身體狀況，注意手腳冰冷和壓力等問題，努力提升卵巢機能，這樣就能提升懷孕機率。

荷爾蒙分泌量的年齡變化

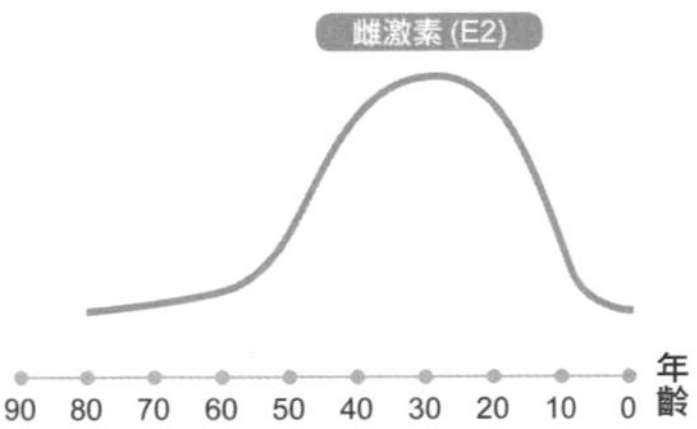
雌激素(E2)
90
80
70
60
50
40
30
20
10
0
年齡

瀕臨停經年齡，從成熟卵泡分泌出來的女性荷爾蒙（雌激素）就會減少。

關於不孕的問題必須男女雙方一同面對

夫婦、醫生，共同進行

不孕症治療，很容易被誤解問題都出在女方身上。不過在所有苦惱於不孕症的夫妻當中，約有半數的男性也有問題。因此我希望不只女性，男性最好也能了解不孕症的相關知識。

此外，當一對工作全盛期的夫妻準備進行不孕症治療時，就必須努力想辦法讓工作與治療同時並行。倘若需要體外受精，甚至得向公司

工作與治療並行秘訣

秘訣 1

決定「○○歲之前要致力於工作」

抱持著「再工作3年存好錢，等到40歲再來挑戰體外受精」的想法前來醫院看診的女性其實不在少數。事先做好人生規畫確實很重要。

秘訣 2

善加利用有薪假進行治療

配合工作的日程、想利用有薪假挑戰體外受精，這樣的人其實也很多。能夠滿足每個人不同的需求，加以妥善安排時間的醫院也正在增加當中。

秘訣 3

尋找能在下班途中經過的醫院

最重要的問題，就是找到能夠定期往返的醫院。上午時段不管怎麼加緊腳步都會面臨遲到問題，所以最好能找到下班回家路上會經過的醫院。

請假。可是就目前的現況來看，沒有醫院的診斷書，很難向公司要求晚到或請假。不只女性，連男性想要獲得公司的諒解都是一件難事。

然而只要夫妻、醫生雙方同心協力，想要同時並行工作與治療、最後迎接新生命到來，絕非不可能之事。只要有懷孕的可能性存在，醫生就會盡可能地予以協助。

經過漫長的治療後，最後還是有夫妻選擇了放棄治療。很遺憾的，高度不孕症治療是看不見終點的。所以最好還是先考慮一下沒有孩子的未來，以兩人世界的未來生活比較好。

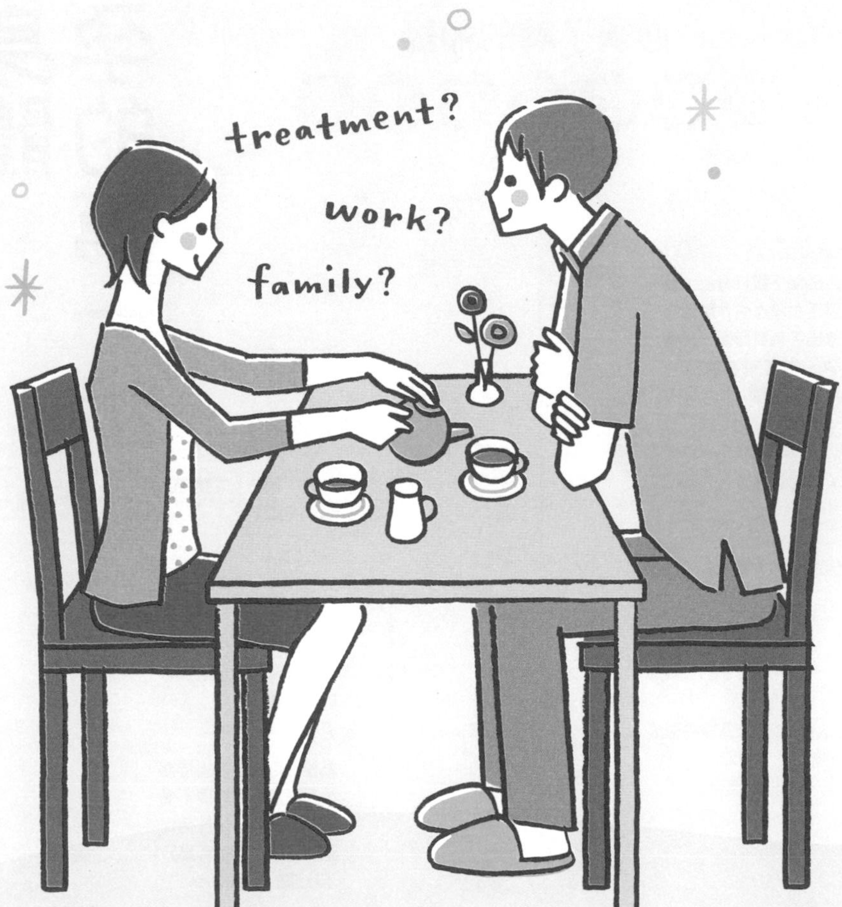

了解自己的身體就是邁向懷孕的第一步

一邊與醫生溝通，一邊進行治療

完全聽信醫生的指示進行治療之際，相信還是會有不少人心中存有疑慮吧！通往懷孕的捷徑，就是好好掌握自己的身體狀況，同時接受並進行適合自己的治療。

為了不讓自己白走許多遠路，請按時記錄基礎體溫表（五十二頁），確實了解血液檢查的結果，還要掌控好自己的排卵狀態以及丈夫的精子狀態。在此基礎上與醫生好好溝通，就能繼續安心治療。

必須了解的知識 4種主要荷爾蒙

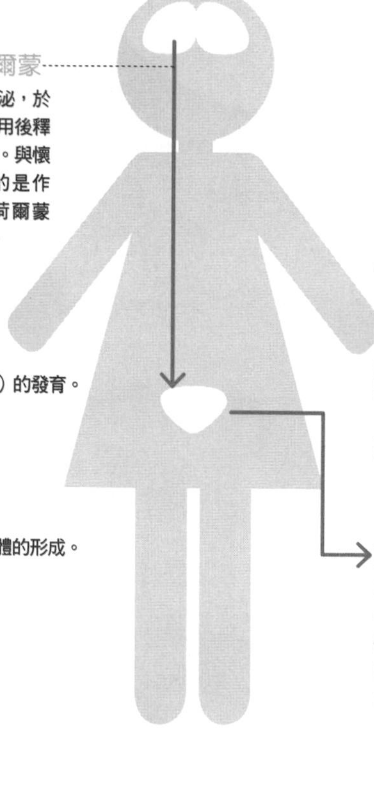

腦下垂體荷爾蒙

由腦部下視丘分泌，於腦下垂體產生作用後釋放出各種荷爾蒙。與懷孕、生產有關的是作用於卵巢的性荷爾蒙（FSH、LH）。

FSH

濾泡刺激素

促進卵泡（卵子）的發育。

LH

黃體刺激素

促進排卵以及黃體的形成。

E2

雌激素（卵泡荷爾蒙）

卵泡（卵子）成熟時必需的荷爾蒙。

P4

黃體素（黃體荷爾蒙）

著床與維持懷孕所必需的荷爾蒙。

女性荷爾蒙

為使卵泡成熟或維持懷孕所必需的荷爾蒙。受到腦下垂體分泌性荷爾蒙的影響，而從卵巢分泌出來的荷爾蒙。

女性的身體變化和月經週期

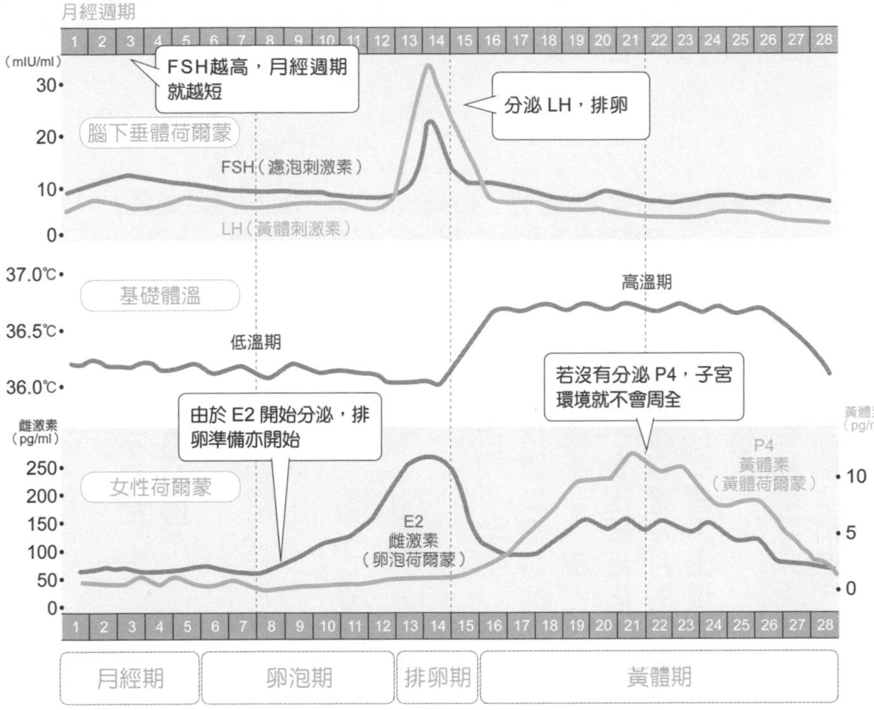
月經週期
(mIU/ml)
FSH越高，月經週期就越短
分泌 LH，排卵
腦下垂體荷爾蒙
FSH（濾泡刺激素）
LH（黃體刺激素）
37.0℃
36.5℃
36.0℃
基礎體溫
高溫期
低溫期
若沒有分泌 P4，子宮環境就不會周全
由於 E2 開始分泌，排卵準備亦開始
雌激素（pg/ml）
黃體素（pg/ml）
女性荷爾蒙
E2
雌激素
（卵泡荷爾蒙）
P4
黃體素
（黃體荷爾蒙）
月經期
卵泡期
排卵期
黃體期

月經期
（月經來潮的時期）

荷爾蒙的動向

雌激素和黃體素的分泌量有點低。

身心的變化

血液流動變得不順暢、手腳容易冰冷、心情容易沮喪。隨著經期結束，雌激素的分泌量會增加，屆時心情就會開朗起來。

卵泡期
（培育卵子的時期）

荷爾蒙的動向

雌激素分泌旺盛，身體狀況變佳。

身心的變化

水腫症狀消失，身體變得輕盈，腦袋也變得更清楚。比較容易出現正向思考。新陳代謝變好，性慾也較為旺盛的時期。

排卵期
（有排卵現象的時期）

荷爾蒙的動向

在LH的作用之下，黃體素開始增加。

身心的變化

由於黃體素的分泌量增加而造成容易懷孕的狀態。由於荷爾蒙的分泌量會以排卵日為界線出現變化，所以心情有時也會容易沮喪。

黃體期
（判定懷孕的時期）

荷爾蒙的動向

在黃體素的作用下，子宮環境整頓妥當。

身心的變化

食慾增加，水腫、肩膀僵硬、頭痛等經前症候群(PMS)較容易出現的時期。由於荷爾蒙的變化導致心情煩躁不安。

關於不孕症治療的各項Q&A

解決所有疑難雜症！

好像知道又好像不知道的“不孕症治療”。不孕症有哪些症狀？只要接受治療就能懷孕嗎？回答您的疑問。

Q 不孕症是什麼？

A 指"沒有刻意採取避孕措施，卻長達2年以上無法懷孕"的狀態

所謂不孕症，概括來說就是指難以懷孕的狀態。雖然說是不孕"症"，但是身體並不會出現疼痛，光靠自己很難察覺每月的排卵狀況，而且每個人出現的症狀都不盡相同。

從醫學上來看，不孕症是因為懷孕前的3大流程「排卵」「受精」「著床」的其中之一發生障礙，形成了難以懷孕的狀態。「儘管夫妻之間的生活一切正常，但是仍然超過2年未懷孕的狀況」，就稱為不孕症。不過近年來考慮到晚婚化的現象，也可以把「超過1年未懷孕的狀況」視為不孕症。

相關名詞

續發性不孕

雖然第一次懷孕相當順利，但是之後就很難懷上第二胎的例子並不在少數。可能是因為初次生產的年齡逐漸高齡化的關係。

→詳見 P160

Q 為什麼會得到不孕症

A 由於高齡等因素，使懷孕的過程中出現了某種障礙，這就是不孕的原因。有時甚至查不出原因。

不孕症出現的原因，每個人都不盡相同。以女性的角度來看，幾乎所有問題都環繞在排卵（卵巢的問題）、受精（輸卵管的問題）、著床（子宮的問題）三者當中的某一個上。男性也有可能是不孕的主因，而問題大多出在製造精子的功能，或是釋放精子的功能上。然而不論男女，都有可能出現檢查結果毫無異常的狀況（機能性不孕一六一頁、特發性男性不孕症一六九頁）。同時「高齡化」的問題也會帶來影響。至今仍有許多問題現代醫學無法解開。

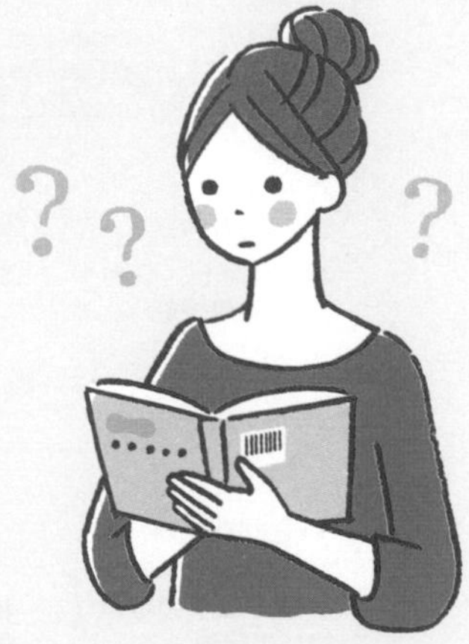

Q 只要接受治療就能懷孕嗎？

A 根據不同的不孕原因，懷孕機率也不同。並不是絕對可以懷孕。

許多人認為，只要去醫院治療就一定可以成功懷孕。可是不孕的原因十分複雜，有時甚至查不出原因。有些人半年內就能懷孕，也有些人經過數年仍然無法懷孕。請務必先有不孕症治療並非萬能的正確認知。

Q 有哪些治療方法？

A 先進行檢查，若無特別原因，會從"時機療法"開始

一般情況下，會先配合排卵日進行性行為的「時機療法」，若沒有成功懷孕，下一步則是進行將男性的精子直接注入子宮的「人工授精」。之後還會在體外進行授精的「體外受精」和「顯微注射授精」等進階治療法。至於不孕原因已經確定，例如：罹患子宮內膜異位症的人，則是會進行該疾病的治療（原因治療）。

治療內容

- **時機療法**：確定排卵日，使受精難度降低。
- **人工授精**：將精子直接送入子宮內。
- **原因治療**：針對卵巢或子宮的病變，以手術或藥物加以治療。
- **體外受精**：在體外使卵子受精，再將受精卵植回子宮。

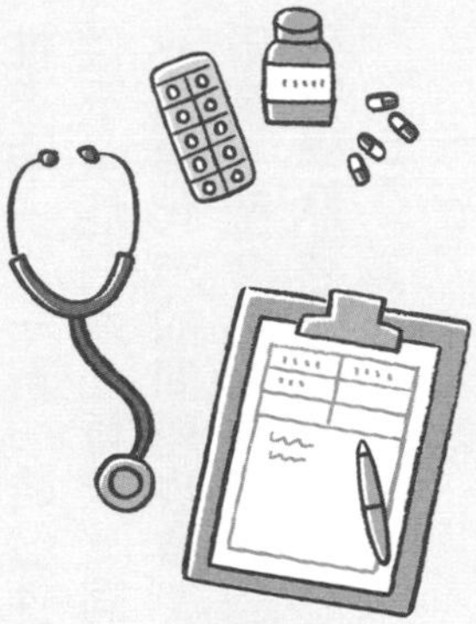

Q 可以在哪裡接受不孕症治療？

A 可在婦科診所、醫院、不孕症專門診所接受治療

所有苦惱於無法懷孕的女性當中，有一部份的人能透過時機療法等較為輕度的治療順利懷孕。在這種情況下，一般婦科診所或醫院就有辦法對應。至於必須接受體外受精等高度不孕症治療的狀況，最好還是到不孕症專門診所、或是擁有精密技術的醫院比較理想。

治療要花多少錢？保險會補助嗎？

Q

A

每個人都不一樣。然而現在大多數不孕症治療都不適用保險。

不孕症檢查就目前的現況來說，大多數的治療都不適用於保險。舉凡人工授精、體外受精、顯微注射授精等治療都不是保險給付對象。日本人工授精的價格約為二萬日圓，體外受精、顯微注射授精則需要二十～五十萬日圓，較為昂貴。當兩夫妻開始考慮進階治療的時候，有必要事先討論關於費用的問題。

此外，有些地方單位會針對體外受精、顯微注射授精等治療費用加以補助，請務必善加利用。

相關名詞

特定不孕症治療法的費用補助制度

在保險不給付的治療項目當中，有些地方自治單位會針對體外受精和顯微注射授精的費用進行經濟援助。

→詳見 P180

要是配偶不願配合治療的時候該怎麼辦？

Q

A

不孕的原因約有半數是出在男性。試著用事實說服另一半。

在所有不孕症的案例當中，問題出在男性身上的比例大約占了一半左右。因此，若要進行不孕症治療，基本上男性也需要一起陪同治療。不願配合的男性的確不在少數，但是夫妻若不同心協力，治療就無法進行。請夫妻兩人一定要好好溝通。

Q 就算子宮或卵巢有問題，還是有辦法懷孕嗎？

A 只要還沒有停經，就有機會懷孕

近年來，罹患子宮內膜異位症等子宮、卵巢方面疾病的女性正逐漸增加。然而就算出現類似問題，仍然有機會懷孕。雖然取決於問題的種類和年齡，不過一般來說仍可以選擇治癒疾病後自然懷孕，或者是注意病況，同時進行人工授精等方法成功懷孕。

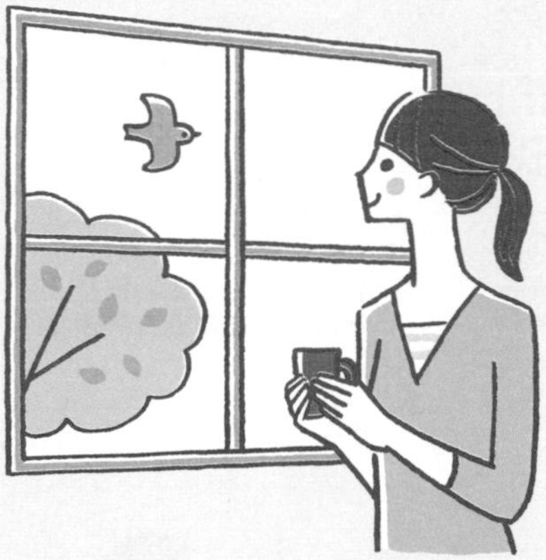

相關名詞

子宮內膜異位症

此疾病經常發生在苦於不孕的女性身上。症狀是在子宮以外的部位增生了子宮內膜或是類似子宮內膜的組織，通常會伴隨著劇痛。

→詳見 P156

Q 超過35歲也能自然懷孕嗎？

A 高齡也可能成功懷孕

既然已經自覺到過了35歲就比較難懷孕，請試著將想法調整為「即使改變生活習慣也很難自然懷孕」。然而不孕症治療絕非唯一的選項。妳可以透過瑜珈、針灸等自然療法提高懷孕能力，此外，也有為了進行不孕症治療而辭職，結果突然就自然懷孕成功的案例。

只要做體外受精就一定會懷孕嗎？

Q

A

不一定會懷孕

一聽到「體外受精」四個字，可能就會有人開始對接受治療感到不安。不過，在高度不孕症治療下誕生的寶寶，近年來越來越多。有報告指出二〇〇九年時，每40個新生兒當中就有1人是經過高度不孕症治療而誕生的。不要感到恐慌，先獲得這是什麼樣的治療、在什麼狀況下有效等相關知識，才是最重要的。不過，即使接受了高度不孕症治療，也無法保證絕對會懷孕。夫妻兩人最好可以一同考慮看看想要接受高度治療到什麼程度。

性冷感也能懷孕嗎？

Q

A

若真的想要懷孕，請努力增加性行為次數

對於性冷感的夫妻來說，配合排卵日進行性行為這件事情，有時都是一件難事，甚至夫妻兩人在進行時機療法的途中變得性冷感。若是進行性行為真的太困難，還是可以利用人工授精或體外受精等方法懷孕。不過性行為作為生殖行為的同時，也是愛情的表現之一。因此還是希望夫妻兩人能夠好好討論一下性行為對自己來說究竟是什麼，還有生小孩所代表的意義與重要性等等。

CONTENTS

第3章 不孕症檢查要知道的事

第4章 不孕症治療流程

第5章 疾病治療與懷孕

第 1 章
我容易懷孕嗎？

妳的身體處在容易懷孕的狀態嗎？

首先自我診斷，

確定目前的懷孕能力。

而懷孕的過程、女性與男性的身體構造，

這些懷孕必備的知識，請先記起來吧！

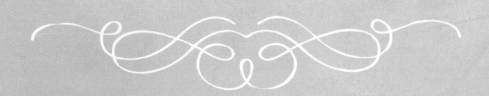

STORY 1

更了解自己的身體！

妳真的了解懷孕的過程和女性的身體嗎？
認識自己的身體狀況，就是邁向懷孕的第一步。

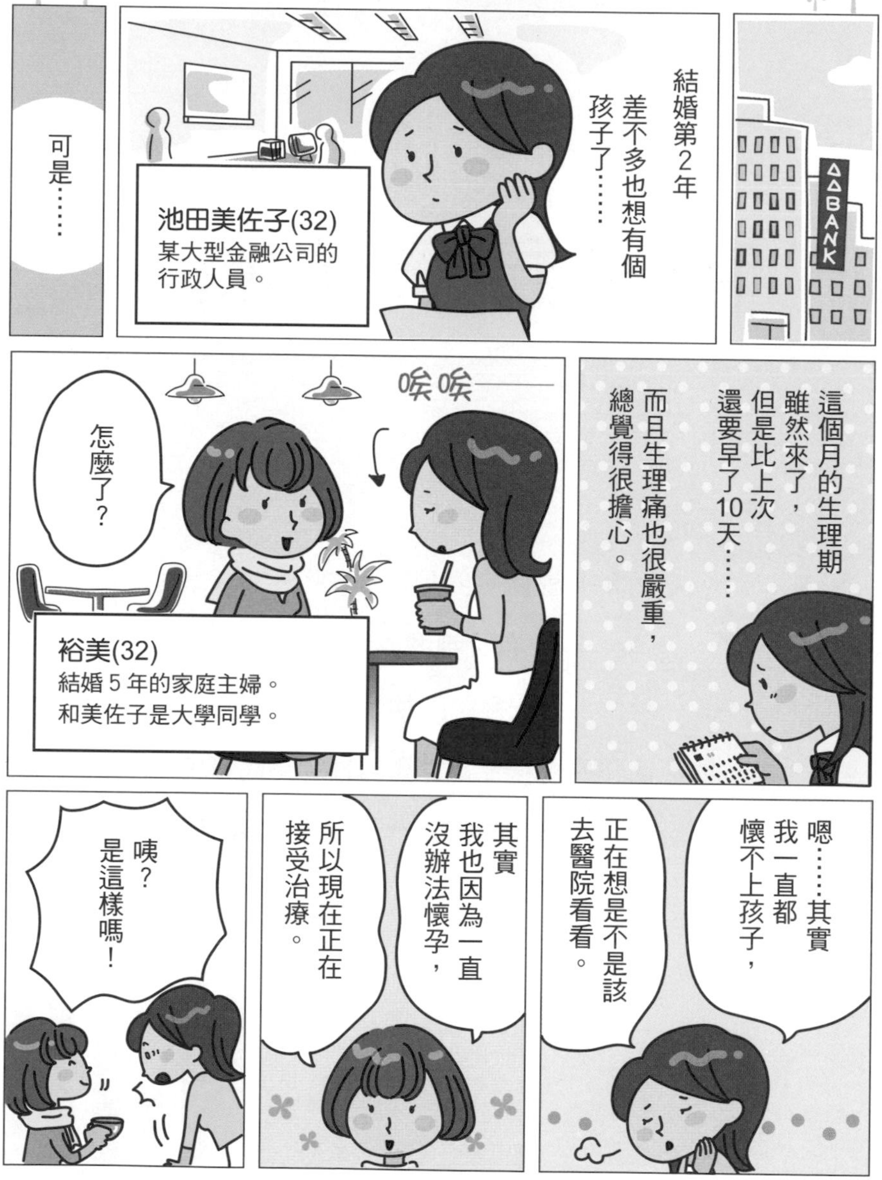
結婚第2年
差不多也想有個孩子了……
池田美佐子(32)
某大型金融公司的行政人員。
可是……
這個月的生理期雖然來了，但是比上次還要早了10天……
而且生理痛也很嚴重，總覺得很擔心。
唉唉——
怎麼了？
裕美(32)
結婚5年的家庭主婦。
和美佐子是大學同學。
嗯……其實我一直都懷不上孩子，
正在想是不是該去醫院看看。
其實我也因為一直沒辦法懷孕，
所以現在正在接受治療。
咦？是這樣嗎！

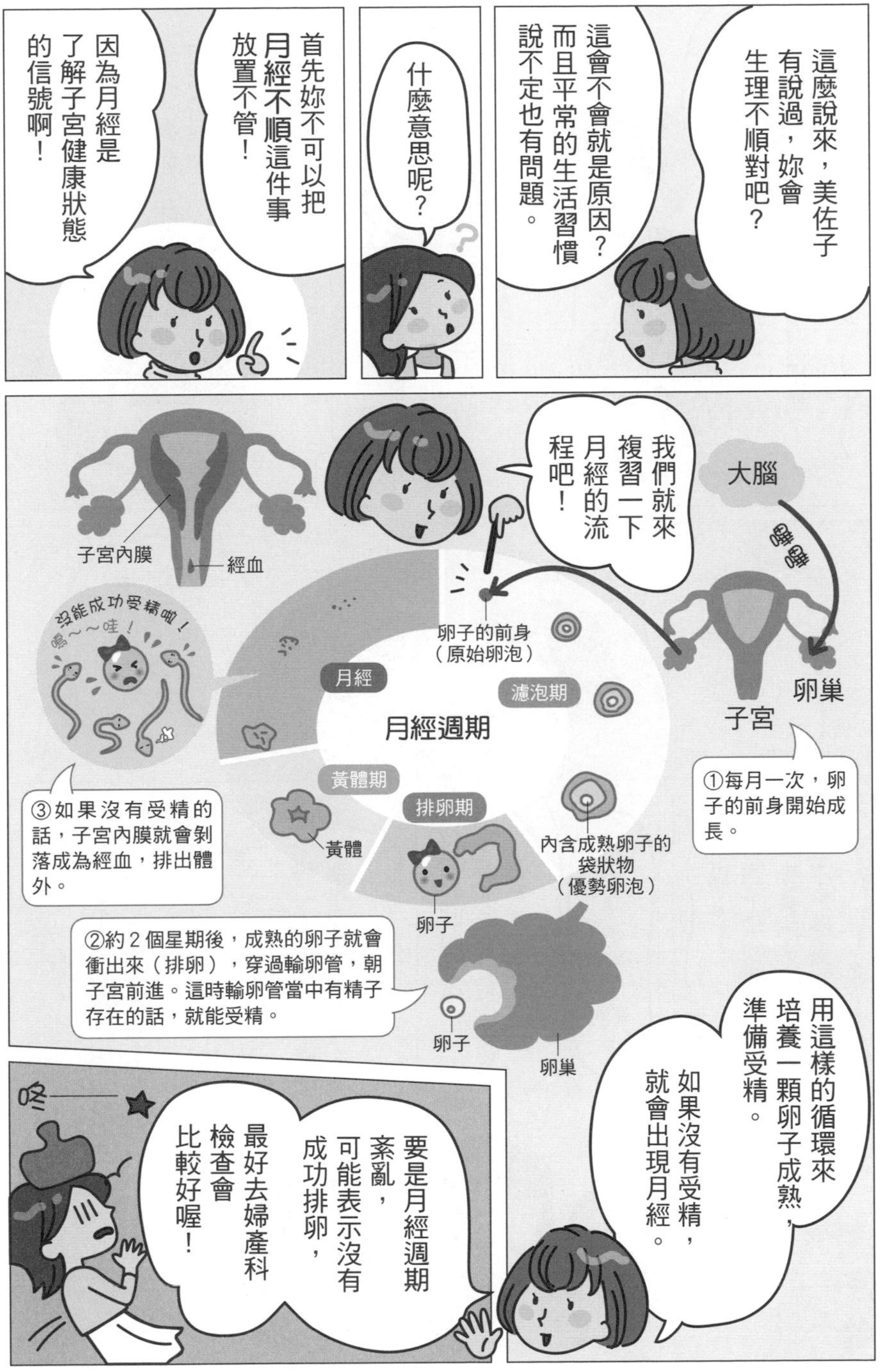
這麼說來，美佐子有說過，妳會生理不順對吧？
這會不會就是原因？而且平常的生活習慣說不定也有問題。
什麼意思呢？
首先妳不可以把月經不順這件事放置不管！
因為月經是了解子宮健康狀態的信號啊！
我們就來複習一下月經的流程吧！
大腦
子宮
卵巢
①每月一次，卵子的前身開始成長。
卵子的前身（原始卵泡）
濾泡期
內含成熟卵子的袋狀物（優勢卵泡）
排卵期
卵子
②約 2 個星期後，成熟的卵子就會衝出來（排卵），穿過輸卵管，朝子宮前進。這時輸卵管當中有精子存在的話，就能受精。
卵子
卵巢
黃體期
黃體
月經
月經週期
子宮內膜
經血
沒能成功受精哦！
嗚～～哇！
③如果沒有受精的話，子宮內膜就會剝落成為經血，排出體外。
用這樣的循環來培養一顆卵子成熟，準備受精。
如果沒有受精，就會出現月經。
要是月經週期紊亂，可能表示沒有成功排卵，最好去婦產科檢查會比較好喔！
咚——

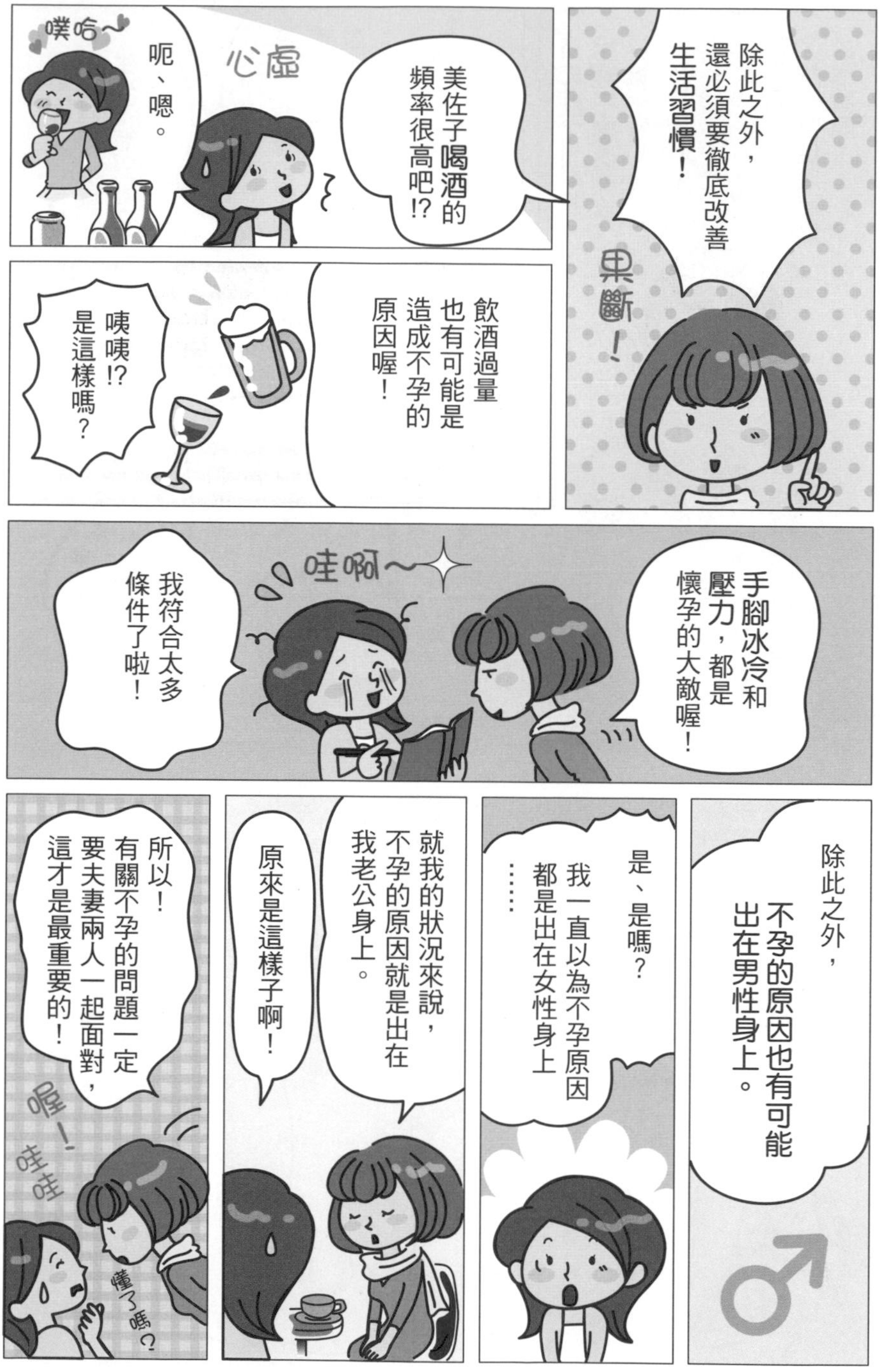
除此之外，還必須要徹底改善生活習慣！
果斷！
美佐子喝酒的頻率很高吧!?
心虛
呃、嗯。
噗哈～
飲酒過量也有可能是造成不孕的原因喔！
咦咦!? 是這樣嗎？
手腳冰冷和壓力，都是懷孕的大敵喔！
哇啊～
我符合太多條件了啦！
除此之外，不孕的原因也有可能出在男性身上。
是、是嗎？
我一直以為不孕原因都是出在女性身上……
就我的狀況來說，不孕的原因就是出在我老公身上。
原來是這樣子啊！
所以！有關不孕的問題一定要夫妻兩人一起面對，這才是最重要的！
喔！
哇哇
懂了嗎？

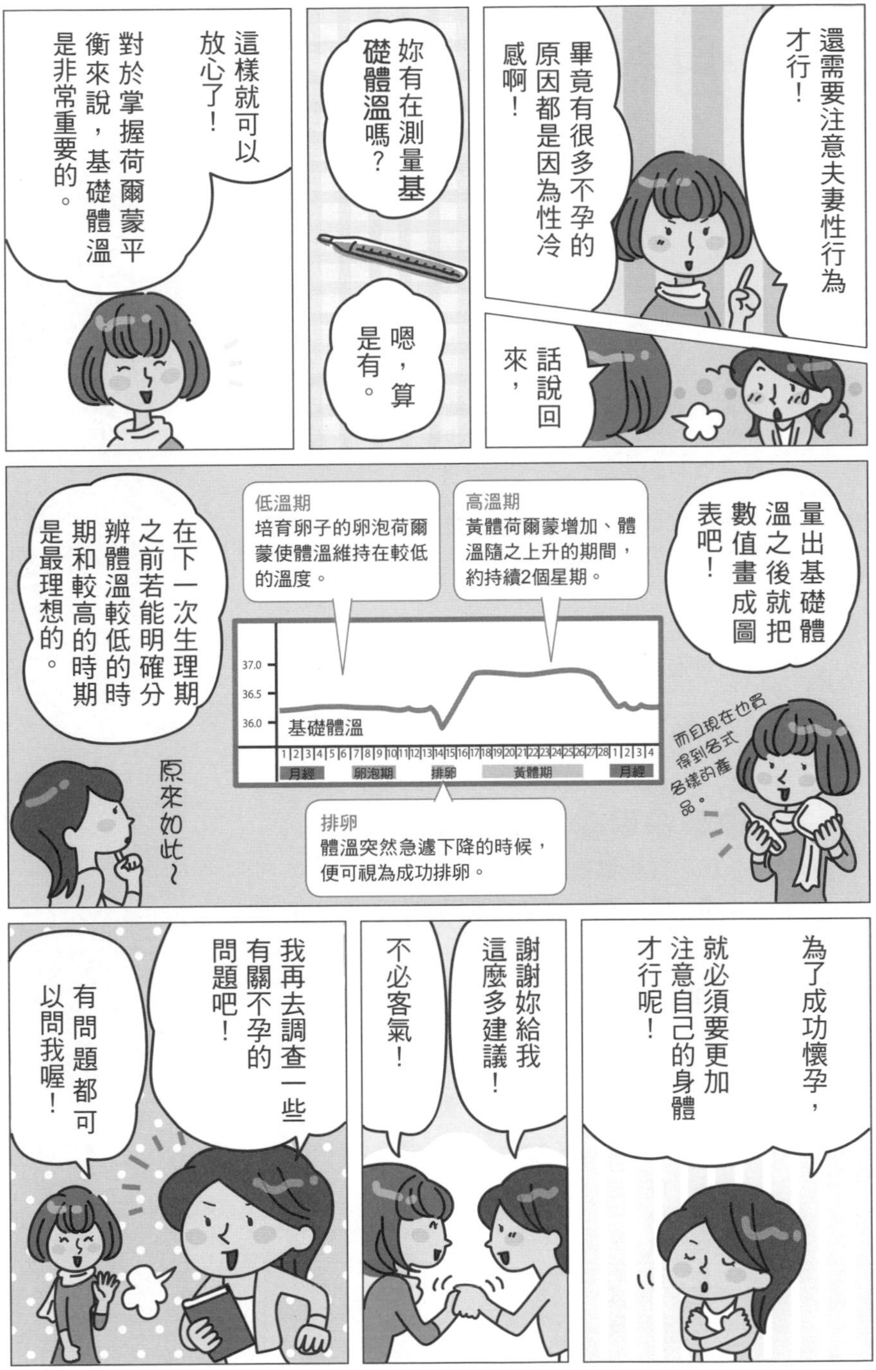
還需要注意夫妻性行為才行！
畢竟有很多不孕的原因都是因為性冷感啊！
話說回來，
妳有在測量基礎體溫嗎？
嗯，算是有。
這樣就可以放心了！
對於掌握荷爾蒙平衡來說，基礎體溫是非常重要的。
量出基礎體溫之後就把數值畫成圖表吧！
而且現在也買得到各式各樣的產品。
高溫期
黃體荷爾蒙增加、體溫隨之上升的期間，約持續2個星期。
低溫期
培育卵子的卵泡荷爾蒙使體溫維持在較低的溫度。
37.0
36.5
36.0
基礎體溫
1 2 3 4 5 6 7 8 9 10 11 12 13 14 15 16 17 18 19 20 21 22 23 24 25 26 27 28 1 2 3 4
月經 卵泡期 排卵 黃體期 月經
排卵
體溫突然急遽下降的時候，便可視為成功排卵。
在下一次生理期之前若能明確分辨體溫較低的時期和較高的時期是最理想的。
原來如此～
為了成功懷孕，就必須要更加注意自己的身體才行呢！
謝謝妳給我這麼多建議！
不必客氣！
我再去調查一些有關不孕的問題吧！
有問題都可以問我喔！

確認
健康狀態！

妳的體質適合懷孕嗎？

不孕的原因，可能是因為身體狀況或生活習慣阻礙了懷孕的因素。建議先進行自我檢查，回顧一下妳的現狀吧！

CHECK 1 月經

☑女性
☐男性

月經可說是女性健康的指標，因此
請好好檢視一下自己的月經吧！

CHECK LIST

- ☐ 月經週期在20天以內（一個月內有多次月經），或是超過40天（連續2～3個月沒有月經）。
- ☐ 經痛非常嚴重，嚴重到讓人站不起來，或是必須向公司請假。
- ☐ 出現不正常出血。
- ☐ 經血量過多，或是過少。

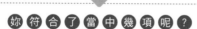

妳符合了當中幾項呢？

1～2項　請到婦產科檢查
3～4項　請立刻向不孕症專門醫師詢問

月經問題就是疾病警訊

儘管對於自己的月經週期紊亂、經血量出現異常、還有經痛等症狀感到十分困擾，但還是有許多女性選擇置之不理。

在各種月經問題當中，其實隱藏著不少可能造成不孕的疾病。要是置之不理，病情就有可能加重。如果出現問題，最好能儘快到醫院就診。

這些月經問題要特別注意

有月經問題困擾的女性，必須注意婦科方面的問題。不可以因為「平常我都這樣……」而輕易放過！

週期過短・過長

一般月經週期約在28～32天。若週期短至20天以內，稱為「頻發性月經」，若週期超過40天，則稱為「稀發性月經」，兩者都有可能導致不孕。有此現象的人請到婦科檢查吧！

〈過短〉
・黃體機能不全→P147
・無排卵月經→P148
〈過長〉
・無排卵月經→P148

經血量 過多・過少

經血量異常地多或持續1星期以上，或者是相反的經血量過少或月經1天就結束，表示可能罹患與子宮有關的疾病。另有比較罕見的症狀是持續數日的少量出血，這時有可能不是月經，而是不正常出血。經血量突然出現變化的時候最需要注意。

〈過多〉
・子宮內膜異位症→P156
・子宮肌瘤→P155
〈過少〉
・無排卵月經→P148

出現不正常出血

在月經以外的時期陰道出血，即稱為不正常出血。包括荷爾蒙異常在內，子宮內外可能有某種疾病潛伏。

・子宮肌瘤→P155
・子宮癌→P163
・披衣菌感染→P158

經痛嚴重

經痛嚴重到無法動彈，有可能是婦科方面的疾病發作所引起的。經痛若從35歲左右開始變得嚴重，必須多加注意。

・子宮內膜異位症→P156
・子宮肌瘤→P155
・巧克力囊腫→P156

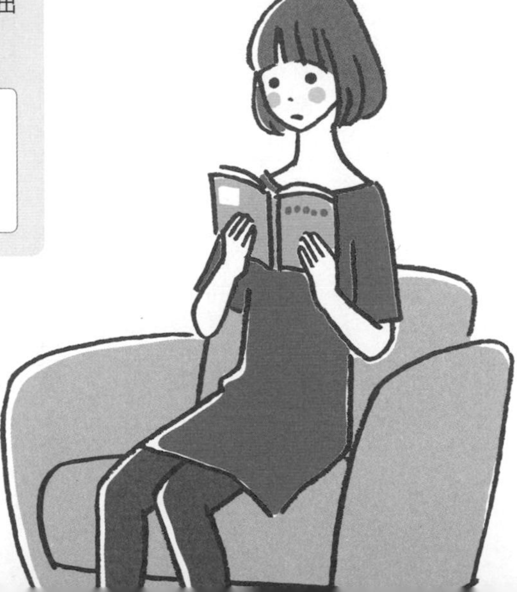

CHECK 2

生活習慣

☑女性
□男性

生活習慣對懷孕成功的影響很大。
回顧自己每天的生活，一點點的不舒服也要注意。

CHECK LIST

- □ 即使是盛夏，手腳和腰際還是會冰冷
- □ 短期內減重10公斤以上
- □ 容易貧血
- □ 對工作和人際關係感到壓力

妳符合了當中幾項呢？

1～3個　改變自己的生活習慣吧！
4個　過度的壓力可能會對身體帶來影響

生活習慣不正常會造成懷孕能力變差

苦惱於不孕症的夫妻們，平均每5組當中會有1組的問題是出在生活習慣不正常。不規則的生活、運動不足，還有偏食等不良習慣，都會使身體狀況不佳，進而妨礙懷孕。改善了這些生活習慣，自然懷孕成功的案例，其實並不在少數。

壓力也是健康生活的大敵。若在工作與人際關係上感受到壓力，請尋找適合自己的舒壓方法，盡可能地消除壓力。此外，若對於難以懷孕這件事情本身感到壓力，最好能努力放鬆心情來面對不孕症治療。

以下問題要特別留意

在此特別挑出可能造成不孕的症狀。
覺得自己有這些症狀的人，請注意改善。

貧血

除了貧血之外，同時苦於經痛和經血量不正常的人，有可能已經罹患子宮內膜異位症等子宮方面的疾病。

・子宮內膜異位症→P156
・子宮肌瘤→P155

極度的手腳冰冷

若手腳冰冷造成了骨盆內血液流動不順，就有可能導致子宮或卵巢方面的問題。請注意不要讓身體變冷。

・排卵障礙→P144～
・著床障礙→P154～

過度減重

短期間內減掉10kg以上的減重方式相當危險。可能引起荷爾蒙失衡，進而造成無法排卵。

・無排卵月經→P148

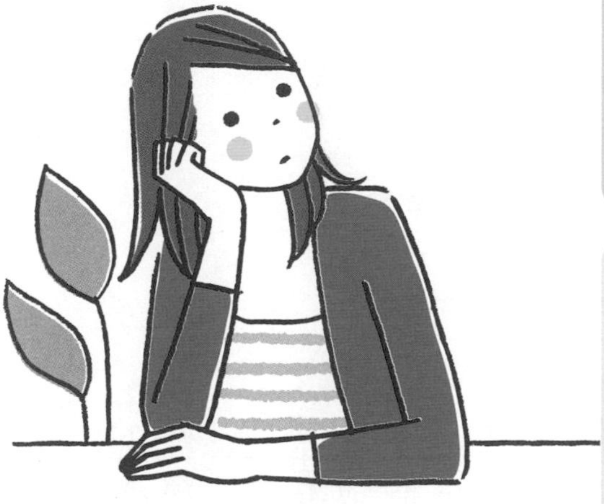

壓力

當壓力造成荷爾蒙失衡的時候，卵巢機能便會隨之下降，有時可能會造成無法排卵。

・無月經→P148

盡量不要接觸的東西

這些會對懷孕造成負面影響。

酒精類

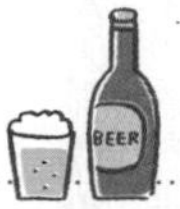

適量不會造成影響（以啤酒為例，中型啤酒杯1杯，每週1～2次），但是過量就有可能成為不孕的原因。

香菸

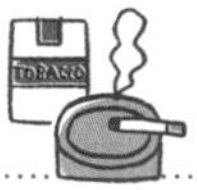

對女性會造成卵泡數量減少，對男性則會帶來精子數量下降等影響。二手菸也會對身體帶來危害。

咖啡因

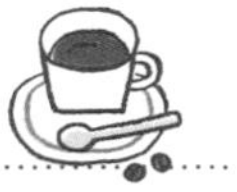

具有促使血管收縮的作用，因此攝取過量時可能造成血液流動不順。咖啡1天需以3杯為限。

CHECK 3

男性的性功能

□女性 ☑男性

不孕症並不只是女性的問題。
男性也和女性一樣，必須了解自己的身體狀況。

CHECK LIST

- □ 性行為時無法勃起、無法射精。
- □ 精液的顏色呈現深黃色，或者混著一點紅色。
- □ 睪丸過小，或是重量過輕。
- □ 曾經感染過性病。

妳符合了當中幾項呢？

1～2個　請到婦科或泌尿科檢查
3～4個　請立刻向不孕症專門醫師詢問

大多數原因都出在精神方面

一般人容易誤以為不孕的原因都出在女性身上，然而被不孕症困擾的夫妻當中，約有半數的男性也有導致不孕的因素。

其中最常見的問題就是精子數量過少，還有無法製造精子等問題。此外，亦有不少男性長期苦惱於勃起障礙或射精障礙。

造成此類問題的原因，多半是工作忙碌等事情帶來了過多的壓力。首先第一件要做的事就是改變自己的生活習慣。另外，有些男性一聽到女性說「今天是排卵日」就感到壓力而無法勃起。在這種情況下，女性必須小心不要帶給對方太多壓力。

以下男性不孕問題要特別留意

注意性行為時的性能力，以及性器官、精液的狀態。
性器官需注意睪丸的大小，精液請確認顏色。

精液呈現深黃色・帶點紅色

正常的精液是黃白色或是白色。如果發現顏色變成深黃色或者帶點紅色，就必須多加注意。因為這有可能是前列腺或精囊發炎，覺得狀況不對的人，就請到泌尿科看診。

・精子形成障礙→P166～

無法勃起

絕大部分都是因為疲勞、壓力、以及過去進行性行為時的心理創傷等精神方面的原因所引起的。如有需要可以接受心理諮商。有人是因為血管或神經等身體方面的問題而造成不舉。

・勃起功能障礙（ED）→P172

無法射精

早發性射精・遲發性射精等射精相關的問題，大多數原因仍然歸咎於精神層面。此外，若自慰時能射精，但在陰道內則否，則是因為錯誤的自慰方式刺激過強所導致。

・射精障礙→P173

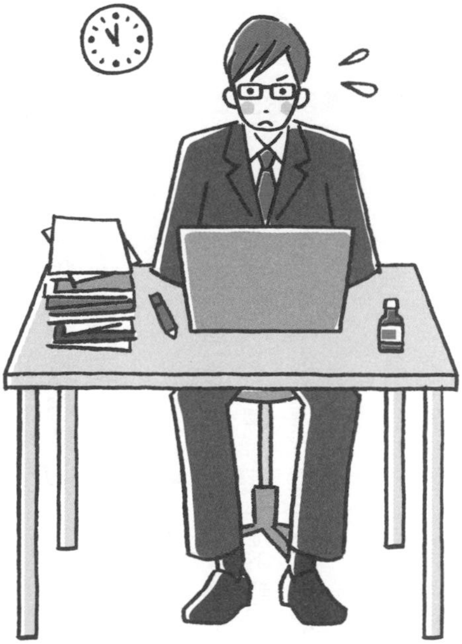

睪丸過小・過輕

如果睪丸過小，精液的製造量也會跟著變少，而精子的數量自然會有減少的傾向。此外，亦有可能出現睪丸萎縮而無法製造精子的「睪丸萎縮症」，這些狀況都有可能造成不孕。

・精子形成障礙→P166～

CHECK 4

性生活

☑女性
☑男性

對於懷孕來說，充實的性生活是不可或缺的。
請回顧一下夫妻之間的性行為吧！

CHECK LIST

- □〈女性〉性行為時會感到痛楚。
- □半年以上沒有性行為。
- □自己不想要性行為（提不起興致）。
- □夫妻的生活作息完全不同。

妳符合了當中幾項呢？

1～2個　請改善生活習慣

3～4個　請到婦科就診，或是一起討論關於夫妻的性生活

煩惱於性冷感的夫妻越來越多

當性行為的次數減少，自然懷孕的機率當然也隨之降低。然而似乎有不少夫婦都有「提不起興致」、「很久沒有性行為」等煩惱。

最近幾年，造成夫妻之間的性行為逐漸減少的原因，例如：忙碌的工作所造成的疲勞與壓力，夫妻兩人的作息不同等，有越來越多的趨勢。

此外，亦有案例顯示，刻意選在排卵日進行性行為，會對男女雙方帶來壓力，甚至讓性行為變得像一種形式。性行為最重要的意義不該只是為了懷孕，而是讓夫妻兩人都能享受婚姻生活。

這些性生活問題要特別注意

為此苦惱的夫妻，請先一起討論。
享受性愛的環境是很重要的。

提不起興致（女性）

近年來，女性的性功能障礙(FSD)正逐漸增加。女性會出現性慾低落和性厭惡症，原因可能有壓力過大或是性方面的心理創傷。可進行心理諮商治療。

・FSD（女性性功能障礙）→P162

出現性交痛

出現嚴重性交痛時，可能是因為陰道內徑狹窄的陰道狹窄症，或者是先天處女膜較厚的處女膜強韌症，還有陰道畸形等問題所引起的。由於這些是手術可以治癒的疾病，建議一定要去醫院檢查看看。若原因在於心理因素，則需使用藥物或心理諮商來加以治療。

・子宮畸形→P154

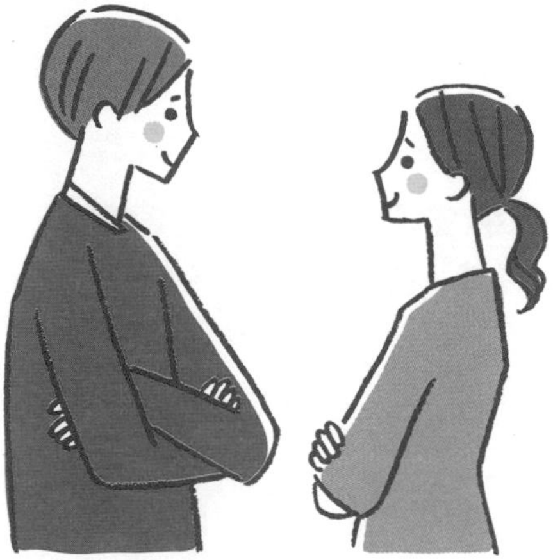

超過半年沒性行為

性冷感的成因很多，例如：對於性行為的厭惡、提不起興致等。也有夫妻是因為生活作息不同而導致性愛次數減少。建議試著積極進行肌膚之親吧！

・性冷感→P202

大多數問題的原因都是壓力！

心理和身體是有著密切關連的。如果有什麼難以啟齒的煩惱，不妨和不孕症諮詢或和醫院當中的「不孕症心理諮商師」討論看看吧！他們會和妳們一起討論今後的治療方針或是是否繼續進行治療。

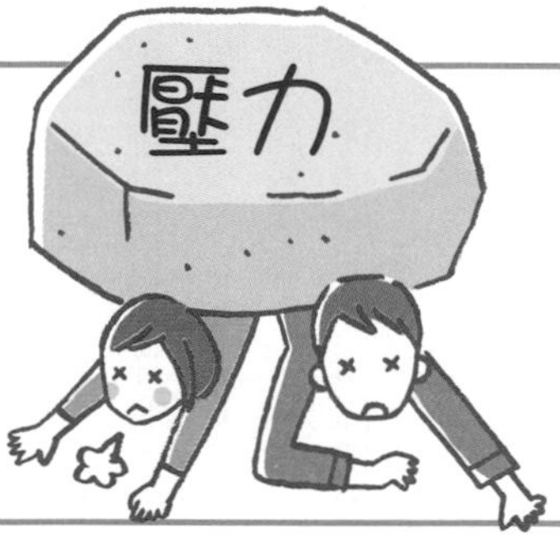

CHECK 5

自然與人工流產

☑女性
☐男性

**自然與人工流產的經驗，有時也會引起不孕。
必須與醫生討論，並接受治療。**

CHECK LIST

- ☐ 曾經自然流產3次以上。
- ☐ 曾被診斷出有不孕症。
- ☐ 曾經人工流產2次以上。
- ☐ 曾在胎兒月齡4個月以上的時候進行人工流產手術。

妳符合了當中幾項呢？

1～2個　請到婦科接受檢查

3～4個　請立刻向不孕症專門醫師詢問

流產、人工流產會影響懷孕

第一次懷孕的人當中，約有10～15％會不幸流產。如果只有流產1次，便稱為「自然流產」，對於日後的懷孕幾乎不會有任何影響。然而若是不斷發生流產或死產的狀況，則稱為「不育症」或「慣性流產」（一五九頁），也就是雖然能懷孕，但是胎兒卻無法成長。造成慣性流產的原因相當複雜，若欲預防流產，就必須透過檢查一一找出來。

人工流產也會對懷孕造成影響。若女方進行過多次人工流產手術，或者是胎兒已經長成之後才進行手術，都需要特別注意。進行子宮刮搔術時，子宮內部和輸卵管都會受到損傷，亦有可能引起輸卵管阻塞（一五一頁）或子宮內部沾黏等症狀。

不管哪一種情形，都請儘快向醫生詢問。

CHECK 6 病史

☑女性
☐男性

性行為感染症和手術的病史有時也會造成不孕。
請檢視藥物的服用狀況吧！

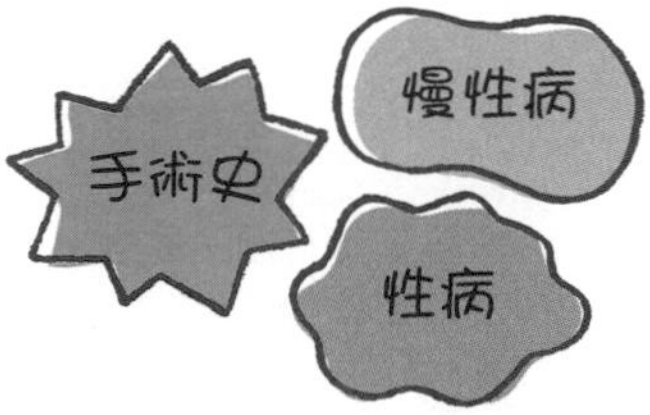

CHECK LIST

- ☐ 曾經感染過性病。
- ☐ 分泌物的顏色和氣味異常。
- ☐ 曾經動過開腹手術。
- ☐ 正在服用抗憂鬱症藥物或胃潰瘍藥物。

妳符合了當中幾項呢？

1～2個　請到婦科接受檢查
3～4個　請立刻向不孕症專門醫師詢問

性病絕不可置之不理，一定要治療！

若是不理會性行為感染症，很有可能引起陰道或子宮發炎，還有輸卵管沾黏等。

性行為感染症可以從分泌物的狀態了解。當分泌物的分泌量突然增加、發出惡臭、呈現深黃色、或是出現泡沫的時候，請到婦科接受治療。

過去的手術和服用藥物也會有影響

曾經進行開腹手術的人，她們的卵巢、輸卵管和腹膜比較容易出現沾黏。男性也有可能因為疝氣手術而造成輸精管沾黏（一七〇頁），所以必須特別小心。

此外，抗憂鬱症和胃潰瘍等藥物的副作用，有時會引起高泌乳激素血症（一四六頁）。

掌握基礎知識

懷孕的過程

精子與卵子相遇、受精後，便開啟了通往懷孕之路。那麼精卵是如何相遇，又是如何進行才能使懷孕呢？現在就來看看這個過程吧！

透過排卵・受精・著床三個步驟邁向懷孕

為使懷孕成功，就必須要有能夠受精的卵子和精子存在。經過排卵而從卵巢出發前往輸卵管的卵子，精子已在等候它的到來。卵巢排出的卵子只有一個，壽命大約為24小時。若是運氣夠好，就能夠與精子成功相會並受精，就會變成受精卵，開始朝著子宮移動。這段期間，受精卵會反覆著細胞分裂的動作，並花費4～5天的時間抵達子宮。

最後抵達子宮的受精卵，會緊緊吸附在受到黃體荷爾蒙影響而變厚的子宮內膜上，並在該處固定下來。這個動作稱為著床，至此懷孕算是正式成立。

刺激排卵的兩種荷爾蒙

為使卵子成長到能夠受精的狀態，卵子的前身原始卵泡必須在卵巢內成長，並且排至輸卵管。發出催促成長指令的荷爾蒙，是由腦下垂體分泌出來的濾泡刺激素（ＦＳＨ）。

接受了此荷爾蒙的指令之後，卵巢內會有約二十個左右的卵泡開始成長。其中長得最大的卵泡（優勢卵泡）將會受到黃體化荷爾蒙（ＬＨ）的刺激，排出卵子。這一連串的動作就是排卵。排出的卵子會被輸卵管漏斗部撿拾（pick up）起來，並在輸卵管壺腹（ampulla of uterine tube）部等待精子。

✻ 邁向懷孕的過程 ✻

STEP 1 排卵

左右某一邊的卵巢會排出1個卵子。

STEP 2 受精

只有第一個突破卵子外膜的精子才能進入。

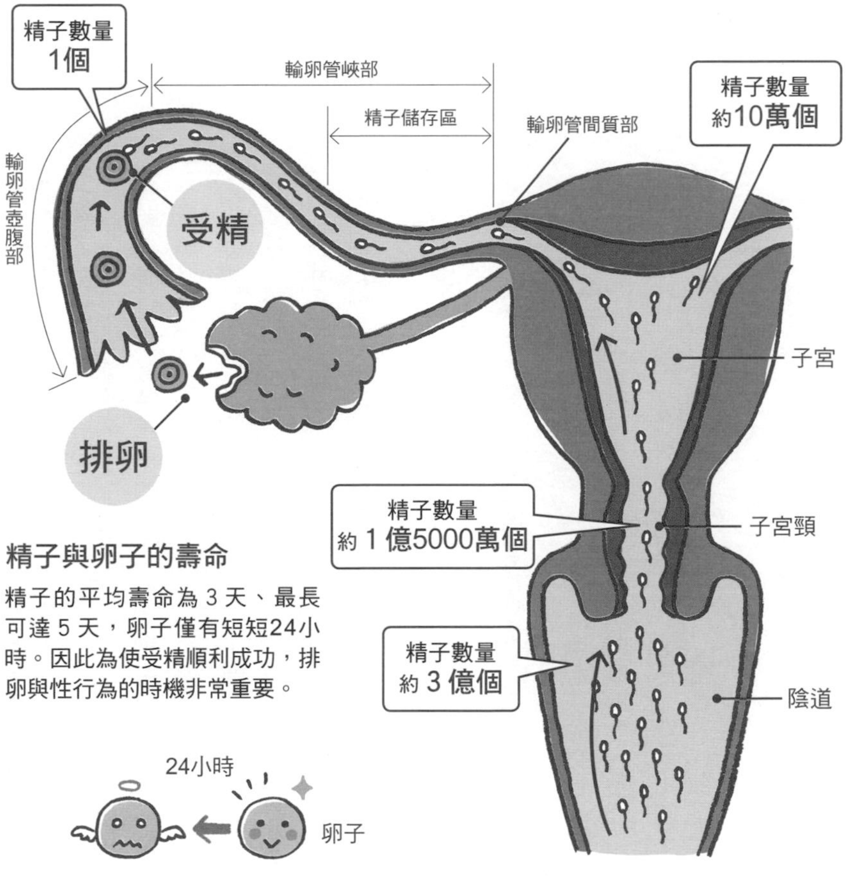
精子數量
1個
輸卵管峽部
精子儲存區
輸卵管間質部
精子數量
約10萬個
輸卵管壺腹部
受精
排卵
子宮
精子數量
約1億5000萬個
子宮頸
精子數量
約3億個
陰道

精子與卵子的壽命

精子的平均壽命為3天、最長可達5天，卵子僅有短短24小時。因此為使受精順利成功，排卵與性行為的時機非常重要。

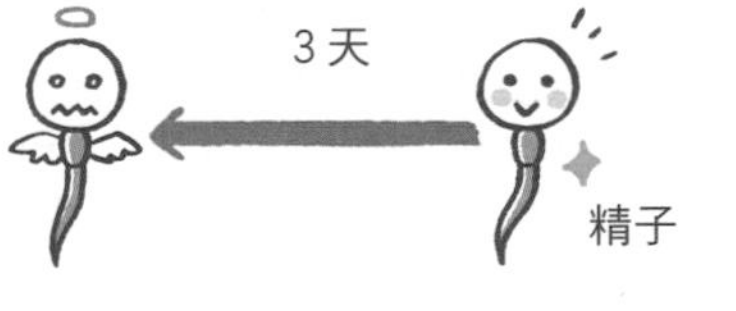
24小時
卵子
3天
精子

能夠通過子宮頸，抵達子宮內部的精子，佔全體的1％都不到。能夠通過輸卵管間質部的精子，大約只有10萬個。

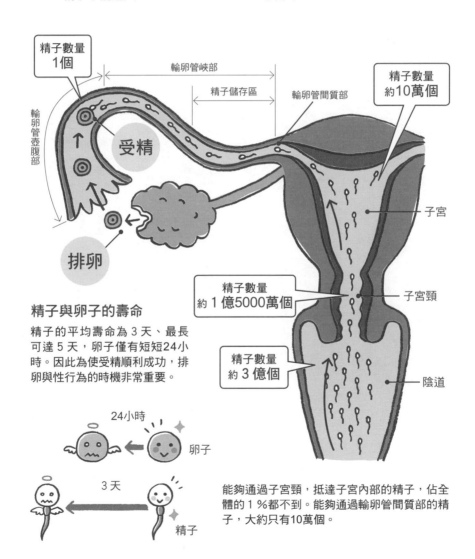

精子以受精為目標朝著輸卵管前進

射入女性陰道內的精液，所含的精子將會從陰道通過子宮頸，抵達子宮，接著再朝向輸卵管前進。一次射精大概可以放出二億~三億個精子，但幾乎都會在抵達輸卵管之前死掉。只有運動能量夠強的精子能夠存活到最後，並和卵子相會。

能夠抵達輸卵管的精子大約在十萬個上下，但是能夠進一步地包圍住卵子的精子數量，大概不到十分之一。剛射出來的精子並沒有受精能力，但是在抵達輸卵管的過程中，會漸漸產生這個能力。

精子進入卵子後受精才成立

在輸卵管當中等待精子的卵子，壽命只有24小時。在這段期間內，如果精子未能抵達卵子所在地的話，就無法受精。另一方面，由於精子的壽命有3~5天之久，所以就算沒有卵子，精子也會停留在輸卵管峽部，持續等待排卵。

能夠抵達卵子所在地，並且突破覆蓋在卵子表面、名為透明帶的保護層，精子才能進入卵子，使受精成功。卵子只要接受了一個精子，之後就會為了阻止其他精子入侵而再次開啟保護層。

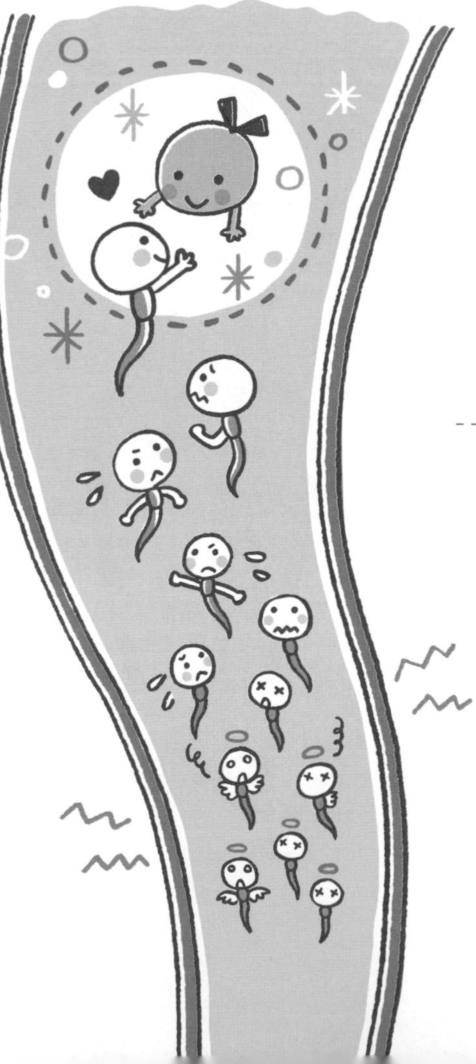

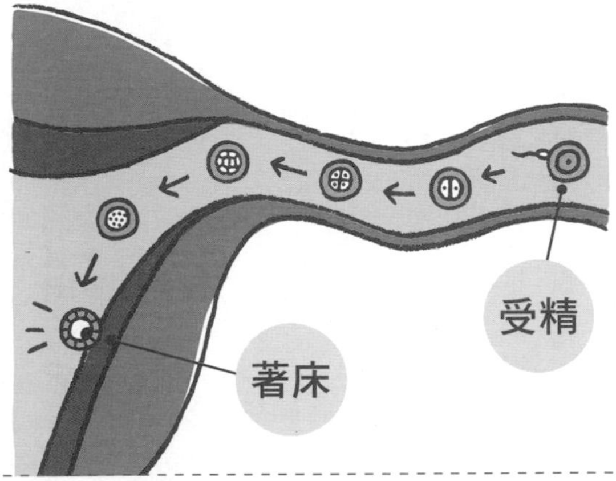

STEP3

著床

抵達子宮的受精卵，會在子宮內膜的某處像是生根一般停定不動，然後在該處固定下來。

受精卵進行細胞分裂同時朝著子宮前進

精子朝著卵子前進時所走的道路，會在變換成受精卵後倒著走回去。在受精卵朝著子宮移動的同時，它會不斷進行細胞分裂，分裂成2細胞、4細胞、8細胞。過了4～5天抵達子宮的時候，稱為囊胚的受精卵內部將會呈現裝滿了細胞的狀態。

排卵之後，排出卵子的卵泡將會形成黃體，分泌出黃體荷爾蒙（黃體素），讓子宮知道排卵已經發生。於是子宮就會開始增厚子宮內膜，進行受精卵著床的準備。

抵達子宮，著床結束！

子宮內膜變得厚實而柔軟，呈現容易使受精卵著床的狀態。抵達子宮的受精卵，一旦在子宮內膜的某處停下來，便稱為著床，至此懷孕成功。著床之後，子宮內膜會將送養分輸送給受精卵，最後慢慢變成胎盤。而受精卵則會逐漸成長為胎兒。

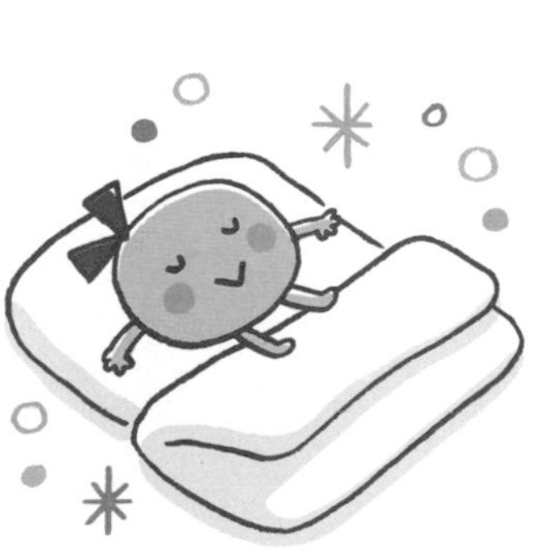

提高懷孕的機會

卵子品質與懷孕的關係

懷孕的機會會隨著年齡增加而逐漸減少，原因與卵子的品質降低、供應卵子的能力衰退有關。我們就來仔細研究一下懷孕時卵子的狀態吧！

隨著年齡增加，卵子品質和數量都會下降

不同於一般出生後才開始製造的細胞，卵子在出生時，便已經以原始卵泡的形態保存在卵巢裡面。不像男性每天都會製造出一批新的精子，卵子是由體內保存的原始卵泡當中定期排卵，等待受精的機會。

不管女性的外表看起來有多年輕，卵子年齡一定會和實際年齡成正比。實際年齡增加多少，卵子年齡也一定會老化多少。此外，排卵的供應能力（卵巢儲備功能）也會隨著年齡增加而衰退。

再加上原始卵泡的數目會與年齡成反比，年紀越大、數量越少。由於卵子的品質和數量會隨年齡增加而降低，因此懷孕的機會也會跟著下降。

另外，老化的卵子較容易出現染色體異常的狀況。如果在還是卵子的時候就已經出了問題，那麼就算成功受精、著床、懷孕之後也不會順利成長，最後仍然會以流產的形式自然淘汰。

如何提高卵子的品質？

為了產生品質優良的卵子，卵巢機能的運作是非常重要的。根據目前的研究可知，卵巢內若是有足夠的血液量，就能培養出品質較高的卵子。相反的，若是因為手腳冰冷而造成血流量降低，卵子的品質就會變差。因此為了增加卵巢的血液供給、進而得到受精能力較高的卵子，骨髓推壓法的整骨按摩療法便因應而生。如果能在醫院接受這種療法當然最好，或是能在家中進行的簡單方式(P218)。

❊ 原始卵泡數量的變化 ❊

卵子的前身「原始卵泡」，其數量會因為年紀增加而逐漸減少。
一個月經週期大約損失1000個，所以一天大概會損失30～40個原始卵泡。

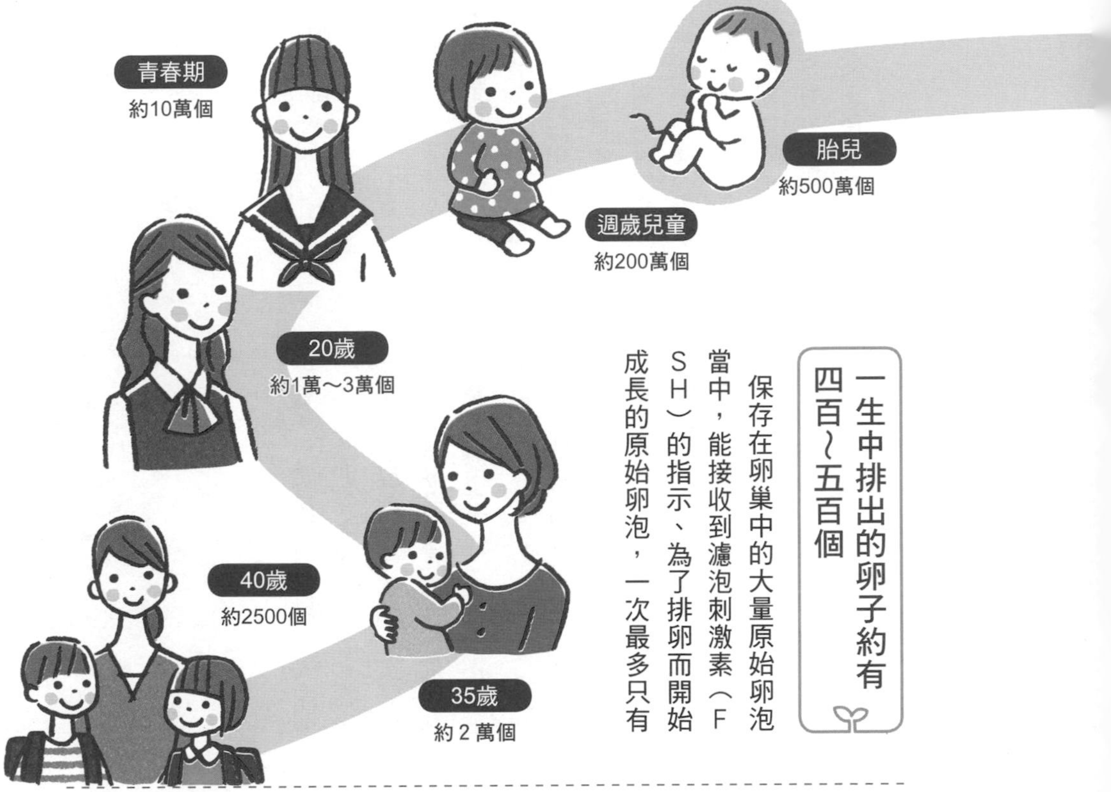
胎兒
約500萬個
週歲兒童
約200萬個
青春期
約10萬個
20歲
約1萬～3萬個
35歲
約 2 萬個
40歲
約2500個

一生中排出的卵子約有四百～五百個

保存在卵巢中的大量原始卵泡當中，能接收到濾泡刺激素（ＦＳＨ）的指示、為了排卵而開始成長的原始卵泡，一次最多只有二十個左右。濾泡刺激素的分泌和月經週期有著密切的關係。排卵準備的頻率大約是一個月一次，在二十個開始成長的原始卵泡當中，只有長得最大的卵泡（優勢卵泡）才能夠排卵。這個卵泡必須接收到ＦＳＨ的指示，同時也必須獲得雌激素（卵泡荷爾蒙）的充分分泌，才能長成這唯一的卵子。

若把初經到停經的期間設定為40年，平均一年排卵十～十二個，與月經的週期重疊的話，女性從一出生存在於卵巢內的數百萬個原始卵泡中，能夠真正成為卵子排卵的，一生中最多只有四百～五百個。

學習
身體的知識

女性生殖器構造

生殖器官是女性身體為了懷孕與生產的構造。主要分為外生殖器和內生殖器，請認識構造與功能。

女性的生殖器官構造

女性的生殖器官大致上可分為內生殖器和外生殖器兩類。

內生殖器，是指體外看不見的部分，也就是以子宮為中心，包含陰道、卵巢、輸卵管等。這些內生殖器主宰了所有孕育生命的條件，例如：排卵、受精、懷孕到生產。卵巢當中保存了卵子的前身原始卵泡，而原始卵泡會在濾泡刺激素（ＦＳＨ）的影響下逐漸成熟，變成卵子後排卵至輸卵管。一次排卵只會排出一顆卵子。在輸卵管內遇上精子，成功受精後就變成了受精卵。這顆受精卵將會朝著子宮前進，最後在子宮內膜上著床，完成懷孕動作。

外生殖器是指身體外側的陰道口、大陰唇、小陰唇、陰蒂（Clitoris）、以及尿道口。這些部位的作用是在進行性行為時促進性興奮感。

卵子的構造

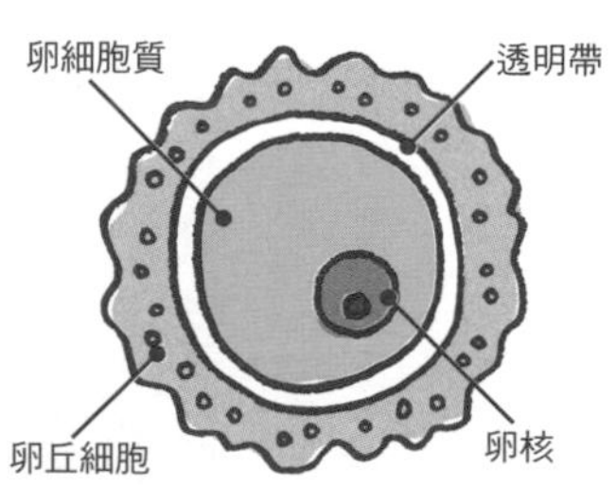

卵子外包覆著透明帶，精子會分泌分解透明帶的酵素，製造突破透明帶的通道，進入卵子內部後再朝著卵核前進。

❋ 女性生殖器官 ❋

①陰道
子宮入口。與男性的陰莖結合後，精子輸送到子宮。具有高度殺菌能力，可透過自淨機制保持弱酸性。

②卵巢
左右各一，每個週期輪流排出1顆卵子。排卵之後會持續分泌與懷孕密切相關的黃體荷爾蒙。

③子宮
讓受精卵培育出來的胎兒成長的地方。排卵後，子宮內膜就會增厚，為接納受精卵做準備。

④輸卵管
連接卵巢和子宮的管狀器官，也是卵子等待精子的地方。成功受精的受精卵會通過此處，朝著子宮移動。

正面圖

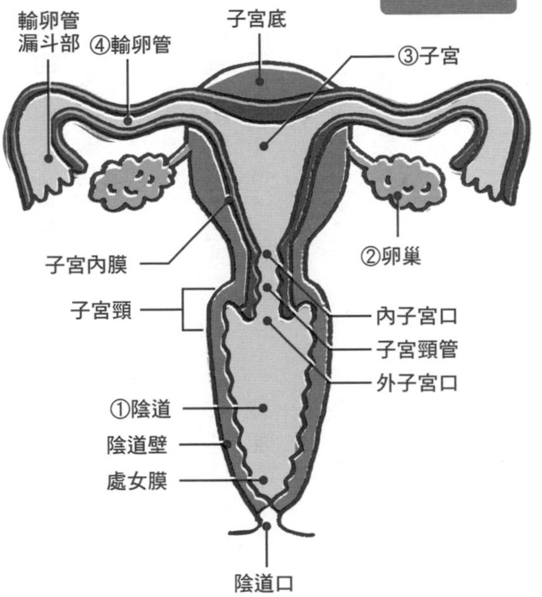
輸卵管
漏斗部
④輸卵管
子宮底
③子宮
②卵巢
子宮內膜
子宮頸
內子宮口
子宮頸管
外子宮口
①陰道
陰道壁
處女膜
陰道口

側面圖

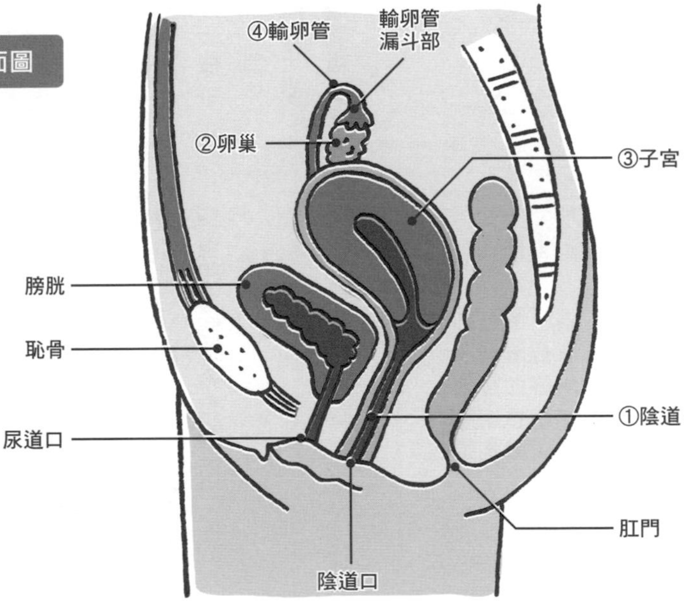
④輸卵管
輸卵管
漏斗部
②卵巢
③子宮
膀胱
恥骨
①陰道
尿道口
肛門
陰道口

了解男性的身體

男性生殖器構造

男性生殖器是新生命誕生所必須的重要器官。作用是與女性生殖器相互結合，將精子送入陰道內部，進而促使懷孕。現在就來看看製造精子的機制吧！

男性的生殖器官

男性生殖器的功能，就是製造精子，再將其透過射精動作送入女性的陰道內。

當性方面的刺激出現後，男性性器官——陰莖當中的海綿體就會充血，使陰莖變粗變硬。這個現象稱為勃起。另外到達性高潮時，精子會隨著精液通過陰莖排出至體外，此過程為射精。

睪丸一天可以製造出三千萬～五千萬個精子。射精1次大概可以排出2～4毫升的精液，其中包含大約二億～三億個精子。等到精子與卵子相會，完成受精之後即可誕生出受精卵。

生殖能力會隨著年齡增加而遞減

男性生殖能力從40歲會開始會逐漸衰退。這是因為支援健康精子發育的萊狄氏細胞會隨著年齡增加而逐漸減少，進而漸漸失去製造精子的能力。年老後容易不孕也和這個現象有關。

精子的構造

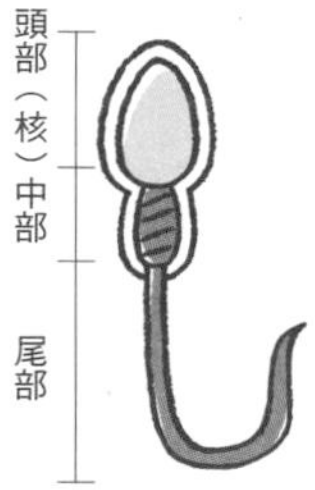

精子的頭部帶有分解卵子透明帶的酵素，突破透明帶之後，就能進入卵子。

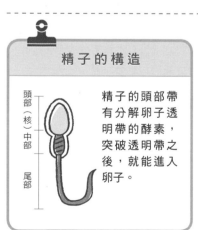

男性生殖器官

①陰莖
功能是將精液注入女性陰道內。接收性方面的刺激時會勃起，變大變硬之後可插入陰道。

②精巢（睪丸）
製造精子、分泌男性荷爾蒙的器官。尺寸大約與鶴鶉蛋相當，位於陰莖後方的陰囊當中，左右各1個。

③精巢上體（副睪）
位於精巢和輸精管之間的器官。精巢製造出的精子，會在通過此處、抵達輸精管的這段期間成熟。

④精囊
製造出精液主要成分・精囊腺液的器官。精囊腺液、精子，還有前列腺分泌出來的前列腺液，三者混合之後，便成為精液。

正面圖

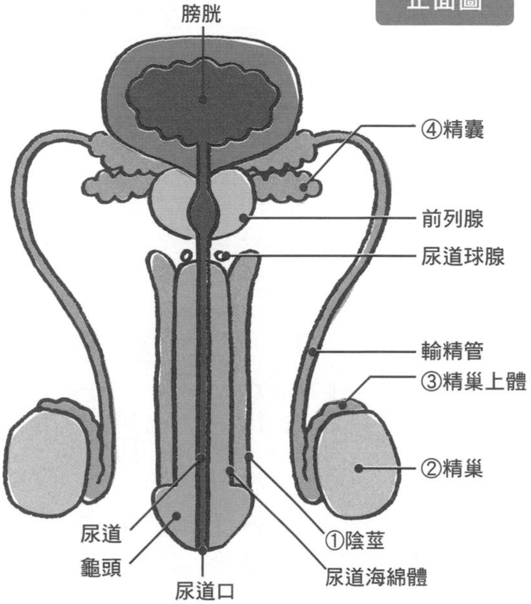
膀胱
④精囊
前列腺
尿道球腺
輸精管
③精巢上體
②精巢
尿道
龜頭
尿道口
①陰莖
尿道海綿體

側面圖

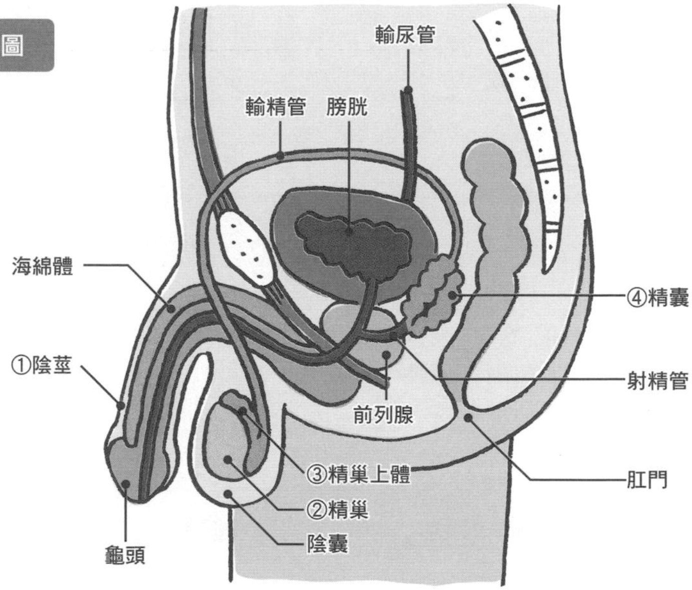
輸尿管
輸精管
膀胱
海綿體
④精囊
①陰莖
射精管
前列腺
③精巢上體
肛門
②精巢
陰囊
龜頭

再做一次
複習吧！

了解排卵與月經的關係

每個人的月經週期都不同，因為月經週期和排卵週期密切相關的關係。若是未能成功受精，月經就會出現。現在就讓我們來仔細認識兩者之間的關連性。

沒有受精，就會產生月經

懷孕過程中排卵的週期是和月經週期互相連動的。每個月的月經結束後，腦下垂體就會開始分泌濾泡刺激素（FSH）。如此一來，卵巢內就會有二十個左右的原始卵泡開始成長。其中只有長得最大的卵泡（優勢卵泡）才能排卵。

當優勢卵泡成長到20毫米左右的時候，卵巢就會開始分泌雌激素（卵泡荷爾蒙），讓大腦知道卵泡已經成熟。接受到訊號之後，腦下垂體就會分泌黃體刺激素（LH）。根據黃體刺激素的指令，優勢卵泡會突破卵巢壁，排出卵子，最後完成排卵。

排卵後的卵泡會變成黃體，分泌出黃體素（黃體荷爾蒙），促使子宮內膜增厚。若是未能成功受精，那麼變厚的子宮內膜就會和血液一同剝落，造成月經。從排卵到月經開始，大約需要2週（14天）的時間。

月經的週期

從排卵到月經來潮大約需要２週的時間。月經週期大致上可以分成四等分，依序是卵泡開始成長的卵泡期、排卵期、促使懷孕準備開始的黃體素旺盛分泌的黃體期，最後則是月經期。

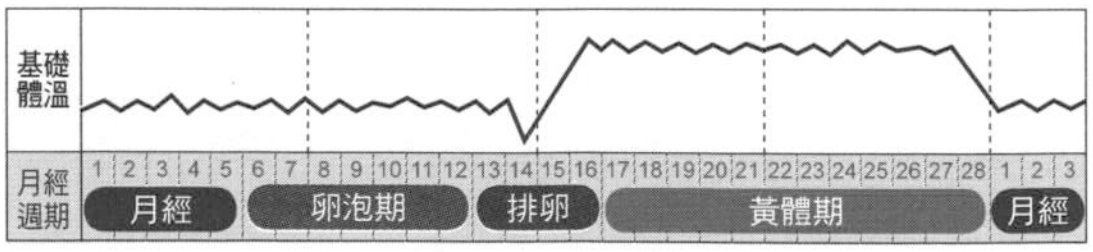

基礎體溫
月經週期
1 2 3 4 5 6 7 8 9 10 11 12 13 14 15 16 17 18 19 20 21 22 23 24 25 26 27 28 1 2 3
月經
卵泡期
排卵
黃體期
月經

月經的循環週期

一起來看看女性的月經週期與荷爾蒙分泌之間的關係吧！認識自己的身體狀態是非常重要的！

卵泡期

因濾泡刺激素（FSH）分泌，原始卵泡開始成長。除了長得最大、最成熟的優勢卵泡以外，其他全部都會萎縮。

排卵

在腦下垂體分泌的黃體刺激素（LH）的催促之下，優勢卵泡會突破卵巢壁，排出卵子。而卵子會被輸卵管漏斗部撿拾起來。

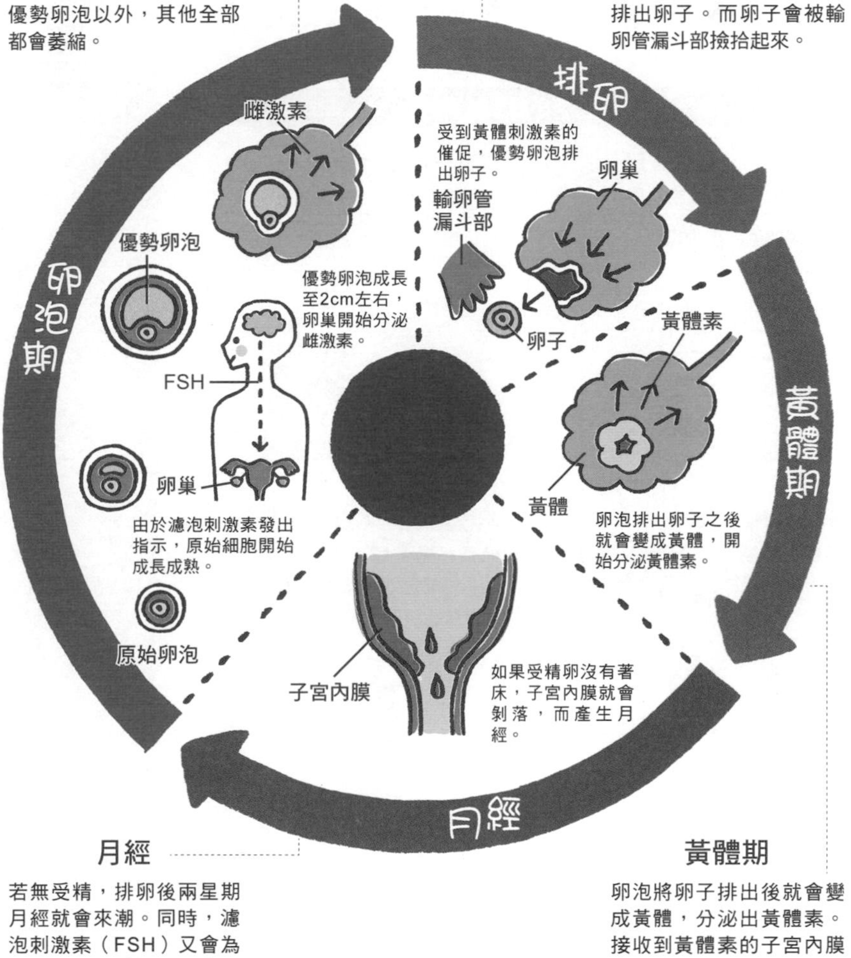

排卵
受到黃體刺激素的催促，優勢卵泡排出卵子。
卵巢
輸卵管漏斗部
卵子
黃體素
黃體期
黃體
卵泡排出卵子之後就會變成黃體，開始分泌黃體素。
如果受精卵沒有著床，子宮內膜就會剝落，而產生月經。
子宮內膜
月經
原始卵泡
由於濾泡刺激素發出指示，原始細胞開始成長成熟。
卵巢
FSH
優勢卵泡成長至2cm左右，卵巢開始分泌雌激素。
優勢卵泡
雌激素
卵泡期

月經

若無受精，排卵後兩星期月經就會來潮。同時，濾泡刺激素（FSH）又會為了下一次的排卵而開始分泌。

黃體期

卵泡將卵子排出後就會變成黃體，分泌出黃體素。接收到黃體素的子宮內膜會開始變厚，以準備接收受精卵。

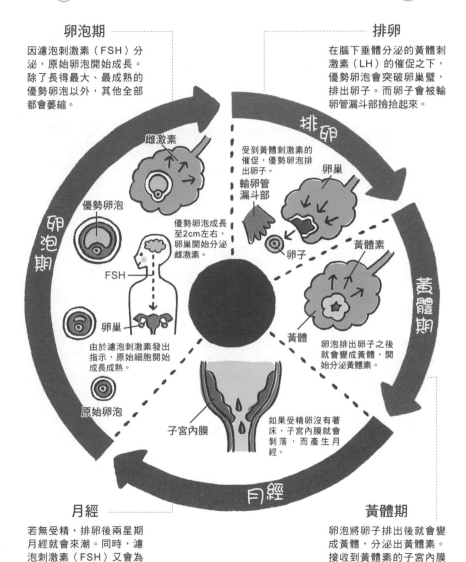

提升懷孕機率！

能預測排卵日的基礎體溫

確定排卵日，可說是邁向自然懷孕的最佳途徑。為此，請確實掌握自己的月經週期，每天測量自己的基礎體溫並記錄下來，完成基礎體溫表。

測量基礎體溫的好處

基礎體溫，就是人類生存所需的最低體溫，也就是睡覺或安靜時的體溫。然而睡著的時候沒有辦法為自己量體溫，所以我們都把早上一睜開眼睛後馬上測量的體溫，當成是基礎體溫。

測量基礎體溫，記錄結果，最後完成的折線圖，能夠讓我們知道自己的體內規律。若是同時記錄經期，可以發現體溫變化、月經週期與排卵日三者之間的關

基礎體溫的測量方法

早點上床，睡眠充足

深夜2點以後才睡或是早上5點前起床，都不太適合量出正確的基礎體溫。至少需要4小時以上的睡眠。

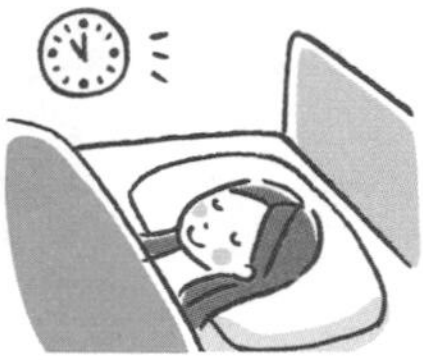

早起一睜眼就量

請把溫度計放在枕頭旁邊，以便早上一睜開眼睛就能測量。正確應該用水銀溫度計，電子溫度計也可以。

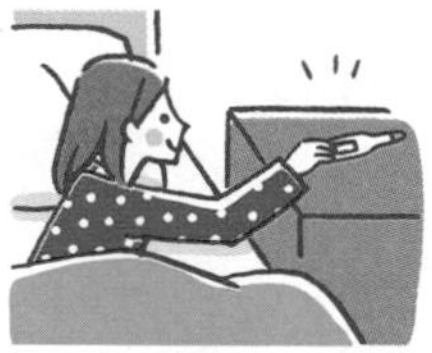

記錄表格

測量完畢後，請儘快將數字結果填入表格裡。將體溫數值連結成折線圖，就能一目了然。

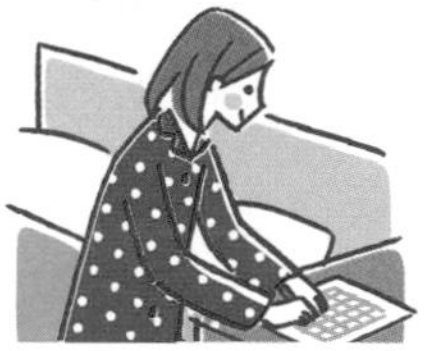

不要坐起來，直接測量

如果移動身體，體溫就會上升。所以請不要坐起身子，保持在被窩裡的狀態，直接把體溫計放進舌下位置測量。

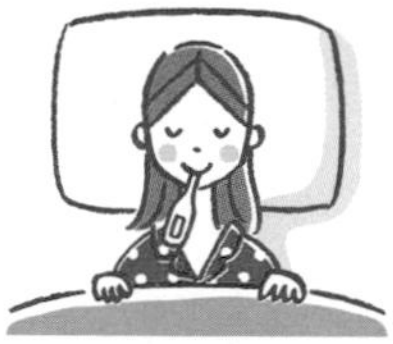

重點是持續不斷

可以像每天刷牙一樣，養成每天做這件事情的習慣。不過就算不小心忘記一兩次也無妨，一定要持續測量。

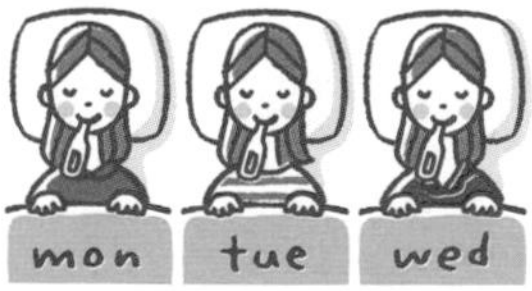

係，如此就能預測下一次的經期和排卵日。從月經來潮的第一天開始記錄基礎體溫表，能讓圖表變得比較容易研判。

務必持續記錄基礎體溫表

為了了解自己容易懷孕的時期和自己不易懷孕的原因，持續記錄基礎體溫是非常重要的。首先請試著記錄3個月左右。就算有1～2天忘了測量，也絕對不會讓所做過的測量紀錄白費。隔天繼續記錄就可以了。

理想的基礎體溫型態

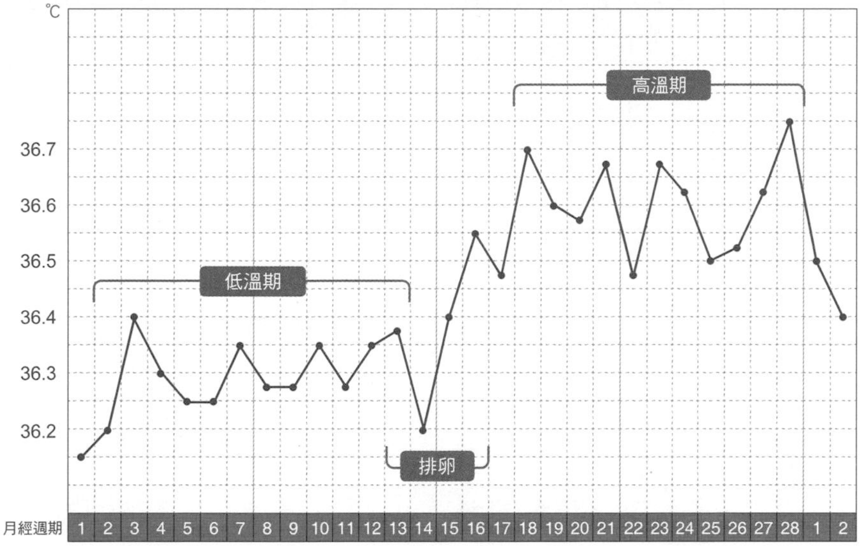
℃
36.7
36.6
36.5
36.4
36.3
36.2
高溫期
低溫期
排卵
月經週期
1 2 3 4 5 6 7 8 9 10 11 12 13 14 15 16 17 18 19 20 21 22 23 24 25 26 27 28 1 2

低溫期

卵巢的雌激素分泌量增加時，體溫會稍微降低，並持續2個星期左右。低溫期會正好和月經開始到排卵當天這段期間重疊。

排卵

持續一陣低溫期之後，會在某個時間點進入高溫期。溫度會先有一次急遽下降，然後再急遽上升。一般認為排卵就發生在這段體溫起伏之間。

高溫期

排卵之後，體溫會因為黃體素開始分泌而隨之升高，如果沒有懷孕，高溫期將會持續2個星期左右。如果成功懷孕，高溫期就會一直持續到懷孕第14週左右。

想知道得更詳細！

從基礎體溫表抓出問題

在不易懷孕的情況下記錄基礎體溫表，就會發現圖表的形狀多半與理想體溫模式不同。現在就來看看可以從圖表中推測出哪些問題吧！

將測量的基礎體溫製成圖表

體溫會因為荷爾蒙平衡的變化而上下起伏。若將測量到的基礎體溫製成圖表，在正常情況下應該會出現類似前頁的範例圖表，能夠清楚分辨體溫升高和體溫降底的兩個時期。

體溫持續維持在三十六・三～三十六・七度左右的高溫期，就是排卵後黃體化的卵泡持續分泌黃體素（黃體荷爾蒙）的時期。排卵後若是沒有受精，高溫期就會在2星期左右結束，爾後卵巢的雌激素分泌量開始增加，體溫便會降至三十六～三十六・五度左右。這就是低溫期。

低溫期持續2星期左右，排卵會再次發生，體溫也再次隨之上升。然而若是體內荷爾蒙失衡，基礎體溫表就會無法呈現出理想的走勢。根據圖表的形狀，可以推測出幾個造成不孕的問題。例如：有無排卵、黃體或卵巢機能不全、卵泡發育不全等。

請務必照實記錄！

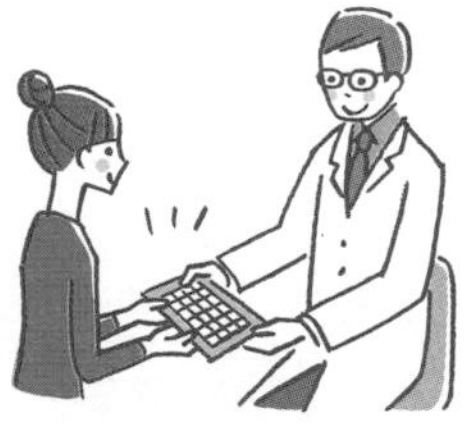

記錄基礎體溫表時，若是為了畫出理想的圖表形狀而自己修改測量數值，這樣是毫無意義可言的。只有照實記錄，才有辦法發現問題。請提供正確的數字給醫生檢查。

不同的基礎體溫型態

每個人都可能有各種不同的體溫圖表。
現在就來看看到底有哪些不同型態吧！

體溫不穩定

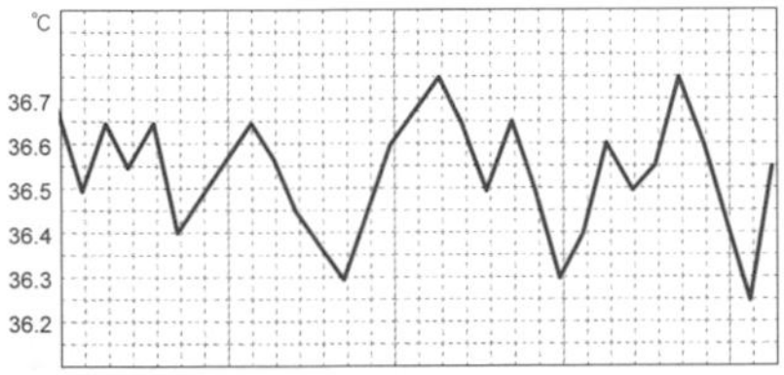

生活作息不規則，例如：太晚睡，或是睡眠時間不足等，都會對體溫造成影響，所以測量出來的數字才會不穩定。請務必維持正常的生活作息。

高溫期過長

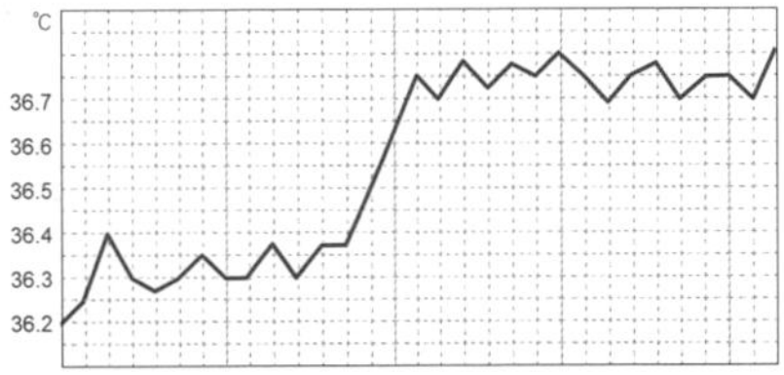

排卵後長期維持在高溫期的狀況，可能是已經懷孕成功，也有可能是因為內科方面的疾病或是流產，所以還是儘快到婦科接受檢查比較好。

低溫期過長

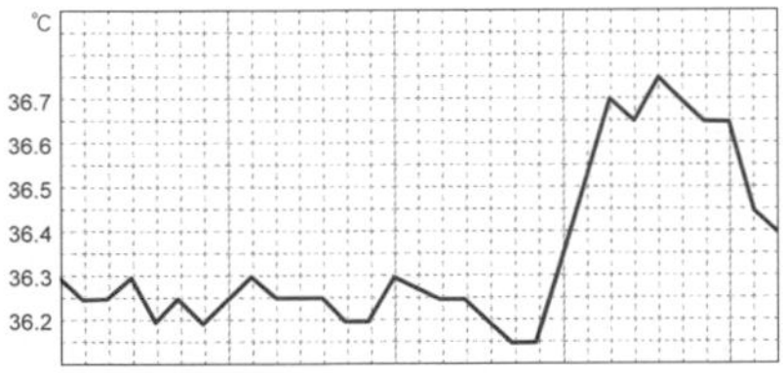

可能是因為卵泡發育所需的時間較一般為長。如果低溫期過後出現了高溫期、圖表也呈現出高低分明，表示確實有排卵。但是如果想要懷孕，最好儘快詢問醫師，接受檢查。

高溫期過短

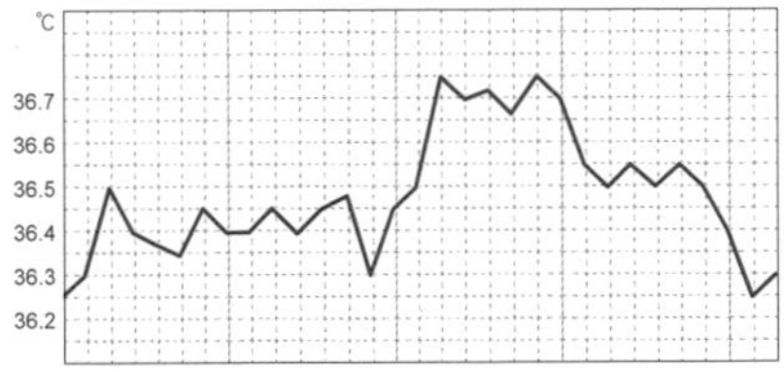

若卵子不夠成熟、或是出現黃體機能不全，高溫期就會變短。如果排卵之後不到10天就進入了低溫期，就有必要接受醫生治療。故請儘快就診。

高低溫期分不出來

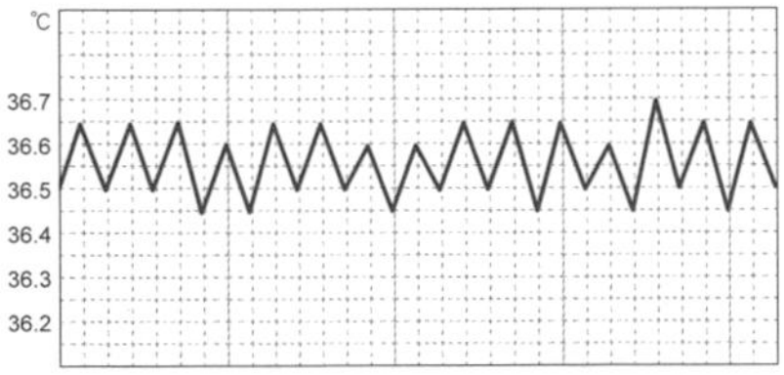

有月經，但是高溫期和低溫期卻沒有明顯區別，表示有可能是無排卵月經。黃體素失衡的時候也會出現同樣類型的圖表。

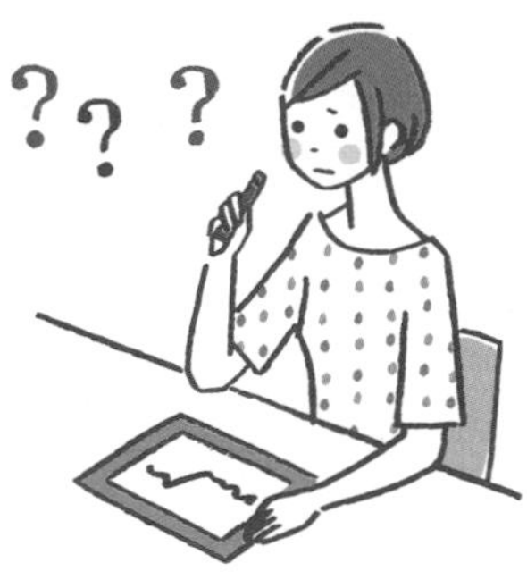

儘快就醫是很重要的

覺得很難懷孕的時候

明明沒有刻意避孕，卻一直無法懷孕，可能就是出了某種問題。請儘快前往婦產科接受檢查，找出原因，必要時馬上開始進行治療吧！

為了不要浪費時間，請儘快就診

近年來奉子成婚的情侶雖然增加，但是隨著婚後仍然繼續工作的女性變多，為了保全自己的事業而不願懷孕的案例也變得越來越常見。等到夫妻兩人真的想要小孩時，越慢開始進行治療，高齡所造成不利於懷孕的條件就會越多。

如果目標是30歲後半才想要懷孕，只憑改善體質和生活習慣就想懷孕，通常不會得到理想的結果，甚至還會白白浪費許多時間。

一旦覺得「自己是不是很難懷孕？」最好儘快前往婦產科看診。

夫妻最好是從初診就一起接受檢查

所謂不孕症，指的是在沒有刻意避孕且性生活正常的情況下，持續2年以上沒有懷孕的狀況。就算女方已經在檢查後發現了某種問題而開始接受治療，然而男

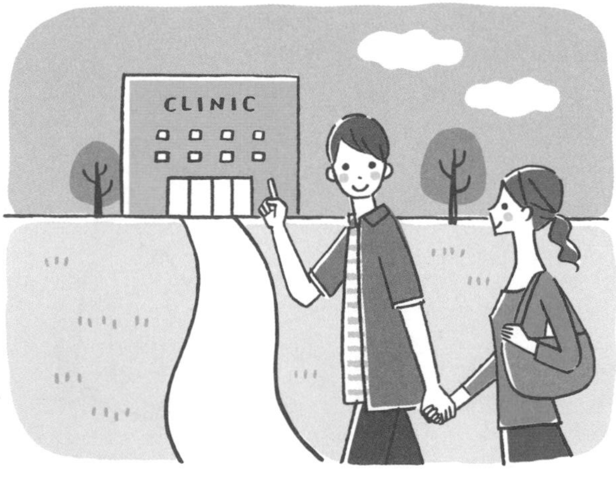

方如果也有某種問題，懷孕機率還是一樣不會提高。為了有效運用治療時間，夫妻兩人最好能從初診開始就一起接受檢查。

選擇正確的情報來源

網路、雜誌和電視等媒體中，都能找到與「不孕症」相關的大量情報，其中也包括了不少會造成不安的東西。為了獲得正確的知識，任何關於治療方面的問題請直接詢問妳的醫生，使溝通過程更順利，才有益於進行治療。

病患的治療！

多虧治療，讓我們之間的信賴更堅定！

儘管服用了排卵檢查藥物並挑戰時機療法，但是仍然超過一年未能懷孕，於是前往醫院就診。我們就在原因始終不明的情況下，接受院方安排的時機療法等治療方法，往返醫院大約一年半。剛開始，性行為變得像是義務，我也經常因此和丈夫發生爭執。不過在持續治療之後，他也自然而然地變得比較配合了。

純女士：開始治療時34歲，就診3年3個月

知道問題出在丈夫身上……

結婚10年，確定沒有辦法懷孕後，我在35歲那年決定接受治療。因為丈夫工作忙碌，所以一直都是獨自前往醫院。雖然知道原因是出在男方身上，但是我覺得把這件事情告訴丈夫才是最困難的。為了往返醫院，也向上司說明了事情的始末。

老江戶媽媽：36歲，就診1年5個月

辭去工作，專心治療

我是30歲那年開始進行治療。因為還年輕，所以我以為時機療法就能讓我成功懷孕。不過在不管試了多少次都沒用的時候，我便開始猶豫該不該接受進階治療。最後轉院了3次，還辭去了工作專心進行治療。不管是中藥還是運動，只要聽說有用的事情我全都試遍了。直到第8次體外受精才總算懷孕成功。雖然很辛苦，但是也要慶幸當初沒有放棄。

鬱金香女士：開始治療時34歲，就診4年

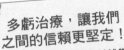

COLUMN 1

懷孕適齡期與受精卵的冷凍保存

想要懷孕生個寶寶。當妳計畫具體的人生目標時，年齡是否設定在30歲前後呢？這就是所謂的「懷孕期望期」。人類有所謂的「懷孕適齡期」，這是人類作為一種生物而固定存在的一段時期，通常是在18歲到32歲之間。這段時間不只擁有懷孕、生產所需要的體力，而且卵子和精子也都不易發生染色體異常等問題，是最容易產下健康寶寶的年紀。

然而大多數前來診所看診的夫妻，他們的「懷孕期望期」大多在35歲左右，已經超過了最好的「懷孕適齡期」。女性的卵子是在35歲左右開始出現老化現象，卵子的總數和品質都會開始下降。卵子品質的低落，不只容易造成流產機率上升，也會讓寶寶的染色體異常發生率增加。但以現代女性的角度來看35歲這個年紀，正好是工作上即將接任更有責任的職位，而婚姻生活上還不太確定的時候，雖然可以理解，但我想她們真正的心聲應該是「現在不能懷孕」。

為了讓懷孕適齡期和工作事業能夠同時並存，可以考慮「受精卵冷凍保存」這個方法。這個方法是在30歲左右時進行採卵與體外受精，並冷凍保存到「想要懷孕的那一天」。接下來，等到自己的工作和生活都穩定了之後，再移植當初冷凍的受精卵。由於是年輕時的卵子，所以懷孕機率較高，也較能預防染色體異常等問題。對這個方法有興趣的人，不妨詢問醫生。

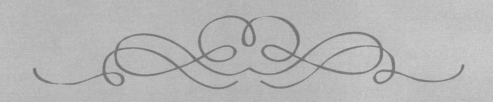

第 2 章
決定治療方針

當妳開始想「我好像很難懷孕……」的時候，

可能就是最適合開始不孕症治療的時候。

治療前，請先認識治療相關的知識，

夫妻兩人一起決定治療策略吧！

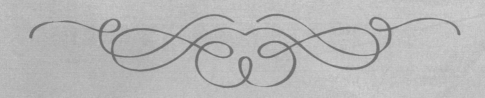

STORY 2

接受不孕症治療會比較好嗎？

關於不孕症治療，還是有很多人不知道該怎麼做。
首先就從學會正確的知識開始吧！

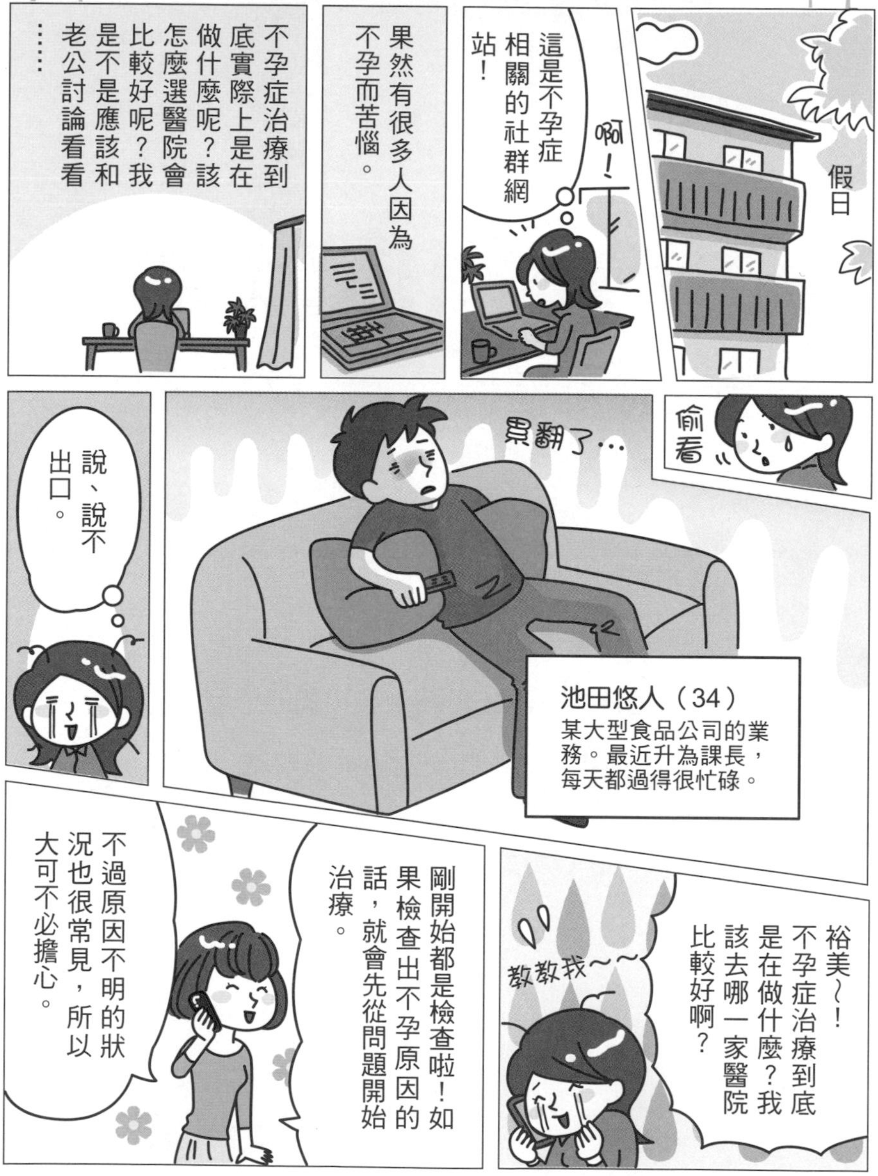
假日
這是不孕症相關的社群網站！
啊！
果然有很多人因為不孕而苦惱。
不孕症治療到底實際上是在做什麼呢？該怎麼選醫院會比較好呢？我是不是應該和老公討論看看……
偷看
累翻了…
池田悠人（34）
某大型食品公司的業務。最近升為課長，每天都過得很忙碌。
說、說不出口。
裕美～！不孕症治療到底是在做什麼？我該去哪一家醫院比較好啊？
教教我～～
剛開始都是檢查啦！如果檢查出不孕原因的話，就會先從問題開始治療。
不過原因不明的狀況也很常見，所以大可不必擔心。

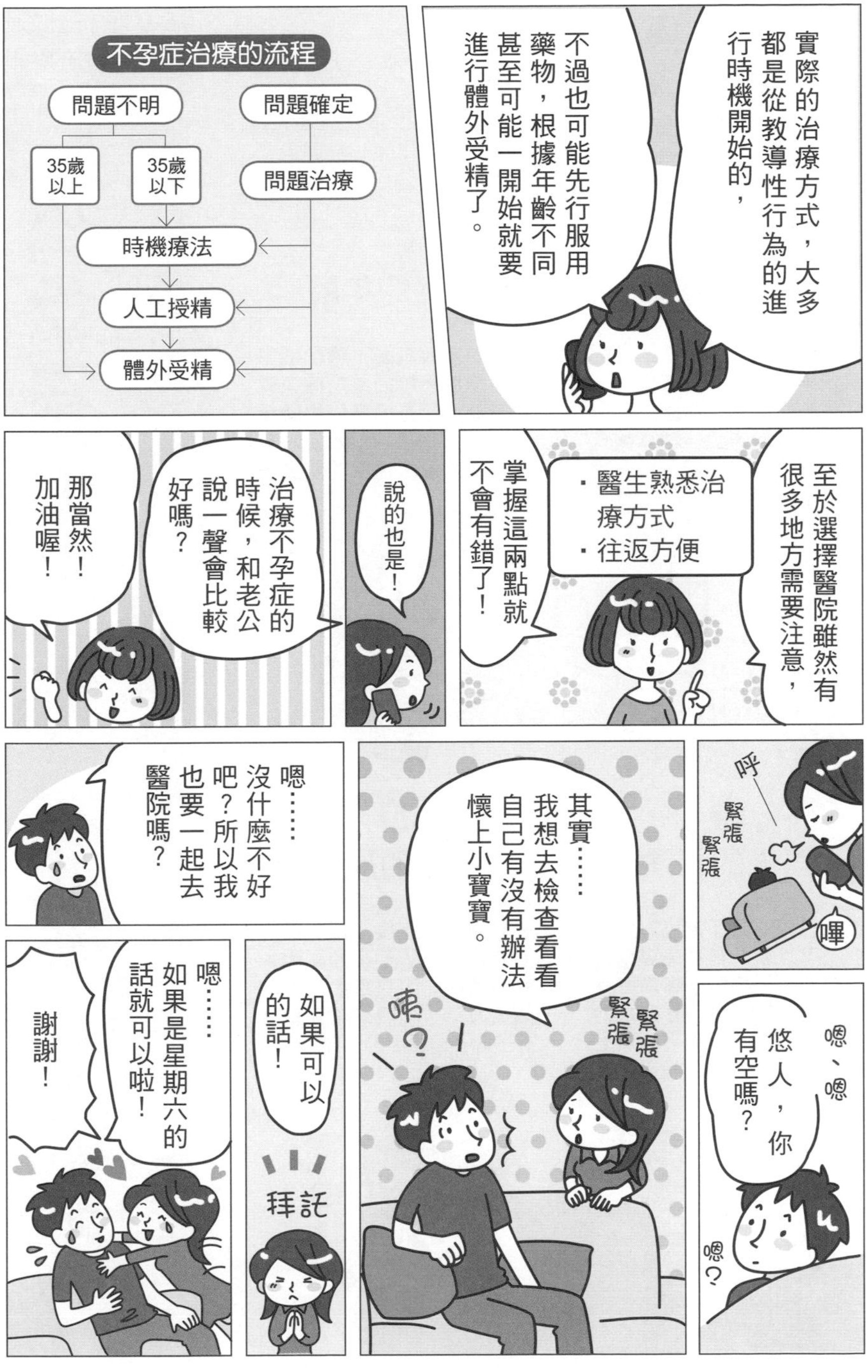
實際的治療方式，大多都是從教導性行為的進行時機開始的，
不過也可能先行服用藥物，根據年齡不同甚至可能一開始就要進行體外受精了。
不孕症治療的流程
問題不明
問題確定
35歲以上
35歲以下
問題治療
時機療法
人工授精
體外受精
至於選擇醫院雖然有很多地方需要注意，
・醫生熟悉治療方式
・往返方便
掌握這兩點就不會有錯了！
說的也是！
治療不孕症的時候，和老公說一聲會比較好嗎？
那當然！加油喔！
呼
緊張
緊張
嗶
其實……我想去檢查看看自己有沒有辦法懷上小寶寶。
緊張
緊張
咦？
嗯……沒什麼不好吧？所以我也要一起去醫院嗎？
嗯、嗯
悠人，你有空嗎？
嗯？
如果可以的話！
拜託
嗯……如果是星期六的話就可以啦！
謝謝！

進行計劃性的治療！

決定治療方針

實際開始不孕症治療之前，先決定應該如何進行的方針是很重要的。請夫妻兩人確實按照本節每一個考慮重點，好好討論吧！

決定治療方針要考慮的重點

到底應該在「何種計畫之下」接受「何種治療」，請根據下列四點仔細思考再決定。

❶ 女性的年齡

女性的年齡越高，懷孕機率和不孕症治療的成功機率就會越低。若是已經停經就無法懷孕了。因此女性的年齡是決定治療速度的重要因素。

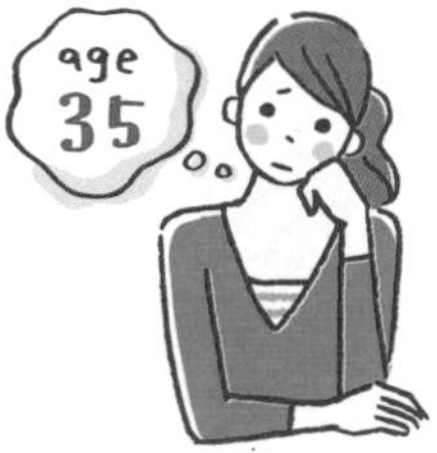

❷ 不孕的期間

在日本，若在性生活正常的狀況下超過兩年沒有懷孕，就會被判斷為不孕症。不孕期間較長的夫妻，就算檢查結果沒有查出問題，也一定有某種原因導致不孕。

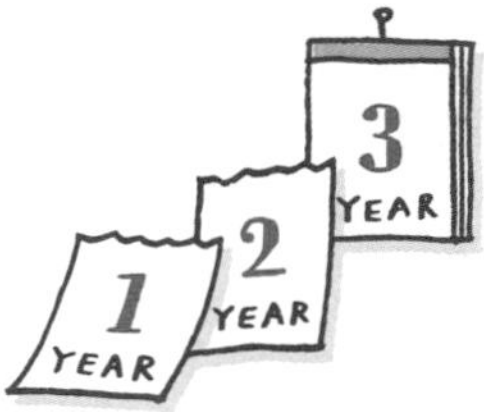

❸ 不孕的原因

經過種種檢查後，若在男女雙方都發現了不孕的原因，就能依據原因決定大致上的治療方針。一般來說都會進行去除不孕原因的治療。

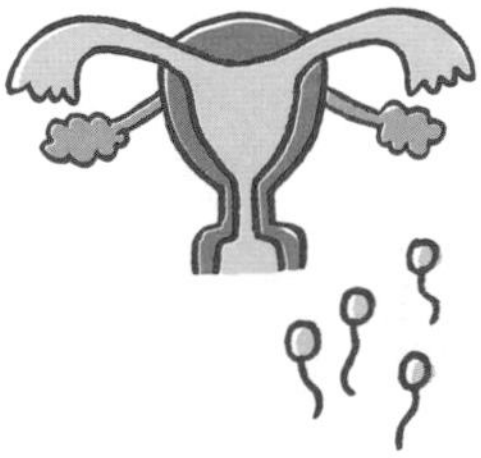

❹ 兩人的想法

就算已經決定了治療方針，也不可以就此無視夫妻兩人的想法。最好能在事前好好想想自己可以進行什麼樣的治療。如果夫妻兩人的意見出現歧異，調整心態也是很重要的。

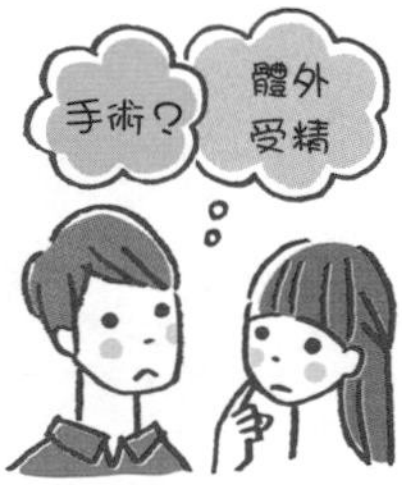

接受適合自己的治療

決定治療方針的時候，需要注意的重點會因為每對不同的夫妻而有所不同。

例如：女性已達高齡的夫妻，如果進行治療時沒有考慮到年齡的話，就會造成許多時間上的損失。或是「希望能以自然方式懷孕」的夫妻，如果冒然地進行了體外受精，可能會後悔不已。最好能先仔細想想夫妻兩人重視的是什麼，再選擇適合兩人的治療方式。

另外，情況常常改變。請配合當下的情況適時改變治療方針。

根據考慮的重點不同，治療方針也有所不同

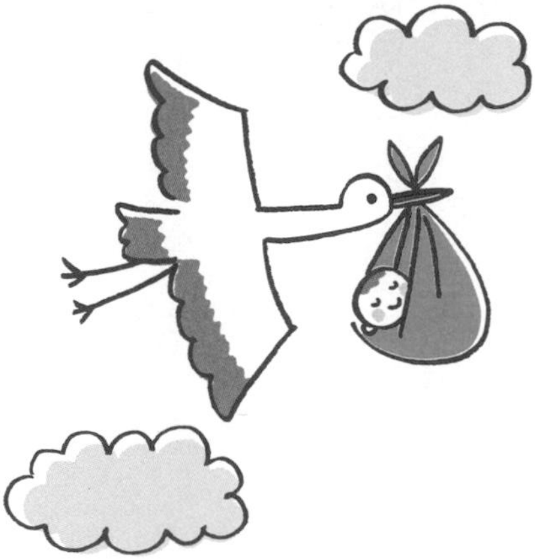

①女性的年齡　②不孕的期間

重視上述兩點時

注意時間進行治療

女性已達高齡時，就必須加快時機療法到人工授精、高度不孕症治療的進行速度(P112)。也有一開始就進行體外受精的病例。此外，不孕期間較長的夫婦，常有時機療法發揮不了作用的傾向。

④兩人的想法　重視此點時

如果不符合自己的意願，亦可選擇不接受治療

不管接受什麼樣的治療，最後一定是由夫妻兩人共同決定。例如：在考慮「願意接受到哪一個程度為止的治療」時，如果兩人堅持「不想接受體外受精」，那麼就應該尊重雙方的意見。

③不孕的原因　重視此點時

從進行的治療方法當中選擇最適當的治療

如果已經找出了不孕的原因，那麼就會進行針對該原因的治療。如果有許多治療方式可供選擇，可以考慮其他因素做選擇。假設治療方式有外科手術和體外受精兩種時，若是高齡女性，則是選擇後者為佳。

無法懷孕的理由是什麼？

造成不孕的原因有哪些？

造成不孕的原因很多，女方的問題多在懷孕過程，男方則在形成精子方面問題較多。另外原因不明的案例也是逐年增加。

不孕原因有可能出在男性身上

雖然不孕的原因很容易被誤會成是出在女方身上，不過實際調查結果顯示，為不孕症所苦的夫婦當中，原因在男方身上的比率為24％；男女雙方都有問題的比率為24％，有將近半數左右的男性身上也出現了某些問題。

為了調查不孕症的原因，男方協助接受檢查與治療同樣是不可或缺的。請夫妻兩人共同面對不孕症治療。

原因不明的病例也不少

有許多接受不孕症檢查的夫婦，男女雙方的身上找不出顯著原因，因此被判定為原因不明。然而這並不表示沒有問題存在，而是以現代的醫療水準無法找出原因的意思。例如：卵子無法進入輸卵管傘部的「卵子撿拾障礙」；精子無法進入卵子的「受精障礙」；受精卵無法順利在子宮著床的「著床障礙」等，都是比較難以判斷的問題點。

就算被判定為原因不明，也不表示沒有任何治療方法。通常會進行一般性的治療，例如：時機療法以及使用排卵誘發劑。有許多夫妻都是在經過治療後成功懷孕的。

不孕原因的比例

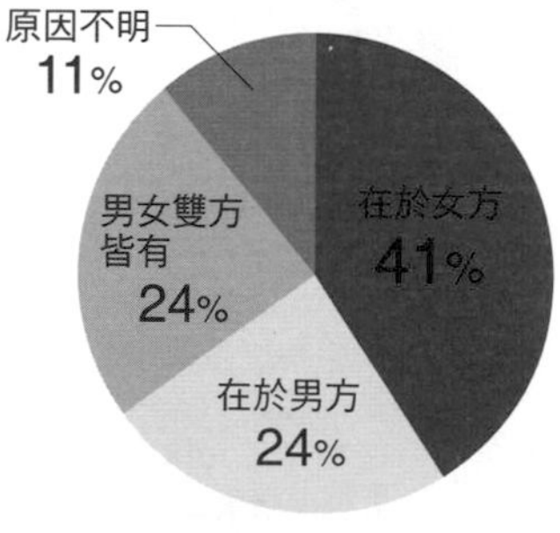
原因不明
11%
在於女方
41%
男女雙方皆有
24%
在於男方
24%

（WHO調查結果）

男女不孕原因的比例

不孕的原因因人而異。另外有不少人屬於原因查不出來的「機能性不孕」。

女性的不孕原因

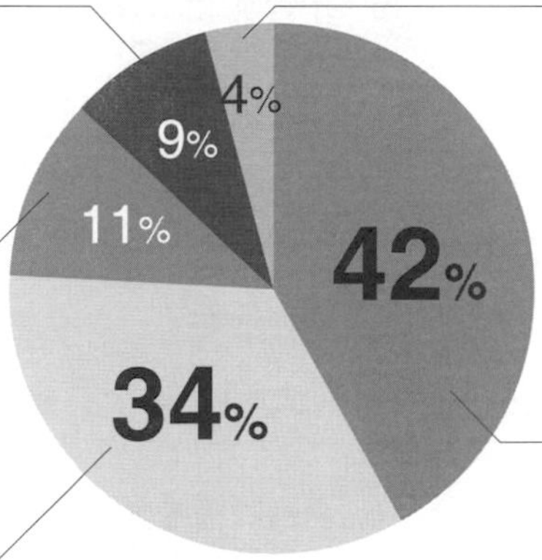

子宮頸因素

子宮的入口：子宮頸所分泌的子宮頸黏液不足，使精子難以進入。**子宮頸黏液不全→P152**

輸卵管障礙

輸卵管出現沾黏現象，使得卵子、精子和受精卵難以通過。**輸卵管沾黏→P150，輸卵管阻塞→P151**

排卵障礙

出現卵子不會成長，或是不會排卵等狀況。壓力過大時可能會引發此症狀。**卵巢機能減退→P144，高泌乳激素血症→P146**

子宮因素

由於子宮肌瘤或是子宮形狀有問題，導致受精卵難以著床。**子宮肌瘤→P155，子宮畸形→P154**

機能性不孕（原因不明）

沒有發現明確的不孕原因時，就會被判斷為機能性不孕（原因不明）。**機能性不孕→P161**

男性的不孕原因

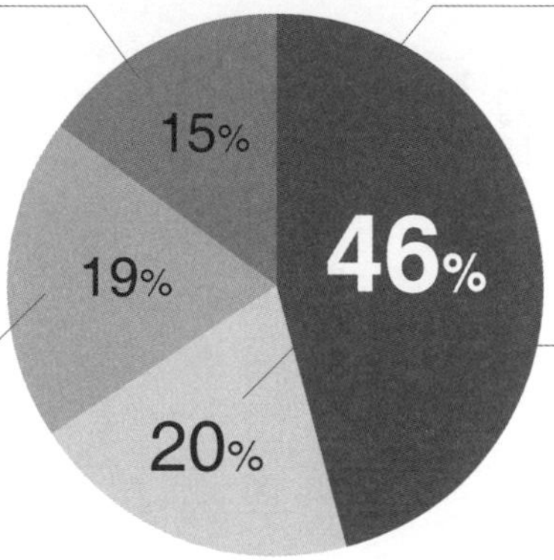

性功能障礙

無法勃起、無法長時間勃起、無法射精等進行性行為時會出現的問題。**勃起功能障礙（ED）→P172，射精障礙→P173**

精子通路障礙

由睪丸製造出來的精子，在排出之前一直卡在輸精管內。**阻礙性無精子症→P170，逆行性射精障礙→P171**

精子形成障礙

製造精子的功能有問題，例如：沒有精子（無精子症）等。**非阻礙性無精子症→P168，少精症→P166，精索靜脈曲張→P167**

特發性男性不孕症

沒有發現明確的不孕原因時，就會被判斷為特發性男性不孕（原因不明）。**特發性男性不孕症→P169**

（原醫學診所調查結果）

了解不孕症治療的種類與流程

治療前先來認識不孕症治療當中包含哪些方法，以及依照什麼樣的順序進行。擁有了基礎知識，就能安心接受治療。

發現原因就從去除原因做起

治療的流程，會因為已經發現不孕原因、或是因為原因不明而有所不同。若是檢查結果發現男女某一方出現問題時，那麼第一個步驟就是以外科手術或藥物針對該問題進行治療。

但是光憑單一檢查不一定能得到正確的結果。因為檢查結果很容易受到當天的身體狀況影響。當檢查結果出現異常時，願意進行二次檢查的醫院才是真正的好醫院。

治療的種類

❶ 外科手術

以外科手術的方式，將檢查結果的不孕原因去除。例如：輸卵管阻塞物的去除手術、子宮肌瘤的摘除手術、以及男性精索靜脈區張的手術等。或根據當事人的身體狀況與年齡決定不動手術，改以方法②③④進行治療。

❷ 時機療法

配合排卵期，並在容易懷孕時進行性行為。若能搭配基礎體溫、超音波檢查與血液檢查等方法詳細調查卵泡的大小和荷爾蒙數值的話，就能夠更加準確地預測排卵日。

❸ 人工授精

採取男性的精液加以洗淨、濃縮，再將精子注入女性的子宮內。這個方法和自然懷孕一樣，會依照受精、著床等自然流程達到懷孕目標。根據荷爾蒙平常的狀態，有時也需要使用排卵誘發劑。

❹ 高度不孕治療

以排卵誘發劑採取卵子，再將取出的卵子於體外進行授精，培養成受精卵之後植回子宮。這種體外受精或顯微注射授精需要高度的治療技術。雖然能夠提高懷孕機率，但是對女性身體的負擔也相當大。

不孕門診治療流程圖

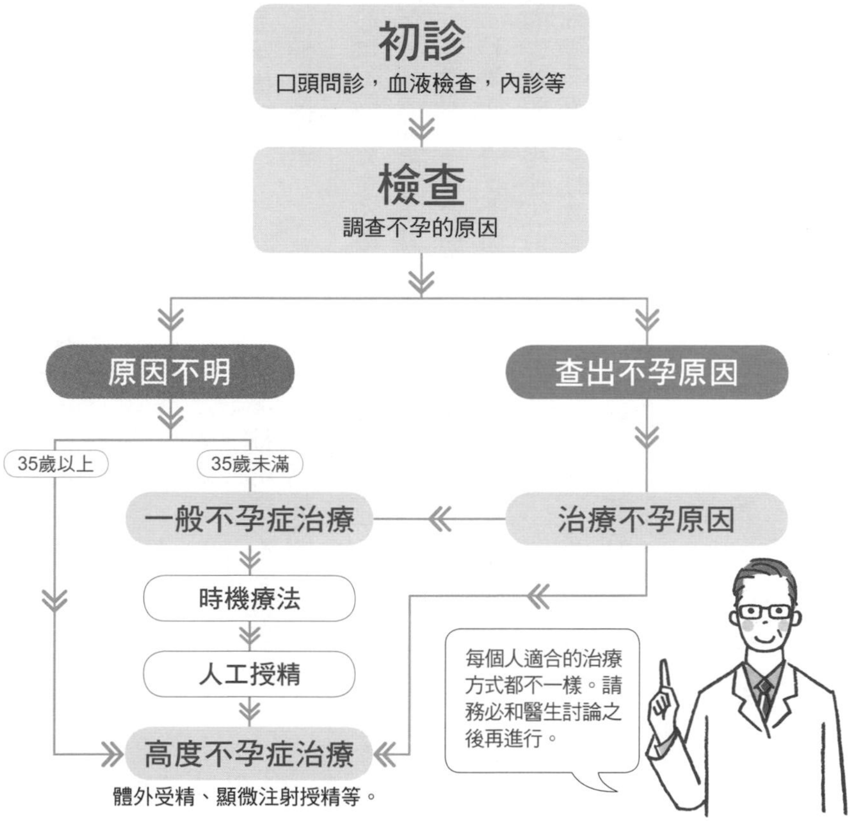
初診
口頭問診，血液檢查，內診等
檢查
調查不孕的原因
原因不明
查出不孕原因
35歲以上
35歲未滿
一般不孕症治療
治療不孕原因
時機療法
人工授精
高度不孕症治療
體外受精、顯微注射授精等。
每個人適合的治療方式都不一樣。請務必和醫生討論之後再進行。

當原因不明時，應從時機療法開始做起

當檢查後始終查不出不孕原因時，會以時機療法開始進行治療。夫妻兩人要在適當的時期進行性行為，藉此提高懷孕的機率。時機療法所需時間因人而異，大概會從數月到1年左右。

當兩人利用時機療法也無法懷孕時，便會進行人工授精。人工授精也是為了提高懷孕機率而進行的治療。然而在進行了數月到1年左右的人工授精後仍然無法成功懷孕，便會進一步接受體外受精等高度不孕症治療。

年齡在35歲以上的女性，有時也會一開始就採取體外受精。

年齡與懷孕的關係

接受符合年齡的治療方式

很多人認為，20多歲、30多歲和40多歲的人的懷孕能力並無太大差別，這是錯誤的。年齡的影響非常大，所以必須擬定適合自己年齡的治療策略。

卵子品質低落會降低懷孕機率

女性的懷孕能力會在20歲後半開始降低，到了30歲後半就會急速下降，其原因之一在於卵子品質低落。35歲以上的女性卵子和20幾歲的女性卵子相比，前者成為受精卵到成功生產的機率相對較低。這意味著就算進行了提高懷孕機率的體外受精，女性的年紀越大，成功產下寶寶的機率會隨之降低。

排卵能力會因年齡增加而降低

卵子的前身原始卵泡，在女性仍是胎兒的時候，其持有數量大約有五百萬個以上。不過到20歲左右，數量便減少至三萬個以下。

此外，排卵能力還會因為年齡因素而更加低落。候補數量越多，排出優質卵子的機率越大，數量越少，當然機率也會變少，而自然懷孕的機率也一定會隨之降低。

女性的年齡與自然懷孕的機率

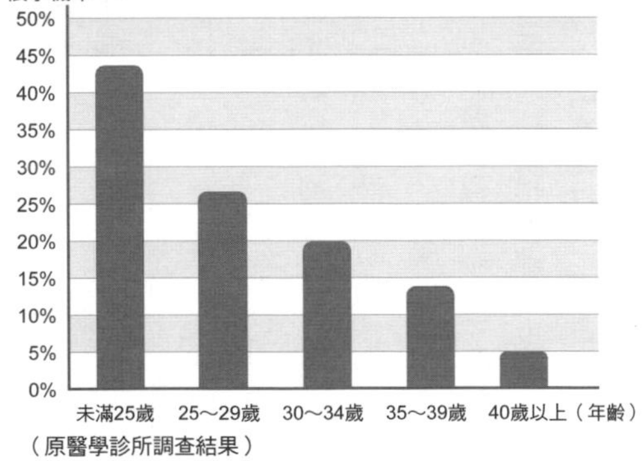

【未滿25歲】
43%
【25～29歲】
25.5%
【30～34歲】
20%
【35～39歲】
14.5%
【40歲以上】
5%

（原醫學診所調查結果）

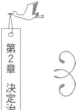

不同年齡的治療策略

進行不孕症治療時，女性年齡會是左右治療方針的一大因素。現在就來看看各個年齡層的治療方針

30歲以下

儘快接受檢查，以增加治療方式的選項

雖然女性很年輕，但是檢查還是越快進行越好。若是趁年輕時進行治療，就算面臨必須治療不孕原因的情況，可選擇的治療方式比較多，治療之後成功懷孕的可能性也比較高。接受檢查之後，可以好好考慮自己應該立刻進行治療、還是想要稍微看看狀況。

治療的時間安排範例：時機療法 --(12個月)--> 人工授精 --(12個月)--> 體外受精

31～34歲

接受檢查前先考慮好治療的方向

夫妻兩人最好能接受檢查之前先好好討論一下。因為在檢查完畢之後，院方可能會建議你們儘快開始治療。

事先考慮各種可能出現的狀況，例如：如果需要開刀時該怎麼做，如果醫生推薦體外受精時該怎麼做等，針對需要實際判斷的種種狀況做好準備。

治療的時間安排範例：時機療法 --(6個月)--> 人工授精 --(6個月)--> 體外受精

35～38歲

將體外受精納入考量，確定治療方針

夫妻兩人請一起討論看看是否接受體外受精。由於體外受精較其他治療方法的懷孕機率更高，所以當醫生認為最好越早開始越好的話，也有可能一開始就建議進行體外受精。請參考AMH值（P100）再決定治療方針。

治療的時間安排範例：時機療法 --(3個月)--> 人工授精 --(3個月)--> 體外受精

39歲以上

可刻意選擇自然懷孕

仍然留有懷孕的可能性，但妳必須先了解年齡越高，懷孕的機率就會越低。而且過了40歲之後，連體外受精的成功率都會降低。到了這個年紀，由於體外受精的機率和自然懷孕的機率其實都不高，有的夫妻就會選擇自然懷孕。

治療的時間安排範例：體外受精

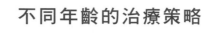

最在意的事

治療成功率？

相信大家最在意的事情一定是治療的成功率吧！這個數字會因為治療方法、女性年齡，還有醫院的技術而有所不同。

年齡越大，成功率就越低

有很多人認為只要一接受不孕症治療就能馬上懷孕。然而一般來說，人工授精的成功率（懷孕機率）大概只有5～10％，絕對不算高，也有很多人嘗試了4～6次後才好不容易懷孕。至於體外受精的成功率則稍微高一點。女性年齡在40歲以下時，成功率約在35％左右。

不過上述治療方式的成功率，在邁入40歲之後都會突然急速降低。就算是成功率最高的體外受精，超過40歲最高只有10％的成功率（原醫學診所調查結果）。再加上年紀越大就越容易出現流產等問題，因此出生率會比懷孕率更加低落。

女性年紀越大，受檢醫院的體外受精成功率便成為懷孕與否的關鍵。不要光看總體成績，建議要確認自己年齡層的治療成功率，作為選擇醫院的參考條件。

體外受精的懷孕成功機率，決定於進行移植胚胎的次數

醫院公布的體外受精成功率，通常都是指進行單次胚胎移植的成功機率。有些人雖然接受了治療，但是不需要做體外受精，因此進行過一次治療，懷孕機率就會降低一點。

$$\text{懷孕成功機率}=\frac{\text{懷孕次數}}{\text{移植胚胎的次數}}$$

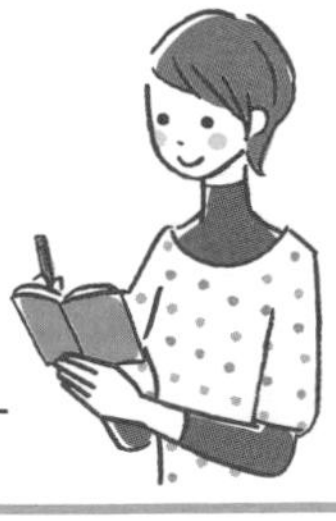

不孕症治療的成功率

將各種不同治療的成功率（懷孕機率）以年齡分類。

體外受精

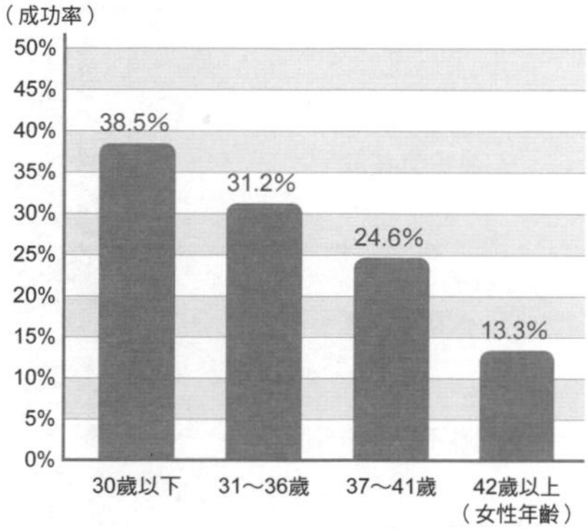

年齡在42歲以上時，成功率約為人工授精的11倍。因此醫生多會建議高齡女性儘快接受體外受精。

人工授精

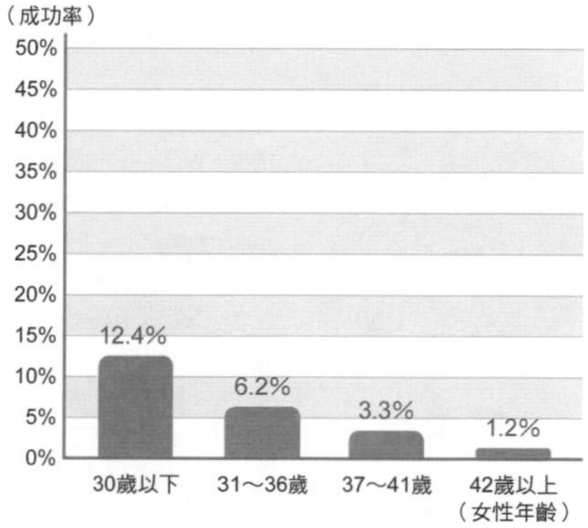

人工授精的成功率其實並不高。就算女性年齡在30歲以下，成功率仍然只有12%，到了42歲以上時，成功率更是降到１%左右。

顯微注射授精（冷凍胚胎）

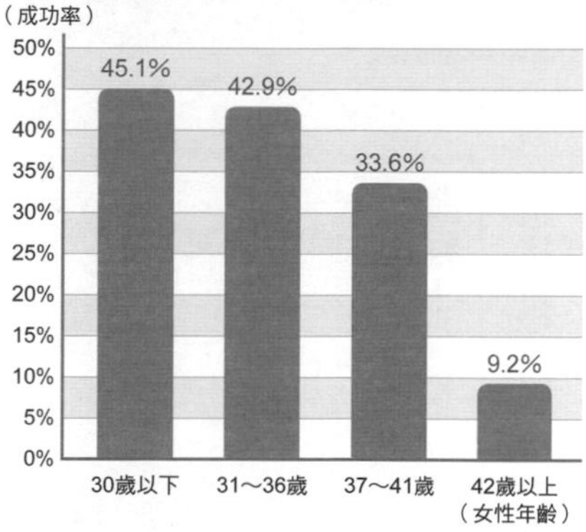

利用冷凍胚胎能使成功率上升的原因，在於採卵之後能讓卵巢休息一陣子，然後才進行胚胎移植的關係。若是在30歲以下進行，懷孕機率可達到45%。

顯微注射授精（新鮮胚胎）

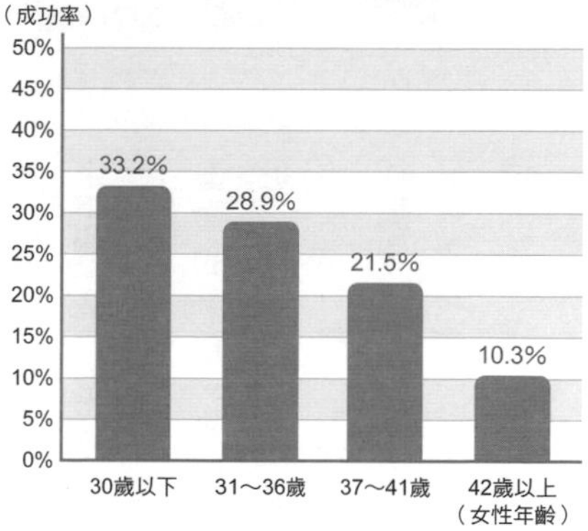

雖然整體的成功率較體外受精稍低，但是仍有許多體外受精不順利，後來卻透過顯微注射授精而成功懷孕的案例。

（原醫學診所調查結果）

尋找適合的醫院

如何選擇醫院？

當妳打算接受不孕症檢查或治療時，首先第一個煩惱應該都是該選擇哪一間醫院，為了不要事後後悔，我們在此介紹幾個選擇醫院的重點。

治療不孕症的醫療機關

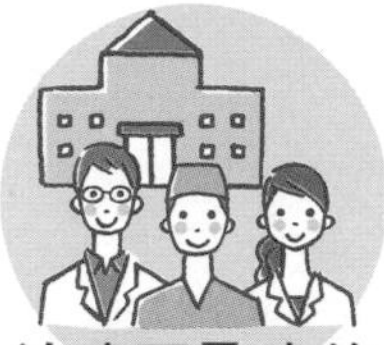

治療不孕症的專門診所

專門治療不孕症，能夠進行各種大範圍的治療。除了醫生，院內也有協調人員和胚胎培養師。

優點

- 可接受專門知識的醫生的治療。
- 心理輔導和高度不孕症治療亦十分完備

缺點

- 人工授精和體外受精所需的費用相對較高。
- 懷孕之後必須轉院。

婦產科

最近增加了不少將婦科與婦產科合併、同時接受不孕症門診病患的醫院。主要特徵在於生產設備十分完備。

優點

- 大多都能由同一位負責醫師全程看診。
- 從不孕症治療到生產，都能在同一家醫院進行。

缺點

- 有時必須和孕婦一同共用候診室。
- 可能無法進行高度不孕症治療和男性不孕症治療。

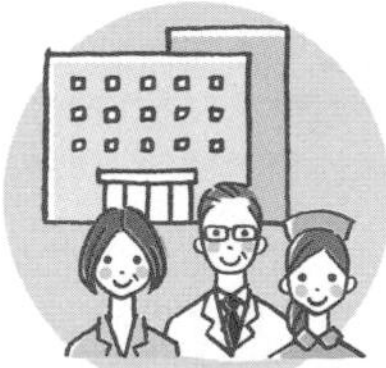

綜合醫院

公立醫院、私立醫院和大學附屬醫院等婦產科會開放不孕症治療門診。可以同時進行泌尿科治療。

優點

- 多為擅長外科手術的醫院。
- 人工授精和體外受精的費用相對較低。

缺點

- 如果是每天都會更換負責醫生的醫院，就無法每次都讓同一位醫生看診。

（以上為日本醫療機關）

重點在於往返路程！

選擇醫院的時候，首先要確認醫生對於不孕症是否熟悉。不熟悉不孕症的醫生，有時可能會做出不夠完整的檢查。

另外往返路程的遠近也是非常重要的重點。最好能選擇離家近、或是位於下班途中的醫院。治療進行時，有時1個月內需要往返4～6次，次數多的時候甚至一週要去好幾次。如果路程太遠的話，前往醫院這件事情本身都會帶來壓力。

選擇醫療機關的檢查表

□ 安靜整潔的建築物與所在地。

安靜而整潔的地點比較適合培養卵子或是進行顯微注射授精。請盡量避免建築物過於老舊，或是臨近車流量大的馬路及容易造成建築物搖晃的醫院。

□ 專業熟練的醫生

專業熟練的醫生擁有豐富的治療經驗與技術，而且也擅於觀察患者的內心動向。另外是否擁有「一定要讓患者懷孕！」的決心也是重點之一。

□ 固定的護士和院內員工

如果每次都能由固定的護士或院內員工負責對應的話，也比較容易溝通。同時也要確認院內員工之間的人際關係是否良好。

□ 每個月進行體外受精的次數在25次以上

體外受精的進行次數越多，就表示醫院內的培養室隨時都在運作中。這是維持人工授精與體外受精的高懷孕機率的必要條件。

□ 每天都有不孕症門診

有些人的排卵日會是星期六日，也有些需要工作的人不方便在平日前往醫院看診。週末假日有門診的醫院會方便許多。

□ 擁有兩位以上的胚胎培養師

處理受精卵和精子的胚胎培養師必須擁有高度的技術與經驗。請選擇最少擁有兩位胚胎培養師的醫院較佳。

確認治療方針與實例

是否致力於不孕症治療，是選擇醫院時的重點之一。比起規模和知名度，更值得重視的應該是醫院昭示的治療方針與實例。對於自己屬意的醫院，先在網路上調查該院的治療件數與實例也不失為一個好方法。

但是沒有親自就診一次，是沒有辦法知道實際情況的。當妳接受診療時，請確認醫生對於檢查與治療的說明是否充足，對於自己的問題是否進行詳細的回答，院內是否具備心理諮詢之類的完整體制等等。全數確認完畢之後，再決定是否選擇此醫院。

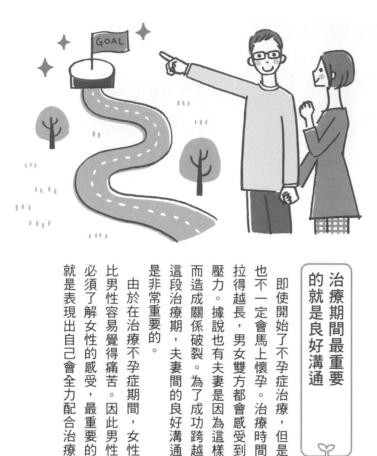

前往醫院前，伴侶必須一起決定的事

意願一致最重要！

夫妻對於不孕症治療的態度與想法可能各有不同。為了讓夫妻能夠同心協力持續治療，我們在此介紹幾個溝通時必須注意的重點。

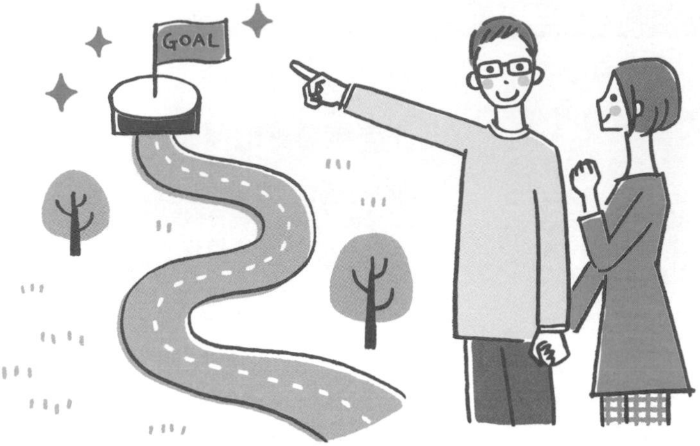

治療期間最重要的就是良好溝通

即使開始了不孕症治療，但是也不一定會馬上懷孕。治療時間拉得越長，男女雙方都會感受到壓力。據說也有夫妻是因為這樣而造成關係破裂。為了成功跨越這段治療期，夫妻間的良好溝通是非常重要的。

由於在治療不孕症期間，女性比男性容易覺得痛苦。因此男性必須了解女性的感受，最重要的就是表現出自己會全力配合治療的態度。另一方面，女性絕對不能因為男性不了解自己的辛苦而譴責對方。請將自己的感覺、還有希望對方為自己做的事情冷靜地傳達出去。

偶爾與第三者討論，也能帶來相當好的效果。有的醫院當中通常會有不孕症專門的心理諮商師。請不要累積自己的壓力，盡量運用心理諮商處。

溝通的秘訣

**重點在於冷靜地傳達自己的想法。
盡量不要讓自己太強勢。**

良好的溝通方式

決定一個主題，開始討論

原本是在討論不孕症治療，但是不知不覺中話題就偏移到和不孕無關的地方，甚至連平常的不滿情緒都爆發出來。為了預防這種狀況發生，事先決定討論的主題是非常重要的。

就算沒有結論也無須在意

雖然是兩人一起討論，但是也不一定能夠導出解決方法或是結論。這種時候，能夠將彼此的心情坦白告訴對方就是一件很有意義的事情。不要沮喪，持續進行溝通，才是最重要的。

正因為是不安的事，才需要共同面對

逐步接受檢查和治療的同時，不安與擔憂的心情也會逐漸反應出來。當妳覺得自己感到不安時，千萬不要以為，什麼都不說對方也能知道。另外關於治療方面的疑問，也有必要明白地說出自己的想法。

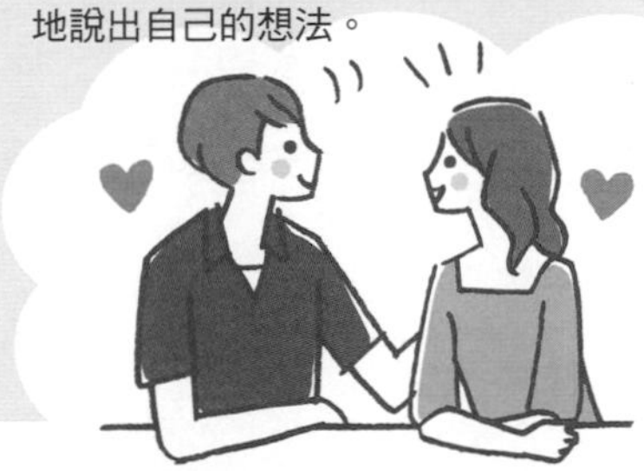

不好的溝通方式

責備對方

千萬不要說出「都是因為你不合作才會進行得這麼不順利」「我朋友的先生都說一定會全力配合」等等責備另一半的話。當妳覺得自己快要說出措辭強烈的話時，請先深呼吸，讓自己冷靜下來。

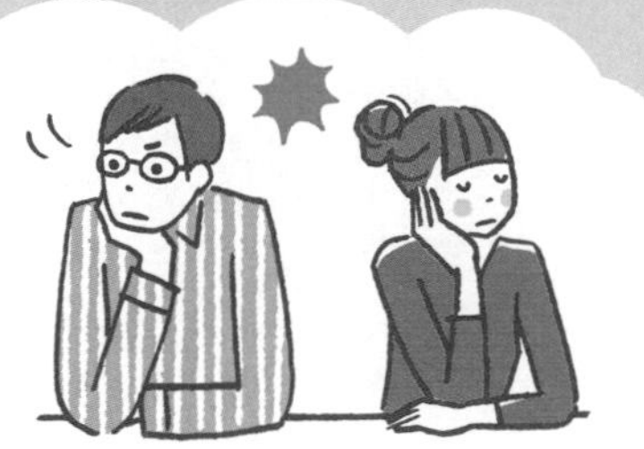

對於另一半抱持著同情

例如：檢查結果發現不孕原因出在男性時，就會開始害怕傷害到對方，導致說不出真相。雖然這種行動是體貼對方，但也可能把對方傷得更深。關於治療的一切，最好能夠誠實告訴對方。

在疲勞的時候進行對談

上班前慌慌張張的時候，或者是下班後疲憊不堪的時候，最好盡量避免談論重要的事情。因為雙方心中都很煩躁，可能導致談話結果不理想。請等雙方都有空的時候再進行溝通吧！

磨合雙方的想法

接受檢查和治療的時候，會遇到許多必須由兩人一同決定的事。就算是夫妻，出現不同意見也是理所當然的。不過也正因為如此，兩人更需要好好討論，將雙方的想法統一。

雙方若能從一開始就一起前往醫院的話，是最理想的狀況。但現實生活中，一開始多半都是只有女方一人單身前往。然而在治療進行當中，經常碰上男方也必須接受檢查或是醫生建議動手術等，一個人無法決定的事情時。這些事情就很難說出口，或者是說出來了，兩人的意見卻相左。請把這個狀況當成是兩人能夠好好討論有關不孕症治療的一個機會吧！此外，透過這個機會讓男方能進一步了解檢查與治療的目的與內容，也是很重要的。

曾經決定的事情，也有可能因為治療逐漸進行時出現狀況或是心境的改變。這時請不要隱忍，最好能和另一半好好說清楚。每當出現任何一個談話機會時，一定要安排一個方便說話的場合。不管是多麼微不足道的事情，只要透過溝通，絕對能加深彼此的了解。

過來人的經驗談

在原因不明的狀況下度過8年！多虧了有丈夫支持

人工授精超過20次，體外受精也做了5次。我們能夠一直堅持下去的最大原因，就在於我的丈夫非常地配合。他不但願意和我一起討論治療的內容，在金錢方面也給予了最大的支持。（里歐媽媽：38歲，就診8年）

因為治療，加深了夫妻間的信賴關係

夫妻之間對於「想要小孩」的想法有落差，因此當時靠自己進行時機療法可說是最辛苦的時候。等到兩人開始討論起治療內容之後，丈夫也漸漸變得比較願意配合了。（染太郎女士：36歲，就診3年）

要一起討論的事情

哪些具體狀況需要兩人一起討論的呢？
現在就來看看碰上這些狀況時需要注意的事吧！

針對不孕原因應該接受何種治療？

已經確定了不孕原因的時候，為了治療有時必須接受手術。可是手術不可能100%零風險。此外，也有多種治療方式可選擇。請好好討論應該選擇哪一種治療方式會比較好。

想要接受不孕症檢查時

有些人對於藉助醫療來得到寶寶，抱持著不太積極的態度。妳不能無視另一半的想法擅自進行治療。應該從最基本的「是否接受不孕症檢查」這件事情開始討論，溝通雙方的想法。

要從什麼時候開始進階治療？

一旦開始治療不孕症，通常都會自動進行下一階段的進階治療。然而當醫生建議從時機療法轉換成人工授精，從人工授精轉換成體外受精等進階治療時，夫妻倆最好還是好好討論一下。

接受男性不孕症檢查時

不孕症檢查中有一項是精子檢查。由於之後討論起來會比較麻煩，所以最好能在一開始想要接受檢查時先說清楚比較好。另外為了能夠順利地確定不孕原因，建議兩人能從初診開始就一同前往醫院。

治療的預算

不孕症治療當中有許多不適用保險的檢查與治療項目，尤其像體外受精等高度不孕症治療，1次所需的費用十分昂貴（P176）。當兩人開始治療的時候，要考慮一下進階治療方面的預算。

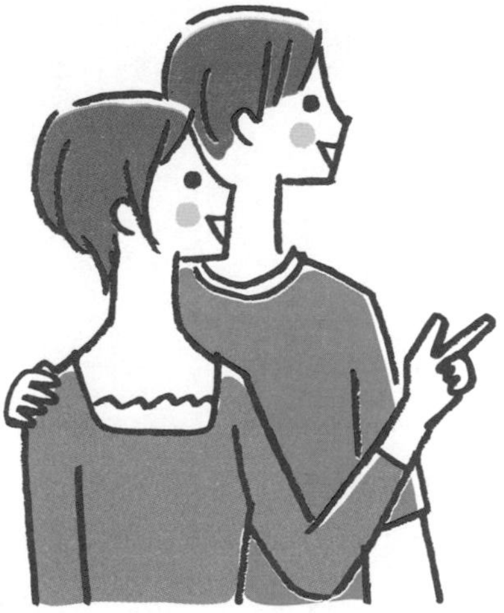

想要放棄治療的時候

多次往返醫院及無法懷孕的精神負擔等，不孕症治療所帶來的壓力絕非一般人所能想像。不少病人表示治療讓他們覺得很痛苦。當妳想要放棄治療或是想要休息的時候，請將自己的心情明白表達出來會比較好。

自我檢查確認！

該從哪一種治療方式開始進行？

在各種的治療方法當中，自己應該基於何種治療方針、進行什麼樣的治療，其實可以透過自我檢查表來判斷。我們就從各種角度來了解吧！

CHECK 1

確認女性的年齡・不孕期間

從下列的棋盤表格中找出女性的年齡與不孕期間相交的英文字母。

例／女性的年齡在35歲以上，想要小孩已經超過 2 年時間…… b

女性年齡＼不孕期間	女性年齡未滿 35 歲	女性年齡為 35 ～ 39 歲	女性年齡在 40 歲以上
想要小孩的時間還不滿 2 年	a	b	c
想要小孩的時間已超過 2 年	a	b	d
想要小孩的時間已超過 5 年	b	c	d

CHECK 2

確認不孕原因

從下列❶～❸的確認項目中，找出符合的選項並將點數加總。

❶ 女性的不孕原因

原因	點數
月經週期在35天以上，或是在20天以下	2
曾有長達 3 個月月經未來潮的狀況	5
曾經感染披衣菌	2
有子宮肌瘤	2
有子宮內膜異位症	4
曾經動過子宮或卵巢手術	3
經痛非常嚴重	2

❷ 男性的不孕原因

原因	點數
青春期以後曾得過流行性腮腺炎	2
曾動過鼠蹊部疝氣手術	3
曾經感染過性病	3
性行為時經常無法勃起	2
性行為時很難射精	2

❸ 其他要因

原因	點數
沒有製作基礎體溫表	1
每個月的性行為次數在 1 次以下	1

適合妳的治療方針？

下列棋盤表格當中，Check 1的結果和Check 2的合計點數相交的大寫字母，就是適合妳的治療方針。

例／Check 1的結果為b ，Check 2的合計點數為20…… B

Check 1 的結果 / Check 2 的合計點數	Check 1 的結果為 a	Check 1 的結果為 b	Check 1 的結果為 c	Check 1 的結果為 d
Check 2 的合計點數為 0～5	A	B	D	D
Check 2 的合計點數為 6～20	A	B	C	D
Check 2 的合計點數為 21～34	C	C	C	D

詳細結果在 P80

判斷結果

適合妳的治療方針

治療方針

A 可以先自行嘗試時機療法

如果妳想盡量以自然的方式懷孕的話，不妨再觀察一下狀況，或者是記錄基礎體溫表，推算出可能的排卵日後再自行進行時機療法。

改善生活習慣也是非常重要的。不規則的生活作息、運動量不足、偏食、壓力過大等問題，就一個一個地進行改善吧！當然充實夫妻間性生活也是不可或缺的。

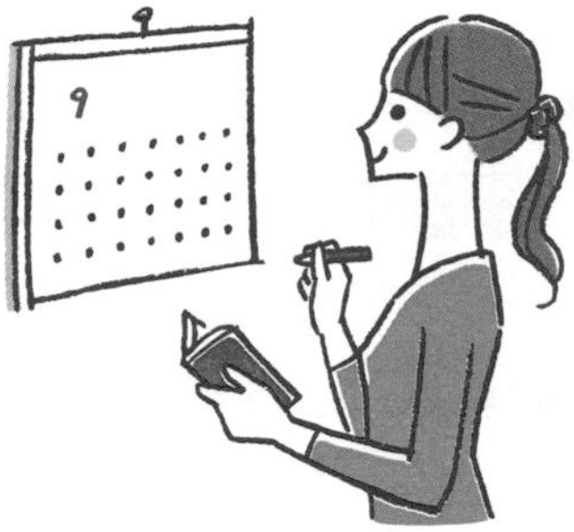

治療方針

B 接受醫院的時機療法指導

接受院方指導的時機療法，相信就能大大地提高懷孕機率。建議先在醫生的指導下進行時機療法。

當中應該也有人是在自己預測的排卵日當天進行性行為，卻始終無法順利懷孕。在此要強調的是，醫院預測的排卵日是最正確的。至今一直無法懷孕的人們當中，也有很多人因此順利懷孕。

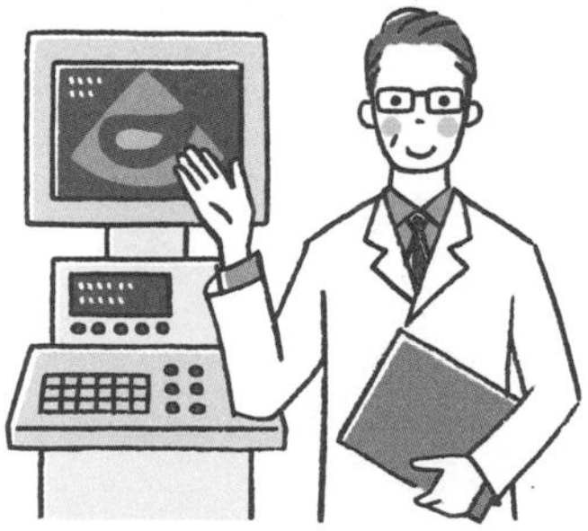

此處提出的結果僅供參考。真正的治療最好還是在檢查之後，與主治醫生好好討論再行定奪。

治療方針 C 可能有某種原因造成不孕！請先接受不孕原因的治療吧！

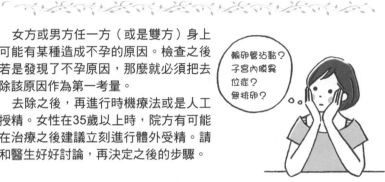

女方或男方任一方（或是雙方）身上可能有某種造成不孕的原因。檢查之後若是發現了不孕原因，那麼就必須把去除該原因作為第一考量。

去除之後，再進行時機療法或是人工授精。女性在35歲以上時，院方有可能在治療之後建議立刻進行體外受精。請和醫生好好討論，再決定之後的步驟。

治療方針 D 建議將體外受精納入考量，接受治療

必須縮短時機療法和人工授精進行的時間，儘快進行體外受精。根據實際情況不同，完全不進行一般治療，直接將體外受精納入治療考量，也是不錯的選擇。

就算檢查結果發現了不孕的原因，也會根據女性的年齡與病狀決定優先治療原因，不過還是以體外受精優先。請和醫生討論之後，再決定治療方針吧！

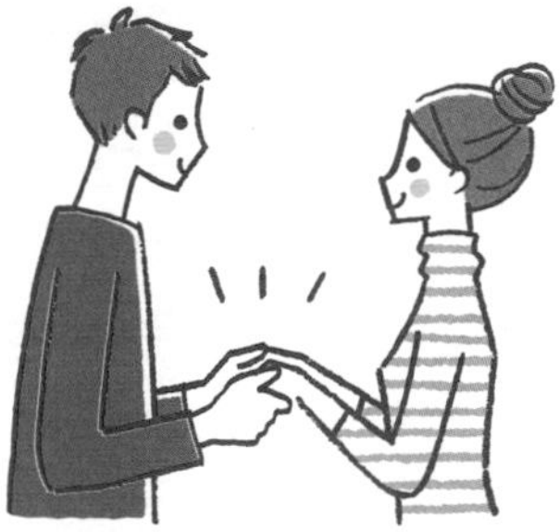

COLUMN 2

與醫生溝通的秘訣

在此，想要探討一下如何提升「患者權力」，也就是提升患者以自己的意志決定接受何種治療的權利。

「患者權力」其中一項要件就是與醫生溝通時必須多下一點工夫。這些做法能夠有效消除「問出這種問題，會不會讓醫生覺得不舒服……」等問題，詳情整理成下表，請務必參考。

患者與醫生溝通的不同類型

情報準備型
一開始就自行準備好治療經過、月經狀況、基礎體溫表，以及自己想問醫生的種種問題及情報。

感謝型
對醫生說「都是多虧了您，非常感謝」或「我都仰賴醫生您了」，表現出依賴醫生的態度。

下功夫溝通型
將醫生的建議仔細聽到最後，同時將自己的問題減到最少，最後再轉達自己的要求。確實了解醫生的想法。

培育型
以「培養好醫生」的心情接受治療。當醫生使用了不恰當的言詞，或是覺得醫生太過草率的時候，透過投訴或電子郵件提醒他。

醫生是患者最好的傾訴對象，還會動用所有的知識來協助妳找出成功懷孕的最短捷徑。然而不管醫生多麼努力，有時還是會因為無法得到患者的理解而困擾不已。醫生們都是非常希望能夠和患者建立起良好的關係。

（參考：第51次日本婦科腫瘤學會演講會　片木美穗小姐的演講內容）

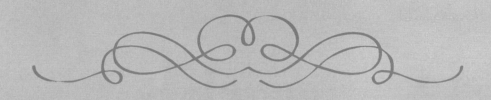

第3章

不孕症檢查要知道的事

不孕症治療，通常都是從

尋找不孕原因的檢查開始。

舉凡荷爾蒙檢察、超音波檢查，

進行什麼樣的檢查，可以知道什麼樣的問題，

就讓我們分別介紹男女兩種不同的檢查內容。

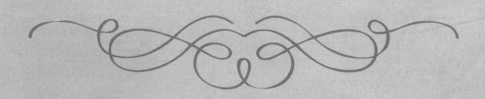

STORY 3

初診的流程

不孕症治療始於尋找不孕原因的檢查。
接下來就來看看初診的流程

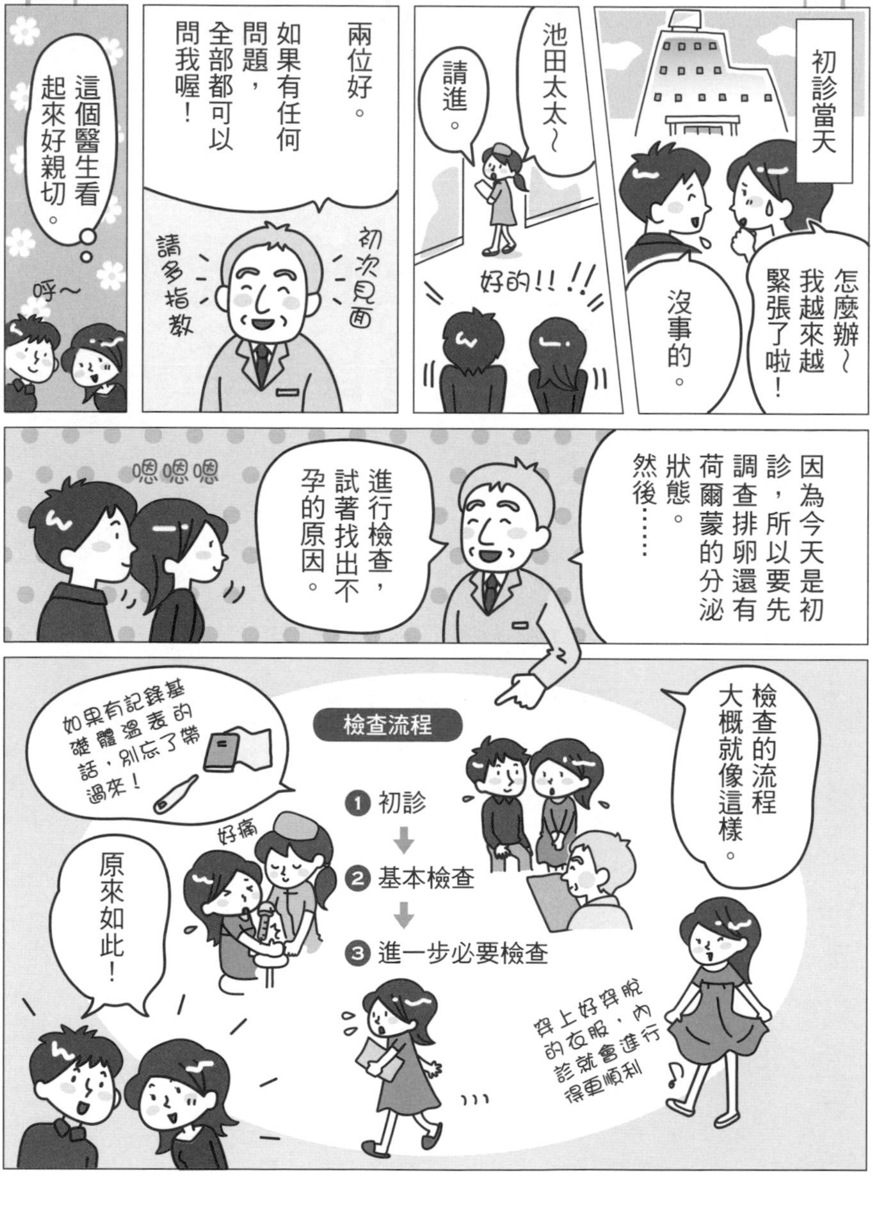
初診當天
怎麼辦~我越來越緊張了啦！
沒事的。
池田太太~
請進。
好的!!!!
兩位好。如果有任何問題，全部都可以問我喔！
初次見面 請多指教
這個醫生看起來好親切。
呼~
因為今天是初診，所以要先調查排卵還有荷爾蒙的分泌狀態。然後……
進行檢查，試著找出不孕的原因。
嗯嗯嗯
檢查的流程大概就像這樣。
檢查流程
① 初診
② 基本檢查
③ 進一步必要檢查
如果有記錄基礎體溫表的話，別忘了帶過來！
好痛
原來如此！
穿上好穿脫的衣服，內診就會進行得更順利

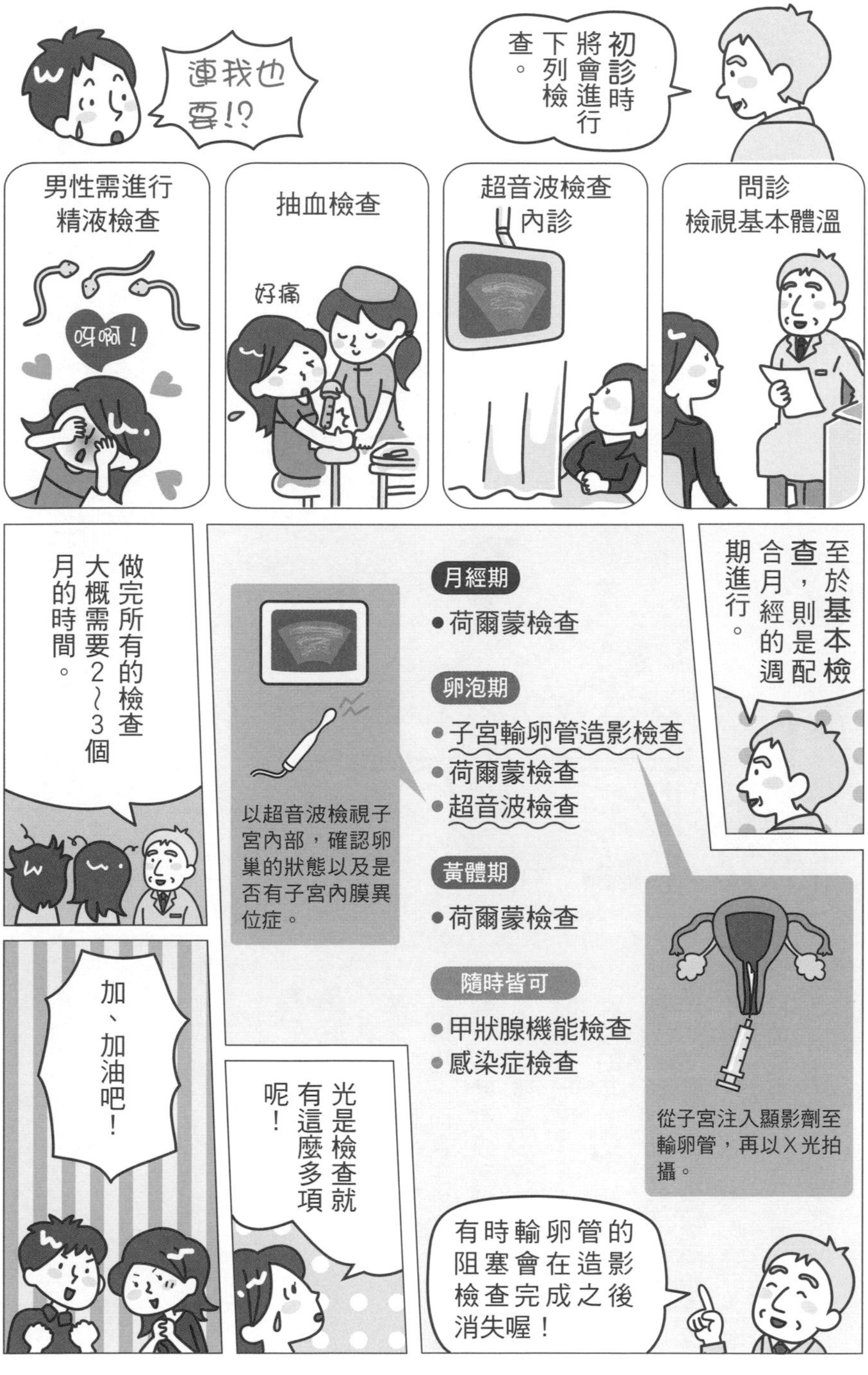
初診時將會進行下列檢查。
連我也要!?
男性需進行精液檢查
呀啊!
抽血檢查
好痛
超音波檢查內診
問診檢視基本體溫
至於基本檢查，則是配合月經的週期進行。
月經期
荷爾蒙檢查
卵泡期
子宮輸卵管造影檢查
荷爾蒙檢查
超音波檢查
黃體期
荷爾蒙檢查
隨時皆可
甲狀腺機能檢查
感染症檢查
以超音波檢視子宮內部，確認卵巢的狀態以及是否有子宮內膜異位症。
從子宮注入顯影劑至輸卵管，再以X光拍攝。
做完所有的檢查大概需要2~3個月的時間。
有時輸卵管的阻塞會在造影檢查完成之後消失喔!
光是檢查就有這麼多項呢!
加、加油吧!

看診的時機很重要！

從初診到懷孕的時程

請先了解在醫院接受檢查與治療大概會持續多長的時間。由於治療不孕症通常都需要很長的一段時間，因此儘早踏出檢查的第一步是非常重要的。

《初診

約15分鐘

不孕症治療的第一步

初診時，院方會進行問診或內診、超音波檢查、血液或尿液檢查等。不過請盡量避免在月經期間接受檢查。為了讓今後的檢查得以順利進行，最好是在月經一結束就接受檢查。

《檢查

2～3個月

調查不孕的原因

以初診的結果為基礎，繼續進行更加詳細的檢查以了解不孕原因。院方將會從各種不同的角度進行檢查，全部做完需要2～3個月的時間。

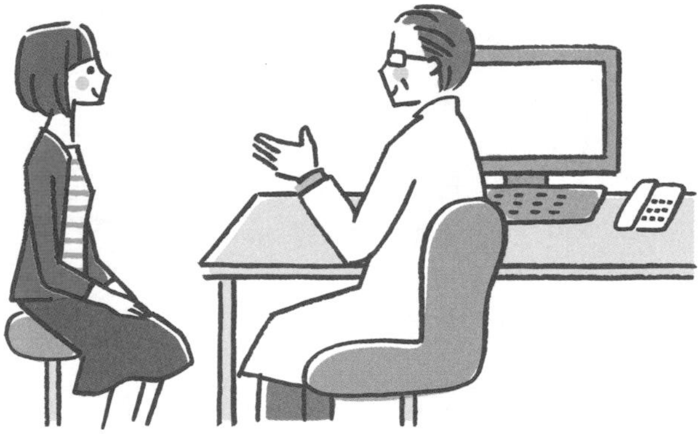

為了成功懷孕，最好儘早接受檢查

當妳每天記錄基礎體溫並預測出排卵日，而且在排卵日前後進行性行為時都沒有避孕，但在經過半年卻還是沒有懷孕時，請立刻前往醫院檢查。

女性的年齡是不孕症治療的一大阻礙。再加上檢查至少需要2個月的時間，從檢查到開始治療其實是很費時的。因此盡可能地早日前往醫院接受檢查與治療，就是成功治療不孕症的關鍵所

懷孕

轉院到備有分娩設施的醫院

高溫期持續不斷即為懷孕

基礎體溫一直維持在高溫期狀態長達16天以上的話，就表示可能已經成功懷孕了。若是在體外受精的情況下，會在胚胎移植之後兩個星期進行抽血檢查，判斷是否懷孕。

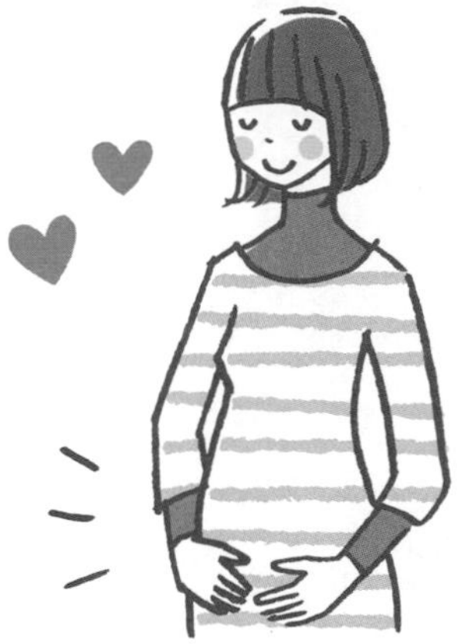

治療

4個月～2年

〈手術〉

針對不孕原因加以治療

根據檢查的結果，若是發現了不孕的原因，就會以外科手術等方法加以治療。治療所需的時間依症狀而異，通常都在4～6個月左右。

〈一般不孕症治療〉

逐步排除障礙

治療原因之後，或是在原因不明的情況下，會從時機療法改成人工授精，或進一步採取更高階的方法。每種方法的所需時間各為3個月～1年左右。

〈高度不孕症治療〉

最先進的不孕症治療

若經過一般治療仍然無法懷孕，就會進行體外授精、顯微注射授精等高度不孕症治療。女性40歲以下的體外受精成功率，大概是30%左右。

在。

而其中的不孕檢查，更是在調查不孕原因與確認身體狀況時不可或缺的檢查。初診時先確認身體的基本狀況，之後再進行基本檢查，如此便能找出造成不孕的原因。當檢查發現異常時，院方就會進行更詳細的檢查，仔細了解身體狀態。經過種種檢查、確定了不孕的原因之後，才能真正決定治療的方向性。

為了確定不孕原因，男方也必須接受檢查。畢竟不孕的原因不一定只出在女方身上，有時可能男女雙方都有問題。所以夫妻一起接受檢查是最為理想的。

初診的問診單範例

問診單會記錄哪些事情呢？
我們來看看問診時實際使用的表格。

女性

問診單
——請太太回答

姓名	出生　　年　　月　　日		年齡　　歲
身高　　cm	體重　　kg	血型　　型	RH＋・－・不明

① 結婚至今多少年？　　年　　個月
② 從您想要孩子開始，無法懷孕的期間大概是多久？　　年　　個月
③ 近六個月內的性生活，平均一個月多少次？　　約　　次
④ 近六個月內的性生活，是否有自行配合排卵日進行？　　□有□偶爾□沒有
⑤ 過去是否經歷過10公斤以上的劇烈減肥？　　□有□沒有
⑥ 按壓乳房是否會分泌出乳汁？　　□會□不會
⑦ 是否定期接受子宮癌・乳癌檢查？　　□是□否

【關於太太的病史】

⑧ 至今是否罹患過需要住院的重病？　　□無□有（　　　）
⑨ 是否罹患過氣喘病？　　□無□有（時期：　　　）
⑩ 至今有無接受過外科手術？　　□無□有（　　　）
⑪ 是否曾經被醫生確診為過敏體質？　　□無□有（　　　）
⑫ 是否曾經因為用藥或是注射而出現副作用？　　□無□有（藥名：　　　）
⑬ 目前是否正在服藥？　　□無□有（藥名：　　　）
⑭ 有無抽菸的習慣？　　□無□有（　1天約　　根）

【關於太太的月經】

⑮ 初經大概是幾歲？　　約　　歲
⑯ 平常的月經是否平順？
□1年當中幾乎都是28～33日為一週期，十分平順
□1年當中，週期十分紊亂
□月經週期長，超過34天
□月經週期短，約為25天左右
⑰ 月經會持續幾天？　　約　　天
⑱ 經血量如何？　　□普通　□多　□少
⑲ 有無經痛？　　□非常痛　□普通痛　□偶爾會痛　□幾乎沒有
⑳ 請詳細回答懷孕分娩的經歷

懷孕時期	年齡	懷孕方法				
年　　月		自然・人工授精・體外受精	正常分娩	剖腹產	人工流產	流產（　　週時）
年　　月		自然・人工授精・體外受精	正常分娩	剖腹產	人工流產	流產（　　週時）
年　　月		自然・人工授精・體外受精	正常分娩	剖腹產	人工流產	流產（　　週時）
年　　月		自然・人工授精・體外受精	正常分娩	剖腹產	人工流產	流產（　　週時）
年　　月		自然・人工授精・體外受精	正常分娩	剖腹產	人工流產	流產（　　週時）

㉑ 最近一次的月經是何時？　　年　　月　　日開始

關於病史的問題

手術經歷、慢性病和口服藥都有可能影響懷孕。請全數據實以告。

關於月經的問題

院方會詢問有關月經方面的問題。可透過月經的狀態找出可能造成不孕的隱藏疾病。

關於不孕時期與性生活的問題

不孕的經歷與性生活的情報，是決定治療方針的指標。請務必如實回答。

除此之外，對於曾經接受過不孕症檢查與治療的人，院方會仔細詢問當初的檢查結果與治療內容。另外還會詢問對於今後的治療是否有特殊要求（例如：希望進行到時機療法、人工授精、體外受精的哪一個步驟為止，是否願意使用排卵誘發劑，是否願意接受選擇性的檢查等）。

男性

問診單
——請先生回答

姓名	出生　年　月　日		年齡　歲
身高　cm	體重　kg	血型　型	RH＋・－・不明

【關於先生的病史】

① 是否罹患過腮腺炎？　□無□有（　）
② 是否曾被診斷出高血壓或糖尿病？　□無□有（　）
③ 至今是否罹患過需要住院的重病？　□無□有（　）
④ 是否曾經被醫生確診為過敏體質？　□無□有（　）
⑤ 是否曾經因為用藥或是注射而出現副作用？　□無□有（藥名：　）
⑥ 目前是否正在服藥？　□無□有（藥名：　）
⑦ 有無抽菸的習慣？　□無□有（1天約　根）

⑧ 至今是否曾經接受過下列手術？

手術項目	施行日期	手術醫院名	備註
睪丸取精術（TESE）	年　月		□有精子　□無精子
	年　月		
	年　月		

⑨ 是否接受過下列檢查？

檢查項目	施行日期	檢查醫院名	結果
睪丸切片檢查（僅止於檢查）	年　月		□有精子　□無精子
染色體檢查	年　月		□正常　□非46XY
荷爾蒙檢查（FSH／LH／睪丸酮）	年　月		FSH　LH　睪丸酮

⑩ 精液檢查結果、人工授精或體外受精時的精液資料（若進行過多次，請寫出最近的兩次）

檢查日期	精子濃度	活動率	高速活動精子數	正常型態率	

⑪是否罹患過性病？　□無・□有（　）
⑫目前自己的鬍子是（□每天刮・□偶爾刮）
⑬體味（□有感覺・□無感覺）
⑭性慾（□有・□最近不太有）
⑮近六個月內的性生活，平均一個月多少次？約　次
⑯是否希望開用威而鋼？（□是・□否）
⑰近六個月內的性功能問診表（根據International Index of Erectile Function5）

感受到性刺激時是否會勃起？	不曾感受到性刺激 0	完全～幾乎不會勃起 1	偶爾會勃起（半數以下） 2	半數會勃起 3	多半會勃起（半數以上） 4	每次都會勃起 5
勃起之後，性交（插入）有多困難？	不曾性交過 0	嘗試過，但是辦不到 1	相當困難 2	困難 3	有點困難 4	並不困難 5
維持勃起直到性交結束，大概有多困難？	不曾性交過 0	無法維持 1	相當困難 2	困難 3	有點困難 4	並不困難 5
性交時，能否在陰道內射精？	不曾性交過 0	一次也不曾成功射精 1	偶爾會射精（半數以下） 2	半數會射精 3	多半會射精（半數以上） 4	每次都會射精 5

關於病史的問題

病史和手術經歷是調查不孕原因所需的重要情報。為求正確填寫，請事先確認清楚。

關於男性功能的問題

院方也會詢問關於性慾、勃起與射精狀態的問題。雖然是十分私密的內容，但還是必須據實以告。

（此問診單內容，是從原醫學診所的問診單當中摘錄所得）

邁向懷孕的第一步

不孕症檢查可得知的問題

在此介紹一些代表性的不孕症檢查項目。每個人必須接受的檢查皆不同。當妳接受檢查時，不妨將受診日還有檢查結果都記錄下來。

❊ 女性的初診 ❊

檢查項目	檢查方法與目的	檢查時期	可得知的問題
問診	醫生將會詢問不孕的經歷、關於月經，還有過去的病史，藉此調查基本的身體狀況。	只要避開經期，隨時都可以接受初診。不過考慮到將來的檢查行程，最佳時期應是月經結束之後。	可以知道身體的基本狀態。醫生將會參考問診時的回答，決定檢查與治療的方針。
確認基礎體溫	記得將2～3個月份的基礎體溫表帶來，以確認荷爾蒙分泌的節律。		可以知道月經週期、有無排卵、黃體機能不全等問題。在決定檢查日程時可做為參考。
超音波檢查	將超音波探頭放在腹部上或是置入陰道內，用超音波觀測子宮內膜、卵巢以及排卵的狀態。		可以知道是否長有子宮肌瘤、卵巢瘤等。
內診	將手指伸入陰道內，確認陰道與卵巢是否出現異常。更甚者需將鴨嘴器（陰道窺管）置入陰道，觀察子宮內與子宮頸的狀態。		可以知道是否患有子宮肌瘤、子宮癌、卵巢瘤、子宮內膜異位症等疾病。
血液檢查・尿液檢查	進行抽血、採尿，以調查荷爾蒙數值和白血球數量。		可以知道荷爾蒙的分泌情況，以及貧血、性病的有無。

✻ 女性的基本檢查 ✻

檢查項目	檢查方法與目的	檢查時期	可得知的問題
荷爾蒙檢查（經期）	抽血檢查FSH、LH、泌乳激素等荷爾蒙的數值。調查是否出現荷爾蒙分泌異常的情形。	於經期內進行。	可以知道有無排卵障礙、多囊性卵巢症候群以及高泌乳激素血症等問題。
子宮輸卵管造影檢查	將導管置入陰道內，注入碘劑再以X光拍攝。藉此調查子宮的形狀與輸卵管是否沾黏。	於卵泡期內（月經結束後5天以內）進行。	可以知道子宮的大小與形狀，以及輸卵管的通暢性。X光拍不到的部分，就表示出現了輸卵管沾黏或是阻塞的問題。
荷爾蒙檢查（卵泡期）	抽血檢查雌激素（雌二醇）的數值。調查是否出現荷爾蒙分泌異常的情形。	於卵泡期內進行。	可以知道排卵狀況，還有是否有黃體機能不全的問題。
超音波檢查	將超音波探頭放在腹部上或是置入陰道內，用超音波觀測，確認卵泡的發育情形。	幾乎每次都要進行。	可從卵泡的大小預測排卵的時期。此外，當子宮內膜不夠厚的時候，可以合理懷疑是否有著床障礙。
荷爾蒙檢查（黃體期）	抽血檢查雌激素和黃體素的數值。調查是否出現荷爾蒙分泌異常的情形。	於黃體期內進行。	可以知道是否有黃體機能不全的問題。
甲狀腺機能檢查	抽血檢查甲狀腺荷爾蒙的數值。調查是否出現荷爾蒙分泌異常的情形。	隨時皆可。	可以知道是否有甲狀腺機能亢進症、或是甲狀腺機能低下症等問題。這些問題可能導致排卵障礙、著床障礙，以及高泌乳激素血症。

❊ 視其必要性而進行的檢查 ❊

檢查項目	檢查方法與目的	檢查時期	可以知道的問題
抗穆勒氏管荷爾蒙檢查	抽血檢查AMH的數值。可從數值結果判斷卵巢後備能力。	隨時皆可。	可以知道卵巢後備能力。數值過高時，表示可能有多囊性卵巢症候群的疑慮。
睪丸酮檢查	抽血檢查睪丸酮的數值。調查是否出現荷爾蒙分泌異常的情形。	隨時皆可。	可以發現排卵障礙與多囊性卵巢症候群。
子宮內視鏡檢查	從陰道置入子宮內視鏡，檢查子宮內部情況。	月經結束到再次排卵之前。	可以知道子宮肌瘤、子宮內膜息肉與子宮畸形的有無。亦有可能在檢查的同時進行治療。
腹腔鏡檢查	在腹部上開一個小洞，插入腹腔鏡，以檢查腹腔內部情形。	經期以外的時候皆可進行。需要住院3～7天。	可以知道輸卵管與卵巢的狀況，是否患有子宮內膜異位症、輸卵管漏斗部的狀況，是否沾黏。檢查的同時就可進行治療。
同房試驗	在排卵期進行性行為以採取子宮頸管黏液，觀察子宮頸管黏液與精子的狀態。	於排卵期內進行。	可以知道精子數量與運動性、子宮頸黏液的狀態，還有女方是否擁有抗精子抗體。
染色體檢查	抽血並培養血液中的淋巴球，觀察其中的染色體是否出現異常。	隨時皆可。	可以知道是否出現染色體異常。
卵巢癌指數（CA125）	抽血測量血液中卵巢癌指數（CA125）的濃度，調查是否出現異常。	經期以外的時候皆可進行。	可以知道卵巢癌、卵巢瘤與子宮內膜異位症的有無。
TRH試驗	注射TRH至血液當中，觀察注射前後的泌乳激素的數值變動情形。	於低溫期進行。	可以發現潛在性高泌乳激素血症。
抗精子抗體檢查	抽血檢查血液中是否含有抗精子抗體。	隨時皆可。	可以知道是否擁有抗精子抗體。當抗體量多的時候，亦有可能提早進行體外受精。
抗核抗體檢查	抽血檢查血液中是否含有抗核抗體。	隨時皆可。	可以知道是否擁有抗核抗體。當抗體量多的時候，則必須進行準慣性流產的治療。
小卵泡計算測量	將超音波探頭置入陰道內，用超音波確認小卵泡（antral follicle）的數量。	於經期內（月經第3天左右）進行。	從小卵泡的數量來預測排卵的有無，並決定排卵誘發劑的使用量。

子宮頸黏液檢查	以針筒採取子宮頸黏液，確認其狀態。	於排卵期內（從預測排卵日的3～4日前到排卵日之間）進行。	可從子宮頸黏液的狀態預測排卵日。
全套感染症檢查	抽血檢查體內有無感染症的病毒或抗體。	隨時皆可	可以知道受驗者是否感染披衣菌、B型肝炎（HBs）、C型肝炎（HCV）、梅毒、HIV、德國麻疹、弓漿蟲寄生症等感染症。

❊ 男性的檢查 ❊

檢查項目	檢查方法與目的	檢查時期	可以知道的問題
問診	醫生將會詢問健康狀態、病史、性慾以及勃起狀態等問題。	初診時。隨時皆可。	可以知道身體的基本狀態。
觸診・視診	觀察睪丸的大小、形狀、硬度、位置以及皮膚的狀態。同時確認體毛的生長方式。	初診時。隨時皆可。	可以知道睪丸的疾病與荷爾蒙異常分泌的可能性。
精液檢查	採取精液，檢查精液量，以及精子的數量和活動率。在醫院或是自家採取皆可。	隨時皆可。有時必須進行2～3次。	可以知道精子的數量、活動性、畸形率還有精子的異常問題。
睪丸組織檢查	切取少量睪丸組織，於顯微鏡下觀察其製造精子的過程。	隨時皆可。	當睪丸可以正常製造精子，但精液內卻沒有精子存在時，就可以知道問題出在輸精管。
輸精管與睪丸造影檢查	將導管置入陰囊，將碘劑注入輸精管，再以X光拍攝。調查是否出現輸精管沾黏。	隨時皆可。	可以知道輸精管、副睪與睪丸的狀態。X光拍不清楚的部分，就表示可能出現了輸精管沾黏或是閉鎖問題。
抗精子抗體檢查	採取精液，調查是否存在抗精子抗體。	隨時皆可。	可以知道抗精子抗體的有無。
染色體檢查	抽血並培養血液中的淋巴球，觀察其中的染色體是否出現異常。	隨時皆可。	可以知道染色體異常的有無。
荷爾蒙檢查	抽血檢查泌乳激素、FSH、LH、睪丸酮等荷爾蒙的數值，是否出現荷爾蒙分泌異常。	隨時皆可。	可以知道荷爾蒙的分泌情形。出現異常時，可以合理懷疑是精子形成障礙。

不孕症檢查的基礎知識

女性的檢查內容與目的

初診以及第二次看診之後的不孕症檢查內容，還有檢查的日程。需要進行哪些檢查？每項檢查可以獲得什麼情報？先掌握好這些知識吧！

透過檢查找到不孕原因

初診檢查時會進行問診或內診、超音波檢查、血液與尿液檢察等項目，以調查現在的身體狀況。

從第2次以後的看診開始，將會配合月經週期進行各種檢查，藉此了解不孕症的可能原因。檢查項目有每個人都必須接受的基本檢查，例如：抽血，還有需要深入調查時所進行的詳細檢查。每個人所接受的檢查都不盡相同。

每次檢查需要2～3個月

進行基本檢查時，院方會透過血液檢查和超音波檢查等方式，確認卵巢、子宮和輸卵管當中有無問題存在。而進行詳細檢查時則是利用染色體檢查，或是運用內視鏡深入體內，進行腹腔鏡檢查，藉此特定不孕原因。

進行所有檢查項目需要2～3個月的時間。只要錯過一次檢查開始的時期，就必須等到下一次的月經來潮才能進行。這一點請務必多加留意。

檢查的流程

初診
調查現在的身體狀況、生活習慣，以及可能造成不孕的病史等。

基本檢查
確定不孕症的成因。逐步調查與懷孕有關的3個部位（卵巢、子宮、輸卵管）有無問題存在。

視必要性而進行的檢查
基本檢查出現了難以忽視的結果時，即須進行。

檢查的日程

女性的檢查必須配合月經週期來進行。
現在就來看看 1 個週期裡會進行哪些檢查。

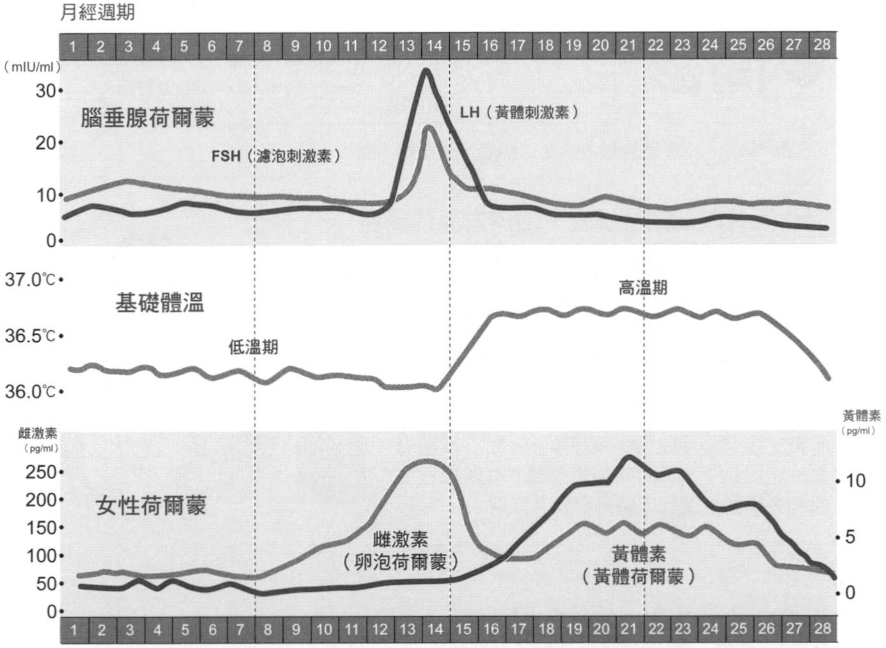

經期(月經來潮時)	卵泡期(卵子發育時)	排卵期(排卵發生時)	黃體期(判定是否懷孕的時期)
FSH(濾泡刺激素)檢查	子宮與輸卵管造影檢查 ♥	子宮頸黏液檢查	超音波檢查(確認子宮內膜的狀況) ♥
LH(黃體刺激素)檢查 ♥	雌激素(卵泡荷爾蒙)檢查 ♥	同房試驗	雌激素(卵泡荷爾蒙)檢查
泌乳激素檢查	超音波檢查 ♥	超音波檢查 ♥	黃體素(黃體荷爾蒙)檢查
計算測量小卵泡			
1 2 3 4 5	6 7 8 9 10 11 12	13 14 15	16 17 18 19 20 21 22 23 24 25 26 27 28

♥=必要的檢查

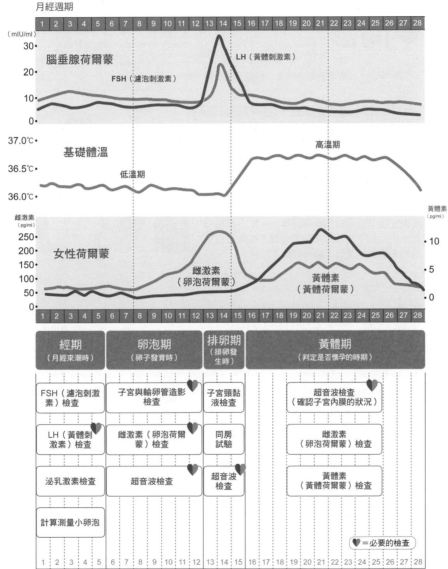

在初診進行的檢查

用電話或是網路預約掛號。預約時請告知
自己是初診，並向對方確認應該攜帶哪些物品。

必要 問診

Time 約15分鐘　Type 問診
Cost 約 5000 ～ 10000 日圓

可　得　知	身體的基本狀況／檢查、治療的方針

醫生將會詢問關於檢查、治療方面的問題

看診前請先填寫醫院的問診單，醫生將會依照問診單的內容詢問問題。

問診單的填寫事項包括身高體重、初經年齡、最近一次的月經開始日、月經週期、有無生產、流產、人工流產的經驗、有無治療不孕症的經驗等，以及病史與手術經歷、家族病史、還有服用中的藥物等等。不妨在事前先查證記錄下來。有時醫生會問一些難以啟齒的夫妻生活問題，請務必如實回答。

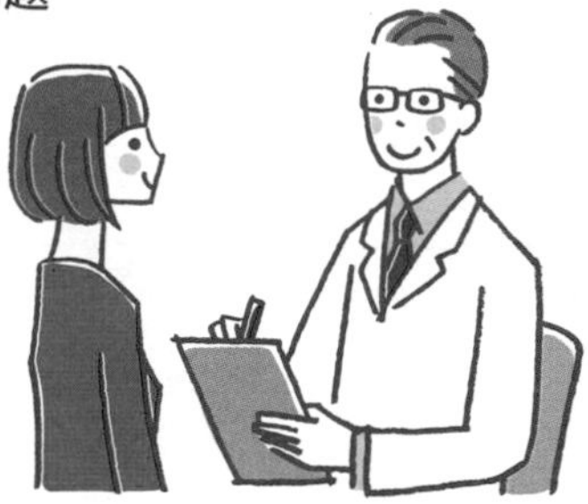

檢查基礎體溫

Time －　Type 問診
Cost 包含在初診費用當中

可　得　知	月經週期／有無排卵／黃體機能不全／檢查的日程

檢查荷爾蒙分泌的週期

有按時記錄基礎體溫表的人，請攜帶2～3個月份的記錄結果。問診時可以利用基礎體溫表，確認月經週期、有無排卵、排卵時期是否規律，以及黃體期的長短等。根據確認結果，可以更快找出不孕的原因。

決定檢查日程時，也必須考慮到荷爾蒙分泌的週期。若能事前記錄基礎體溫，之後的檢查也會進行得更加順利。

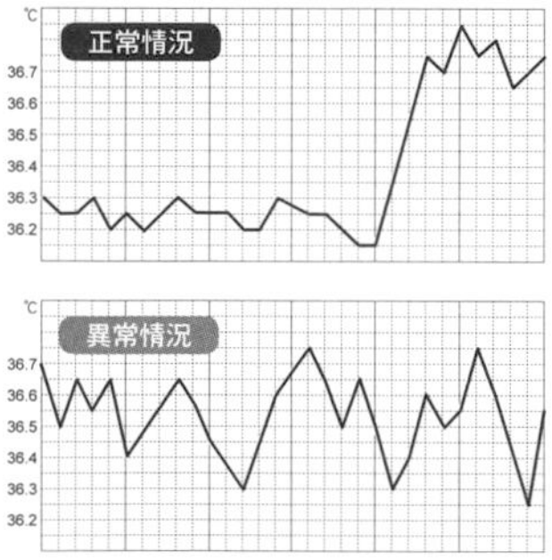

請活用本書附錄「基礎體溫表」。

必要 超音波檢查

Time 約3～4分鐘 Type 超音波檢查
Cost 包含在初診費用當中

可得知	子宮肌瘤／卵巢瘤

利用超音波，找出子宮與卵巢的問題

將名為探頭的超音波發射器抵在腹部上，觀察子宮的大小、子宮內膜，以及卵巢的狀況。有時也會用棒狀的探頭插入陰道檢測，但檢查並無痛覺。

初診進行超音波檢查的目的，是為了找出有無尚未發現的子宮肌瘤或卵巢瘤。在第2次以後的檢查，也會為了測量卵子的大小，以及確認子宮內膜的厚度而進行超音波檢查。

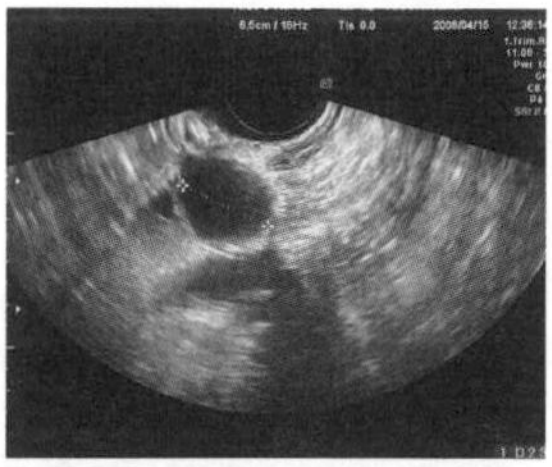
超音波檢查的畫面

必要 內診

Time 約3分鐘 Type 內診
Cost 包含在初診費用當中

可得知	子宮肌瘤／子宮癌／卵巢瘤／子宮內膜異位症

檢查子宮與卵巢狀況。

必須脫掉內褲、坐上內診台來接受檢查。醫生會先用目視檢查外陰部，然後再將手指伸入陰道，檢查子宮和卵巢是否有異狀。此外，有時需將鴨嘴器（陰道窺管）放入陰道，詳細觀察陰道與子宮頸的狀態。

接受初診時的服裝和隨身物品！

☐裙子
進行內診時，穿著容易張開雙腿的裙子較為方便。

☐健保卡
健保卡是必備物品。避免忘了攜帶，請每次前往醫院前都要事先確認。

☐基礎體溫表
為了讓看診進行得更順利，最好一起帶到醫院去。

☐現金
請事先確認檢查是否適用健保。最好準備多一點現金。

必要 血液檢查・尿液檢查

Time 約1～2分鐘 Type 血液檢查・尿液檢查
Cost 包含在初診費用當中

可得知	荷爾蒙數值／貧血／性病

測量血液與尿液當中的荷爾蒙

初診時進行的血液、尿液檢查，目的是為了測量血液與尿液當中的荷爾蒙含量。

另外，血液檢查除了能夠測出荷爾蒙含量，也能順便確認白血球狀態、是否貧血，以及是否感染肝炎或是性病等問題。

基本檢查

從第 2 次看診開始接受的「基本檢查」當中，須同時進行
不孕症原因的調查，以及排卵時期的調查。

僅有受檢者染病的情況才能適用保險(依台灣各保險公司情況而定)。

經期

必要 荷爾蒙檢查

Time 約1～2分鐘 Type 血液檢查
Cost 約3000日圓（部分可適用保險）

可得知	排卵障礙（中樞性・卵巢性）／多囊性卵巢症候群／高泌乳激素血症

測量與排卵相關的荷爾蒙數值

抽血測量血中的荷爾蒙數值。在月經來潮期間檢測的荷爾蒙有濾泡刺激素（FSH）、黃體刺激素（LH）、泌乳激素（乳腺刺激荷爾蒙）3種。當FSH和LH的數值過低時，稱為中樞性排卵障礙，代表大腦未能將訊號順利傳達到卵巢，相反的若是數值過高，則稱為卵巢性排卵障礙。可藉此研判大腦已確實傳達訊號，但是卵巢卻沒有排卵。此外，當LH的數值比FSH還高的時候，可能是罹患了多囊性卵巢症候群。至於泌乳激素的數值過高時，則必須擔心高泌乳激素血症。

荷爾蒙檢查的種類

濾泡刺激素 (FSH)
促進卵泡發育，使卵巢持續動作。
〈基準值〉5～8mlU/ml

黃體刺激素 (LH)
具有促進卵泡發育與排卵的功能。
〈基準值〉2～5mlU/ml，LH潮放40～60 mlU/ml

泌乳激素（乳腺刺激荷爾蒙）
由腦垂腺分泌，促進乳汁的分泌。
〈基準值〉35ng/ml

卵泡期

必要 子宮與輸卵管造影檢查

Time 約1～2分鐘 Type X光檢查
Cost 約8000日圓（自費）

可得知	子宮大小・形狀／輸卵管沾黏・阻塞

檢查輸卵管的問題

確認輸卵管是否暢通、有無出現狹窄或是阻塞的檢查。

檢查的第一步，就是先將一根細細的導管置入陰道內，隨後注入碘劑（顯影劑）並進行X光攝影。流入子宮和輸卵管的碘劑會浮現出白色的陰影，而輸卵管阻塞的部分便拍不到碘劑的陰影。對碘劑過敏的人，請務必事先告知醫生。

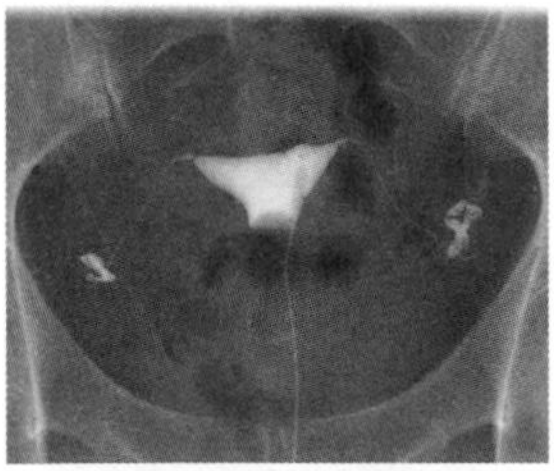

正常的輸卵管，會像上圖一樣清楚可見通往左右兩邊的細線。

必要 荷爾蒙檢查

Time 約1～2分鐘 Type 血液檢查
Cost 約 600 日圓（適用保險）

可得知	黃體機能不全

測量關於子宮內膜增生的荷爾蒙數值

必須選在卵泡期測定的荷爾蒙，是卵巢分泌的雌激素（卵泡荷爾蒙）當中最具代表性的成份：雌二醇（E2）。雌二醇是在各種卵泡荷爾蒙素當中活性最強的一種。

若數值較基準值為低，即可判斷為黃體機能不全。子宮內膜無法增厚，導致受精卵著床不易。

荷爾蒙檢查的種類

雌激素（卵泡荷爾蒙）〈雌二醇〉(E2)
可使子宮內膜增生、子宮頸黏液增加。〈基準值〉排卵前200～250pg/ml

必要 超音波檢查

Time 約3～4分鐘 Type 超音波檢查
Cost 約1500日圓（適用保險）

可得知	卵泡的發育程度／子宮內膜的厚度／排卵日

從卵泡發育的程度預測排卵時期

在卵泡期～排卵期之間，測量卵巢內部的卵泡數量與大小，從卵泡的發育程度推測排卵的時期。此外，在黃體期則是確認子宮內膜的厚度。當厚度不足時，便可判斷可能有著床障礙。

檢查方法和初診一樣，將探頭放在腹部上或是陰道內進行檢查。

隨時皆可

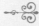

必要 甲狀腺機能檢查

Time 約1～2分鐘 Type 血液檢查
Cost 約4000日圓（自費）

可得知	黃體荷爾蒙／甲狀腺問題（甲狀腺機能亢進症、甲狀腺機能低下症）

確認甲狀腺的狀況

調查甲狀腺是否染病。可以在進行荷爾蒙檢查的時候一併進行。甲狀腺荷爾蒙會影響全身的荷爾蒙平衡。數值過高或是過低都有可能導致排卵障礙、著床障礙、高泌乳激素血症，以及流產。

黃體期

必要 荷爾蒙檢查

Time 約1～2分鐘 Type 血液檢查
Cost 約1000日圓（部分可適用保險）

可得知	黃體機能不全

檢查女性荷爾蒙

選在黃體期檢查的荷爾蒙是雌激素（卵泡荷爾蒙）和黃體素（黃體荷爾蒙）。數值過低時，可診斷為黃體機能不全。

黃體素（黃體荷爾蒙）(P4)
具有使懷孕持續下去的作用。〈基準值〉月經第19～23天時10pg/ml以上

選擇性檢查

若基本檢查沒有發現任何問題的時候，
就要進行更精密的檢查來找出不孕原因。

僅有受檢者染病的情況才能適用保險(依台灣各保險公司情況而定)。

抗穆勒氏管荷爾蒙（AMH）檢查

Time 約1～2分鐘 Type 血液檢查 Cost 約12000日圓（自費）

可得知	卵巢後備能力／多囊性卵巢症候群

檢查卵巢製造卵子的功能

這是在荷爾蒙檢查當中查出FSH數值過高的人、還有35歲以上的人才需接受的檢查，可以確認卵巢內的卵子庫存量。抗穆勒氏管荷爾蒙（AMH）是由卵巢小卵泡分泌出來的。如果發現數值比自己的年齡AMH基準值為低，就表示有卵巢機能減退的可能，過高則有罹患多囊性卵巢症候群的風險。

AMH的基準值

AMH值	卵巢年齡
4.1～5.0ng/ml	33歲以下
3.1～4.0ng/ml	34歲～36歲
2.1～3.0ng/ml	37歲～40歲
1.1～2.0ng/ml	41歲～44歲
1.0ng/ml以下	45歲以上

睪丸酮檢查

Time 約1～2分鐘 Type 血液檢查
Cost 約400日圓（適用保險）

可得知	排卵障礙／多囊性卵巢症候群

確認男性荷爾蒙是否分泌過剩

當醫生質疑可能罹患多囊性卵巢症候群時，就必須測量男性荷爾蒙（睪丸酮）的數值。睪丸酮和男性特徵有著密切關聯，例如：體毛濃密等特徵的形成。女性的卵巢也會分泌此種荷爾蒙。數值過高時就必須特別留意。

子宮內視鏡檢查

Time 約3分鐘 Type 內視鏡檢查
Cost 約3500日圓（適用保險）

可得知	子宮肌瘤／子宮內膜息肉／子宮畸形

找出子宮內部的疾病

超音波檢查結果發現子宮內部出現異常時，就必須接受這項檢查。檢查方法是從陰道置入直徑約3毫米的內視鏡，觀察子宮內部。此項檢查需在卵泡期進行。檢查途中若發現息肉或肌瘤，有些情形可以直接治療。

腹腔鏡檢查

Time 約60～90分鐘 Type 內視鏡檢查
Cost 約100000日圓（自費）

可 得 知	輸卵管與卵巢的狀況／子宮內膜異位症／輸卵管傘的狀況・是否沾黏

可以發現至今未曾注意到的疾病

經過內診與超音波檢查後發現卵巢或輸卵管出現問題時，就要進行此項檢查。必須住院3～7天。

全身麻醉之後，醫生會在受檢者的腹部開幾個小洞，再將腹腔鏡的小型攝影機插進去，觀察子宮、輸卵管與卵巢的狀況。有許多受檢者都是透過這項檢查，才發現沾黏症狀。

此外，約有2～3成原因不明的不孕女性接受這項檢查之後，發現了輕微的子宮內膜異位症。對於找出隱藏問題，這項檢查可說是相當有效。

檢查同時治療

進行腹腔鏡檢查時亦有可能進行治療。一旦發現輸卵管或卵巢沾黏還有子宮內膜異位症，醫生便會以操作鉗治療。倘若發現的是多囊性卵巢症候群，可以用手術電刀進行電灼卵巢表面。有不少患者在腹腔鏡檢查的治療結束之後，自然懷孕成功的。

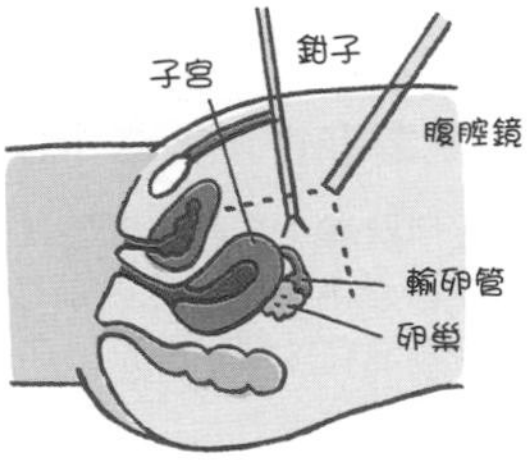

同房試驗

Time 約1～2分鐘 Type 體液檢查
Cost 約4500日圓（自費）

可 得 知	精子數量及活動性／子宮頸黏液的狀態／抗精子抗體的有無

觀察性行為之後的精子狀態

必須在排卵期的早晨進行性行為，然後在 4 小時之內迅速就診。醫生會採取子宮頸黏液，並以顯微鏡觀察子宮頸黏液的狀態，還有當中的精子狀態。若活動性精子數量過少，表示受檢者體內可能有妨礙精子活動的抗精子抗體（P153）。

染色體檢查

Time 約1～2分鐘 Type 血液檢查
Cost 約7500日圓（適用保險）

可 得 知	染色體異常的有無

找出造成慣性流產的異常染色體

懷疑受檢者可能有慣性流產或是染色體異常，就會進行此項檢查。若夫妻任一方的染色體有異常，受精卵出現染色體異常的可能性就會隨之增高，亦有可能造成流產。抽血之後，會培養血中的淋巴球，觀察其中的染色體是否出現異常。

卵巢癌指數（CA125）

Time 約1～2分鐘 Type 血液檢查
Cost 約500日圓（適用保險）

可 得 知	卵巢癌／卵巢瘤／子宮內膜異位症

找出卵巢與子宮的問題

CA125又稱為卵巢癌指數，是出現在確定罹患卵巢癌等患者血中的一種物質。當受檢者出現罹患卵巢癌等疾病的疑慮時，就會進行此項檢查。一旦發現血液中CA125的濃度超過基準值，就表示可能罹患了卵巢癌、卵巢瘤或是子宮內膜異位症。

TRH 試驗

Time 約1小時 Type 血液檢查
Cost 約18000日圓（自費）

可 得 知	高潛在性泌乳激素血症

調查高潛在性泌乳激素血症

將促甲狀腺激素釋放激素（TRH），也就是促進泌乳激素（PRL）分泌的荷爾蒙注入血液中，測量注射前後的PRL值的變動情形。若出現過度的變動，就有可能罹患高潛在性泌乳激素血症，使得原本正常的PRL值在入夜後突然升高。

抗精子抗體檢查

Time 約1～2分鐘 Type 血液檢查
Cost 約7500日圓（適用保險）

可 得 知	抗精子抗體的有無

確認受檢者體內是否存在會攻擊精子的抗精子抗體

特別建議沒有發現任何問題，卻無法懷孕的夫妻接受這項檢查。抗精子抗體會攻擊精子並影響活動能力與受精能力，而且男女雙方的體內都有可能製造此抗體。檢查方式是抽血，再除去血液當中的血球，僅觀察血清。由於抗體數量越多人工授精的懷孕機率就越低，所以有時也會立刻進行體外受精。

抗核抗體檢查

Time 約1～2分鐘 Type 血液檢查
Cost 約1000日圓（適用保險）

可 得 知	抗核抗體的有無

確認受檢者體內是否有造成流產的抗核抗體

不斷反覆流產以及可能出現著床不良的人，就必須接受這項檢查。院方會在抽血之後檢查血中是否含有抗核抗體。所謂抗核抗體是自我抗體的一種，會攻擊自己體內的細胞與組織。

小卵泡計算測量

Time 約3～4分鐘
Type 超音波檢查
Cost 約5000日圓（自費）

可得知	是否排卵

從卵泡的大小推測排卵的情況

這項檢查需在月經第3天左右進行。所謂卵巢小卵泡（antral follicle）就是即將成為卵子排出的候補卵泡。女性年紀越大，數量越少。

檢查方式是將探頭置於腹部上或是插入陰道內，以超音波進行檢查。在畫面上的直徑3～5毫米左右的陰影就是卵巢小卵泡。確認數量後，便可推測受檢者有無排卵，或是作為排卵誘發劑的使用量參考。

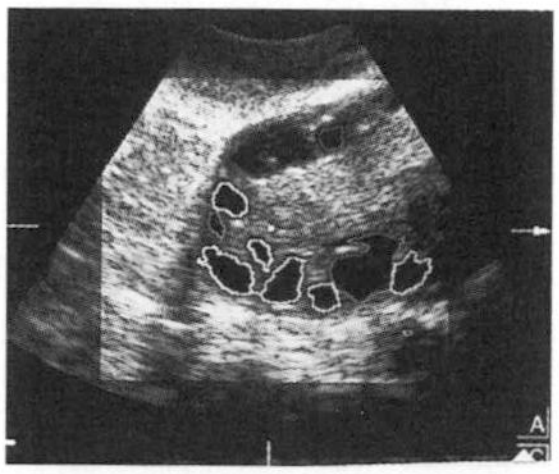

卵巢小卵泡位在卵巢前方，看起來像是小小的顆粒。

子宮頸黏液檢查

Time 約1～2分鐘 Type 體液檢查
Cost 約200日圓（適用保險）

可得知	子宮頸黏液的狀態／排卵日

調查荷爾蒙是否正常分泌

以針筒採取排卵日之前的子宮頸黏液，確認黏液的顏色、分泌量以及延展性。

之後再將乾燥化的黏液至於顯微鏡下觀察。若是正常的排卵前黏液，乾燥之後會出現羊齒狀的結晶。沒有出現結晶的時候，就表示雌激素（卵泡荷爾蒙）的分泌量不足。

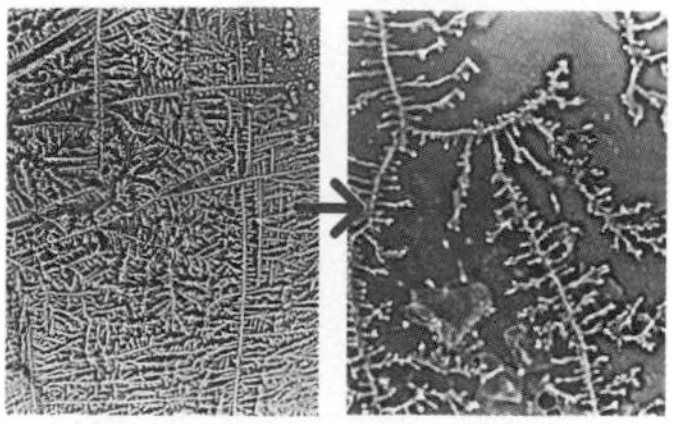

左邊是排卵前的子宮頸黏液。如照片所示，呈現出均勻的羊齒狀結晶。右邊則是排卵之後的子宮頸黏液，看不見羊齒狀結晶。

感染免疫檢查

Time 約1～2分鐘 Type 血液檢查
Cost 約10000日圓（自費）

可得知	感染症的有無（例如：披衣菌感染）

為了將來的懷孕預作準備，檢查有無遭受感染

調查受檢者是否感染任何可能影響母子雙方的感染症。檢查方式是抽血確認有無抗體或病毒。主要有HBs（B型肝炎）抗體、HCV（C型肝炎）抗體、梅毒、HIV、砂眼披衣菌IgG抗體、德國麻疹病毒抗體、弓漿蟲抗體等。抗體就是在遭受感染時，人體自行製造出來的免疫物質。一旦檢出抗體，表示過去曾經遭受感染。

不孕症檢查的基礎知識

男性的檢查內容與目的

進行不孕症治療時，男性也有必要接受檢查。為了不讓自己有太多疑問，最好事先了解實際上需要接受哪些檢查和目的。

最重要的是，必須事先了解治療不孕症是夫妻兩人共同的問題。一般來說往往都是女性比較熟悉治療方面的相關知識，而導致夫妻之間出現知識落差。為了彌補這份落差，請兩人務必共享相關情報。

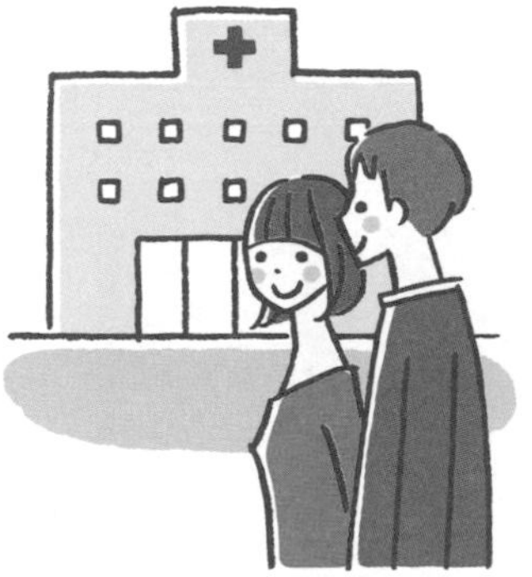

不孕症檢查最好是夫妻兩人一同接受

不孕的原因不見得只發生在女性身上。為了能夠更加順利地檢驗出不孕原因，男性也有接受檢查的必要。

如果可以的話，夫妻兩人最好是從初診就一起前往醫院，一起聽取治療的相關說明。男性的檢查與治療通常都在泌尿科或是不孕症專門診所進行，不過如果是初診，亦可在婦科進行。

檢查的流程

初診
調查現在的身體狀況、生活習慣，以及可能造成不孕的病史等。

基本檢查
確定不孕症的原因。進行精子檢查，以確認精子的數量與狀態是否出現問題。

視必要性而進行的檢查
基本檢查出現異常結果時即須進行。將針對問題點詳細檢查。

初診進行的檢查

男性初診也是以問診為中心。至於觸診、視診同樣也是發現不孕原因的檢查。

必要 問診

Time 約15分鐘 Type 問診
Cost 2000～10000日圓（初診費用）

可得知	身體的基本狀態

醫生會詢問之後的檢查與治療的相關問題

男性也和女性一樣，必須在看診之前填寫問診單，並由醫生根據填寫內容發問。

填寫內容包括健康狀態、生活習慣，以至於病史、手術經歷、性慾、勃起狀態，以及性行為的次數等。當中又以病史項目最為重要，因為當中包含許多能夠特定不孕原因的問題。雖然有許多難以啟齒的填寫項目，但是這些全部都是為了決定治療方針所需的必要情報。請務必據實回答。

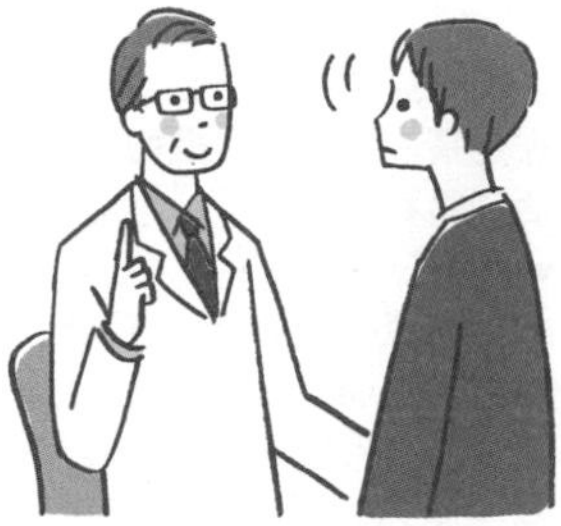

必要 觸診・視診

Time 約5～10分鐘 Type 觸診・視診
Cost 包含在初診費用當中

可得知	睪丸方面的疾病

從睪丸的狀態推測可能的疾病

受檢者必須橫躺接受觸診與視診。醫生會調查腹部的手術痕跡與性器官的狀態。其中性器官的狀態檢查包括睪丸的大小、形狀、硬度、位置，還有皮膚的狀態。此外，還會進行副睪、輸精管與前列腺的觸診。

必要 其他檢查

Time 約5～10分鐘 Type 視診
Cost 包含在初診費用當中

可得知	荷爾蒙分泌異常

從身體狀態推測荷爾蒙平衡

對性器官以外的部位進行視診，例如：體毛的生長方式，以及乳房是否出現女乳症等徵兆，可藉此調查荷爾蒙是否正常分泌。此外，初診階段偶爾也會進行精液檢查（P106）或荷爾蒙檢察（P107）。

基本檢查

所有男性不孕症的檢查中，最重要的就是精液檢查。
就算只進行這一項檢查，也能發現許多關鍵的問題。

必要 精液檢查

Time 約10分鐘　Type 體液檢查
Cost 約8000～10000日圓（自費）

可得知｜精子的數量・活動率・畸形率／精子的異常問題

調查精子的健康狀態

調查男性的不孕原因時，最重要的一項檢查就是精液檢查，在顯微鏡下觀察精子的數量、活動率和畸形率等。精液檢查的基準值是依照WHO的規定設定的。近年來，利用電腦解析進行精液檢查的醫院逐漸增加，所得到的結果也變得更加精確。

一旦發現異常，就會進行更精密的檢查，例如：睪丸組織檢查或輸精管與睪丸造影檢查等，來深入調查不孕原因。

不過精液的品質很容易受到身體狀況和採取時期的不同所影響。因此就算第 1 次檢查的結果不佳，還是必須在相隔數週後另外多做幾次。

精液的採樣方法

在醫院採樣
採精日前必須禁慾一星期。醫院裡有專用的採精室，受檢者可以在完全隱密的狀態下採取精液。房間裡備有促進性興奮的DVD等物品，受檢者需透過自慰行為與專用器具採取精液。

在自家採樣
經過一星期的禁慾期後，透過自慰行為採取精液。受檢者必須將精液裝在專用的塑膠容器裡，並在3小時以內抵達醫院看診。這段時間內，必須讓精液維持和體溫一樣的溫度。如果是女性負責帶去醫院，可以把容器夾在胸罩等內衣裡保溫。

精液檢查的基準值

項目	基準值	可得知的情報
精液量	1.5ml以上	量少時，則有逆行性射精障礙的可能。
pH值	7.2以上	pH值過高時，則有感染了某種感染症的可能。
精子濃度	1500萬個／ml以上	過少時，則有少精症或精索靜脈曲張的可能。
總精子數	3900萬個以上	過少時，則有罹患無精子症的可能，懷孕的可能性也隨之降低。
精子活動率	前進精子占40%以上，或是高速前進精子占32%以上	活動率過低時，則有精子無力症的可能。
精子存活率	58%以上	存活率過低時，在子宮內的活動情況就會不盡理想。
精子正常型態率	4%以上	畸形率過高時，則有精子畸形症的可能。

（依 2010 年 WHO 規定）

選擇性檢查

在精液檢查的結果中發現了某些問題時，
就必須進行更加精密的檢查，以找出不孕的原因。

抗精子抗體檢查

Time 約10分鐘 Type 精液檢查
Cost 約3000日圓（自費）

可得知	抗精子抗體的有無

抗精子抗體的問題

男性的抗精子抗體，是一種會攻擊自己的精子、使精子的活動能力降低的自我抗體。男性接受檢查時必須採精液，檢查是否含有抗精子抗體。

染色體檢查

Time 約1～2分鐘 Type 血液檢查
Cost 約7800日圓（自費）

可得知	染色體異常的有無

找出染色體異常的問題

當受檢者可能罹患精子量過少的重度少精症或無精子症時，就會進行此項檢查。不管男方或是女方出現染色體異常，都會使受精的難度增加。

荷爾蒙檢查

Time 約1～2分鐘 Type 血液檢查
Cost 約20000～50000日圓（自費）

可得知	荷爾蒙數值

從荷爾蒙數值結果推測異常問題

抽血檢查泌乳激素（乳腺刺激荷爾蒙）、濾泡刺激素（FSH）、黃體刺激素（LH）、男性荷爾蒙（睪丸酮）等荷爾蒙數值是否出現異常。

睪丸組織檢查

Time 約60～90分鐘 Type 組織檢查
Cost 約50000～150000日圓（自費）

可得知	精子的製造過程

是否能夠正常製造精子

精液的檢查結果發現重度少精症或無精子症等異常狀態時，就會進行此項檢查，可以確認睪丸是否擁有正常的功能。

對受檢者進行局部麻醉，切下少許睪丸組織置於顯微鏡下，觀察製造精子的過程。而製造功能正常、但輸精管內不存在精子時，表示可能是輸送精子的輸精管出現問題。

輸精管與睪丸造影檢查

Time 約60～90分鐘 Type X光檢查
Cost 約30000～100000日圓（自費）

可得知	輸精管的閉鎖情形 副睪與睪丸的狀態

調查輸精管的問題

精液的檢查結果發現精子量過少，或是可能有無精子症的時候，就會進行此項檢查。這項檢查的目的是為了發現輸精管的閉鎖或沾黏現象。

對陰囊進行局部麻醉，插入管線並注入碘劑（顯影劑），再用X光攝影。X光無法清晰拍攝的部分，表示可能有閉鎖或是沾黏現象。

※日本有部分保險可適用，台灣則依各保險公司情況而定。

COLUMN 3

不孕症治療和心理諮商

不管是進行體外受精還是顯微注射授精，不孕症治療都沒辦法保證絕對會懷孕。此外，有些人進行多次高度不孕症治療後仍然不斷失敗，導致「自己會不會無法懷孕？」的不安更加擴大。

在這種情況下，最重要的就是醫院相關人員必須提供正確的情報，做好現在與未來的心靈保養。不孕症專門診所和醫院裡的心理諮商師們不僅擁有心理治療師的執照，其中大多數人也同時擁有生殖醫療協調人員或不孕諮商的執照，隨時都可提供正確的訊息，並支持妳做出自己可以接受的決定。

根據美國的調查結果，治療不孕症最重要的條件就是「找到一位好的心理諮商師」。然而一般對於心理諮商的認識與理解都不夠充分，因此心理諮商師的利用程度實在不算足夠。

把心理諮商師當成治療的後備支援善加利用，應該可以說是邁向懷孕的捷徑。

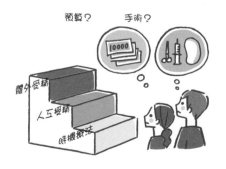

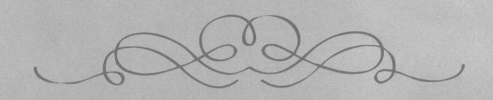

第 4 章

不孕症
治療流程

介紹一般的不孕症治療會進行些什麼事。

從時機療法、人工授精、體外受精、顯微注射授精等，

了解所有在不孕症治療的第一手情報。

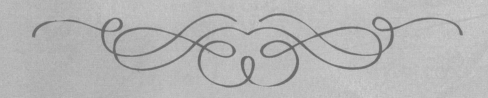

STORY 4

不孕症治療的流程是什麼？

不孕症檢查結束，總算要開始治療了。
現在就來介紹一下之後會進行何種治療。

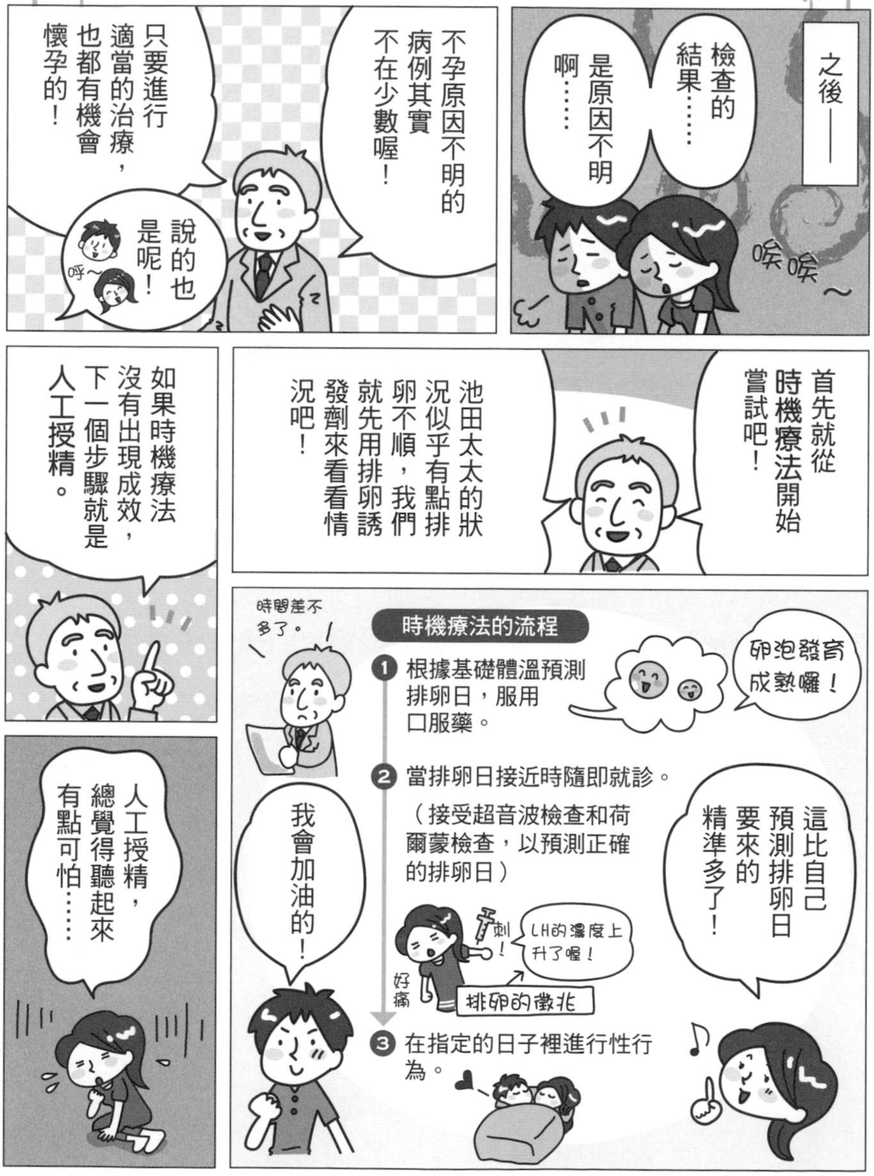

之後——
檢查的結果……
是原因不明啊……
唉唉～
不孕原因不明的病例其實不在少數喔！
只要進行適當的治療，也都有機會懷孕的！
說的也是呢！
呼～
首先就從時機療法開始嘗試吧！
池田太太的狀況似乎有點排卵不順，我們就先用排卵誘發劑來看看情況吧！
如果時機療法沒有出現成效，下一個步驟就是人工授精。
時間差不多了。
時機療法的流程
1 根據基礎體溫預測排卵日，服用口服藥。
卵泡發育成熟囉！
2 當排卵日接近時隨即就診。
（接受超音波檢查和荷爾蒙檢查，以預測正確的排卵日）
刺！
好痛
LH的濃度上升了喔！
排卵的徵兆
3 在指定的日子裡進行性行為。
這比自己預測排卵日要來的精準多了！
我會加油的！
人工授精，總覺得聽起來有點可怕……

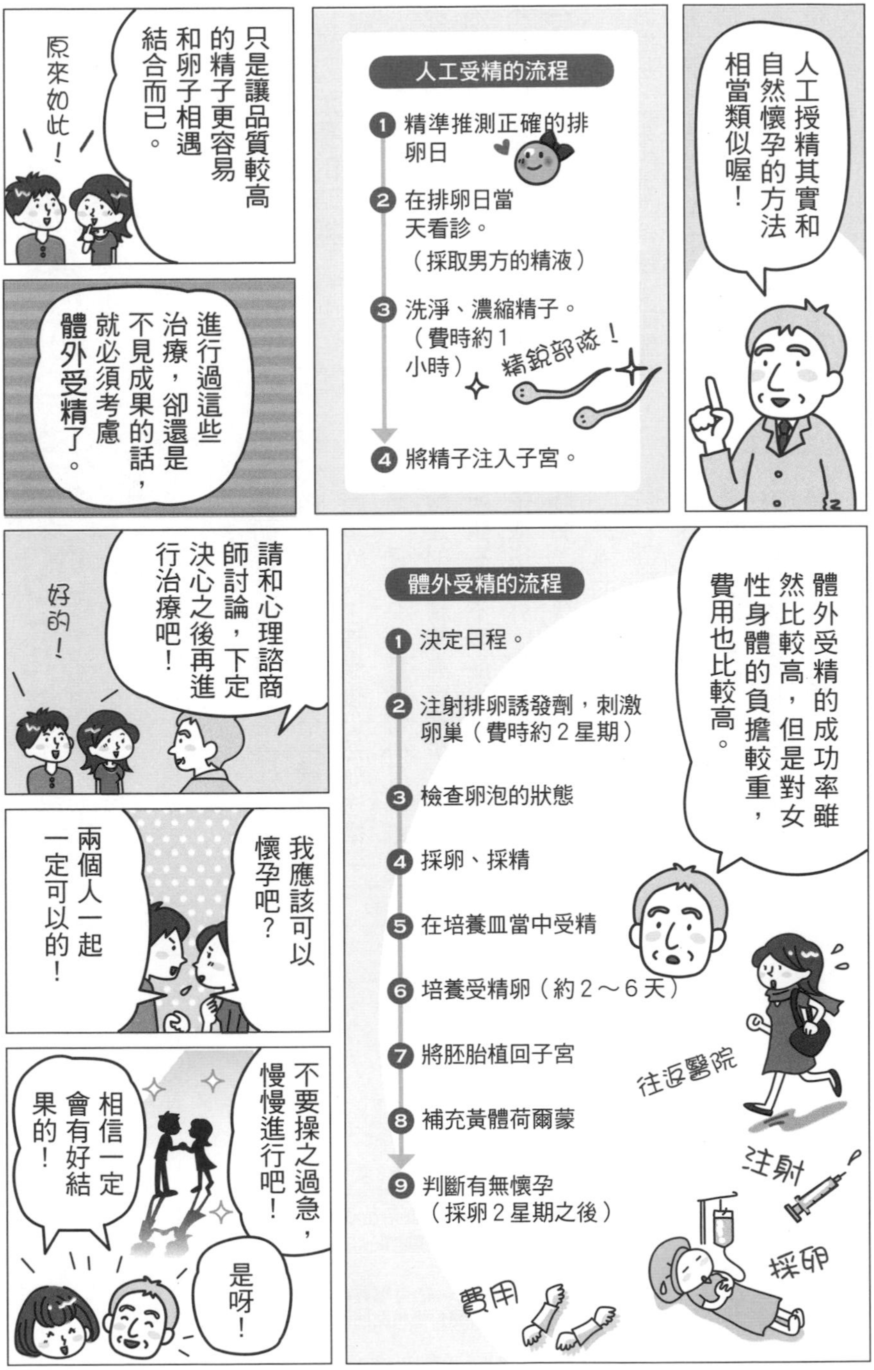
人工授精其實和自然懷孕的方法相當類似喔！
人工受精的流程
1 精準推測正確的排卵日
2 在排卵日當天看診。（採取男方的精液）
3 洗淨、濃縮精子。（費時約1小時）
精銳部隊！
4 將精子注入子宮。
只是讓品質較高的精子更容易和卵子相遇結合而已。
原來如此！
進行過這些治療，卻還是不見成果的話，就必須考慮體外受精了。
體外受精的成功率雖然比較高，但是對女性身體的負擔較重，費用也比較高。
體外受精的流程
1 決定日程。
2 注射排卵誘發劑，刺激卵巢（費時約2星期）
3 檢查卵泡的狀態
4 採卵、採精
5 在培養皿當中受精
6 培養受精卵（約2～6天）
7 將胚胎植回子宮
8 補充黃體荷爾蒙
9 判斷有無懷孕（採卵2星期之後）
往返醫院
注射
採卵
費用
請和心理諮商師討論，下定決心之後再進行治療吧！
好的！
我應該可以懷孕吧？
兩個人一起一定可以的！
不要操之過急，慢慢進行吧！
相信一定會有好結果的！
是呀！

開始治療前

治療到懷孕的流程

做完一整套檢查之後，就要開始進行治療。在治療開始前，先來確認一下治療會持續多長時間吧！

女性的年齡決定進階治療的時期

一旦發現不孕原因，通常都會從根治原因開始進行治療。至於治療後仍然無法自然懷孕，或是不孕原因不明的情況，則會進行一般的不孕症治療。

一般最早採行的治療方法是時機療法。醫生會準確預測排卵時期，而夫妻則配合在指定的日子進行性行為，此法相當近似於自然懷孕。若嘗試多次時機療法之後仍然無法懷孕，下一個階段就是配合排卵時期將精子注入子宮內，也就是進行人工授精。進行多次人工授精後仍然無法懷孕時，便進一步採取體外受精或顯微注射授精等高度不孕症治療。所謂高度不孕症治療，就是將卵子取出體外，使之受精後培養成胚胎，最後再植回子宮的做法。

上述的治療進行過程稱為進階。每種治療方式都會進行數個週期，不過還是會因女性的年齡與身體狀況有所改變。一般來說，女性的年紀越大，就會越快開始進行體外受精。

每種不孕症治療完成時間

20～35歲(女性)

約12個週期

35～38歲(女性)

約6個週期

38～(女性)

約3個週期

35歲以上(女性)

有可能直接從體外受精開始做起。

35歲以上的女性，在荷爾蒙療法之後，亦有可能從體外受精開始做起。

一般的不孕症治療流程

先確認一下治療的進階流程。
絕大多數的診所或醫院都採用這個治療流程。

初診 《 檢查 《 STEP 1 時機療法 見P114 《 STEP 2 人工授精 見P116 《 STEP 3 體外受精 見P122 《 STEP 4 顯微注射授精 見P128

懷孕

高溫期持續16天以上

以hCG抽血檢查判斷是否懷孕。

懷孕第 5 周

可觀測到妊娠囊（Gestationl sac）。

懷孕第 6 周

可觀測到胎芽。

懷孕第 7 周

可聽見嬰兒的心跳。

轉院至備有分娩設備的醫院。

出現問題

原因治療 見第5章

針對排卵障礙和黃體機能不全障礙進行藥物治療，以及針對輸卵管障礙、子宮肌瘤和子宮內膜異位症等問題進行手術。當問題出自男性時，則針對精子形成障礙進行藥物治療，或是進行精索靜脈曲張的外科手術治療。

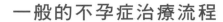

STEP 1

時機療法

自行記錄基礎體溫表時，排卵不一定會按照體溫表所示的日期發生。由院方進行的時機療法，可以精準地推測出正確的排卵時期。

確定排卵日，並在當天進行性行為

時機療法，是由醫院正確推測排卵時期，再由夫妻配合排卵時期進行性行為的治療方式。對於治療不孕原因之後無法懷孕的人，還有不孕原因不明的人來說，這就是治療的第一階段步驟。

首先先透過基礎體溫推測大致上的排卵日。隨後在排卵日將近的幾天之前進行超音波檢查，觀察卵泡的發育程度。由於卵泡會在排卵日前成長至20毫米左右，因此只要測量大小，就能正確預測距離排卵還有多少天。有時還會透過抽血檢查測量雌激素（卵泡荷爾蒙）的數值，在兩相配合之下推測排卵日。

如果出現荷爾蒙失衡或是月經週期不規則的狀況，就必須搭配使用荷爾蒙劑或排卵誘發劑，進行治療。

進行時機療法並不會馬上懷孕。經過4個週期的嘗試便成功懷孕的機率，大概在3成左右。

預估所需的費用　約 3000 日圓～ 20000 日圓／週期

使用排卵誘發劑（P134）時，費用會隨著使用次數而逐漸增加。

前往醫院的次數　約 3 次／週期

使用排卵誘發劑（P134）時，前往醫院的次數會隨著治療次數而增加。

適用時機療法的人

・女性年齡在35歲以下・男女雙方都沒有抗精子抗體

・輸卵管沒有沾黏或阻塞問題，同房試驗的結果良好

時機療法的流程（1個週期）

**在排卵日前進行超音波檢查，
可精準預測排卵日。**

STEP1 確定排卵日

根據基礎體溫表預測排卵日。排卵日通常是在即將進入高溫期的那一天（月經開始後第14天左右）。

必須使用排卵誘發劑的狀況

→月經第五天之前前往醫院

若使用排卵誘發劑時，請在這段時間內前往醫院，和醫生討論是否確定使用。需要注射時，必須前往醫院。

STEP2 超音波檢查

→月經開始第10～12天時前往醫院

排卵日前的卵泡會成長至20毫米，利用超音波檢查確認大小，就能準確推測排卵日。若憑超音波檢查仍無法確定，就會透過抽血檢查測量雌激素的數值。

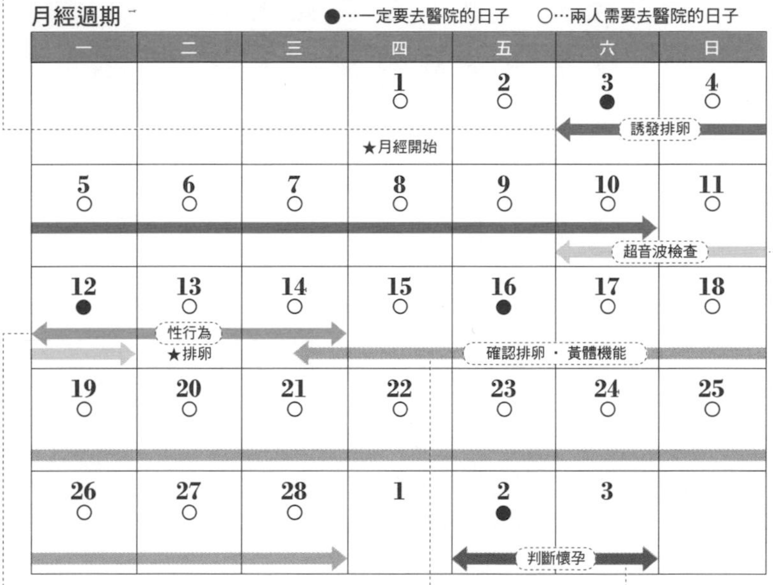
月經週期
●…一定要去醫院的日子　○…兩人需要去醫院的日子
一 二 三 四 五 六 日
1 2 3 4
★月經開始
誘發排卵
5 6 7 8 9 10 11
超音波檢查
12 13 14 15 16 17 18
性行為
★排卵
確認排卵・黃體機能
19 20 21 22 23 24 25
26 27 28 1 2 3
判斷懷孕

STEP3 性行為

→月經開始第13～14天

在指定的日子裡進行性行為。男性請先禁慾3～4天以儲備精子。此外，不局限於排卵當天，前後兩天亦可把握機會，進行性行為。

STEP4 確認排卵・黃體機能

→月經開始第16～26天前往醫院

進行超音波檢查，確認是否確實排卵、以及子宮內膜是否增厚足夠。如果發現黃體機能低下的情況，就必須補充黃體荷爾蒙。

STEP5 判斷懷孕

→排卵經過約2週之後

在月經預定開始日之後2～3天，測量血中的hCG值，以判斷是否懷孕。hCG是只有在懷孕時才會分泌的荷爾蒙。

STEP 2

人工授精

進行人工授精一點都不困難。只是把精子送到卵子附近，藉此提高自然受精的機率，對於身體的負擔也比較小，所以可以輕鬆面對。

與時機療法相似的人工授精

經過數次時機療法仍然無法懷孕時，就必須進行下一個步驟：人工授精。

從名稱上來看，很容易帶給人一種精密治療的錯覺，不過實際上只是時機療法的延伸而已。人工授精和時機療法的不同在於精子並非透過性行為進入子宮。而是先行採取精子，經過洗淨、濃縮，在受精較為容易的狀態下注入子宮。之後將會經歷與自然懷孕同樣的流程——精子進入子宮內部、受精、著床、直到懷孕。此外，人工授精也可以搭配使用荷爾蒙劑和排卵誘發劑進行治療，和時機療法相同。

1週期便懷孕的機率不高，不過持續進行4～6個週期之後，大約有4成左右的人能夠成功懷孕。若經過5次挑戰後仍然無法懷孕，就可以開始考慮體外受精了。

預估所需的費用　約10000日圓～30000日圓／週期

使用排卵誘發劑（P134）時，費用會隨著使用次數而逐漸增加。

前往醫院的次數　約3～4次／週期圓／週期

使用排卵誘發劑（P134）時，前往醫院的次數會隨著治療次數而增加。

適用人工授精的人

- 男性有輕度的少精症，或是精子的活動率不佳
- 有勃起障礙或射精障礙　・子宮頸黏液過少
- 有抗精子抗體，同房試驗的結果不佳

人工授精的流程（1個週期）

除了人工授精的實施日當天需要前往醫院之外，其他流程都和時機療法相同。

STEP1 確定排卵日

根據基礎體溫表預測排卵日。排卵日通常是在即將進入高溫期的那一天（月經開始後第14天左右）。

必須使用排卵誘發劑的狀況

→月經第五天之前前往醫院

若使用排卵誘發劑時，請在這段時間內前往醫院，和醫生討論是否確定使用。需要注射時，必須前往醫院。

STEP2 超音波檢查

→月經開始第10～12天時前往醫院

由於排卵日前的卵泡會成長至20毫米，因此利用超音波檢查確認大小之後，就能準確推測排卵日。光憑超音波檢查仍無法確定的時候，就會透過抽血檢查測量雌激素的數值。

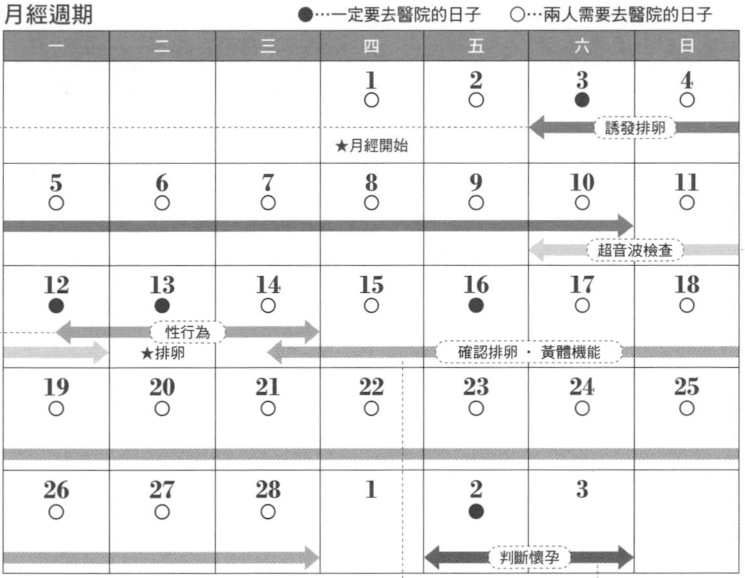
月經週期
●…一定要去醫院的日子
○…兩人需要去醫院的日子
一
二
三
四
五
六
日
誘發排卵
★月經開始
超音波檢查
性行為
★排卵
確認排卵・黃體機能
判斷懷孕

STEP3 人工授精

→月經開始第12～14天前往醫院

在指定的日子裡前往醫院。院方將會採取精子，注入子宮內。

STEP4 確認排卵・黃體機能

→月經開始第16～26天前往醫院

進行超音波檢查，確認是否確實排卵、以及子宮內膜是否增厚足夠。如果發現黃體機能低下的情況，就必須補充黃體荷爾蒙。

STEP5 判斷懷孕

→排卵經過約2週之後

在月經預定開始日之後2～3天，測量血中的hCG值，以判斷是否懷孕。hCG是只有在懷孕時才會分泌的荷爾蒙。

❊ 人工授精當天的流程 ❊

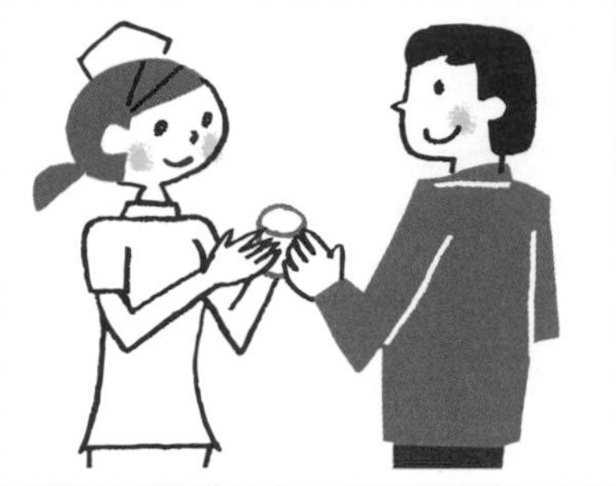

❶ 採取精液

精液可在醫院採取，或是在自家採取後在3小時內拿到醫院。攜帶精子行動時，須讓精子的溫度保持穩定。男方若能事先禁慾3～4天，就能採取到足夠份量的精液。

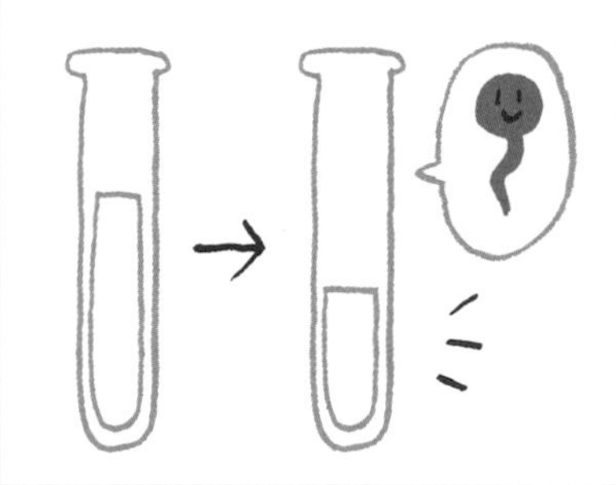

❷ 將精液洗淨、濃縮

將精液中阻礙精子活動的物質全數去除，並回收活動率良好的精子，進行洗淨、濃縮作業。這項作業能有效提高受精機率。所需時間大約為1小時，這段期間內女方就在院內等候。

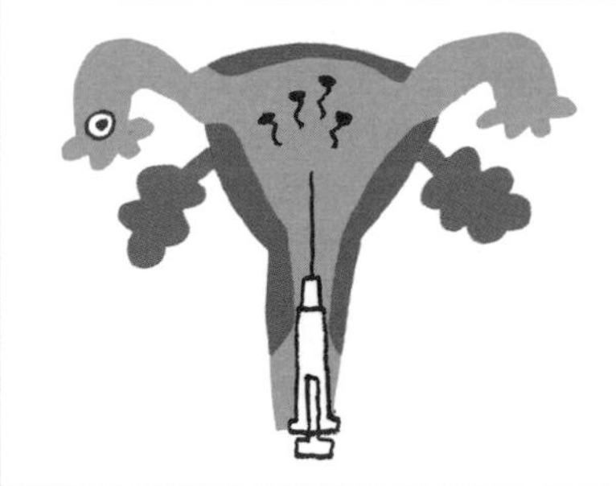

❸ 將精子注入子宮

女方坐在內診台上，讓醫生利用導管將精子注入子宮內部。注入時使用的導管直徑較細且柔軟，幾乎感覺不到疼痛。所需時間大概1分鐘。結束後休息10分鐘左右，即可回家。

人工授精後對生活不會有影響

授精之後仍然可以像平常一樣生活，不過須避免任何劇烈運動。

有些人會出現出血症狀，不過大部分都是微量出血，馬上就會停止，所以不必擔心。然而若是出現了持續出血，或是伴隨著發燒、腹痛等症狀時，請向醫生反映。

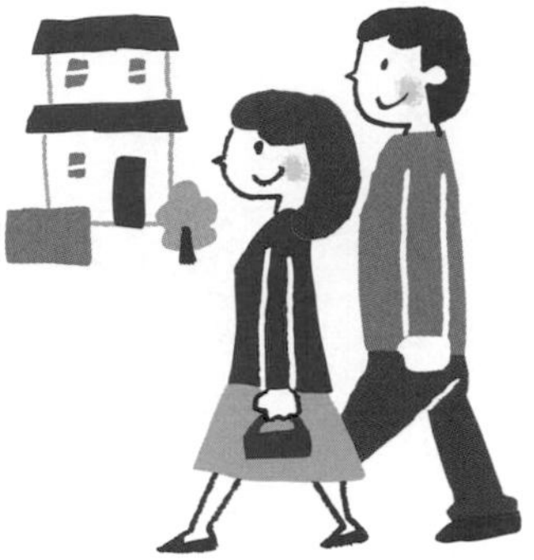

使用冷凍精子時

當男方在人工授精日當天無法採取精子時，可以事先採取精子並冷凍保存，等到施行日當天再解凍使用。醫學上也認證利用冷凍精子進行人工授精的安全性。

如果必須使用冷凍精子時，首先必須決定採精的日子。這時也可以選擇在院內採取或是在自家採取。採取所得的精子會在院內進行洗淨、濃縮作業，最後冷凍保存。

至於其他流程，則和一般人工授精流程相同。

ＡＩＤ——使用他人的精子

人工授精可分為配偶之間的人工授精（ＡＩＨ）和非配偶之間的人工授精（ＡＩＤ）。

ＡＩＨ是使用丈夫的精子所進行的人工授精。一般我們常聽見的人工授精就屬於此類。

ＡＩＤ則是使用丈夫以外的男子所捐贈的精子。當丈夫罹患無精子症，或是確認丈夫的精子無法完成受精，卻仍然渴望擁有孩子時，ＡＩＤ就是最後的手段。

由於這是十分特殊的方法，所以必須充分了解夫妻雙方的意見，以及對於實施條件的滿足程度後，才可以實施。

必須仰賴人工生殖時

進行高度不孕症治療前

治療不孕症的方法中，最精密的治療技術就是體外受精等人工生殖技術。如果醫生推薦此種作法，妳的心中一定存有疑慮，因此請來學習正確的知識吧！

什麼人必須接受高度不孕症治療？

讓精卵在體外完成受精的人工生殖技術（ART）例如：體外受精和顯微注射受精，是患有輸卵管阻塞或無精子症等疾病及在一般不孕治療無法完成懷孕生子的夫妻們「最後的防線」。然而另一方面，多數夫妻都比較希望能夠自然懷孕，對於在生殖方面進行操控這件事情懷有抵抗感，這也是不爭的事實。不過，自從一九七八年第一個體外受精的寶寶誕生之後，這項做法便受到普遍接受。根據研究報告指出，二〇〇九年時，每四十個寶寶當中就有一個是透過體外受精或顯微注射受精誕生的。如今ART已經不算是特殊醫療了。

現在，不只有一般不孕治療難以成功的病例，還有許多不孕期間過長，或是女性年齡過高等病例開始接受高度不孕症治療。另外在治療過程當中，使用排卵誘發劑的狀況也會逐漸增加，所需費用會比過去更加龐大。因此夫妻兩人一定要同心協力面對治療。

ART的出生率

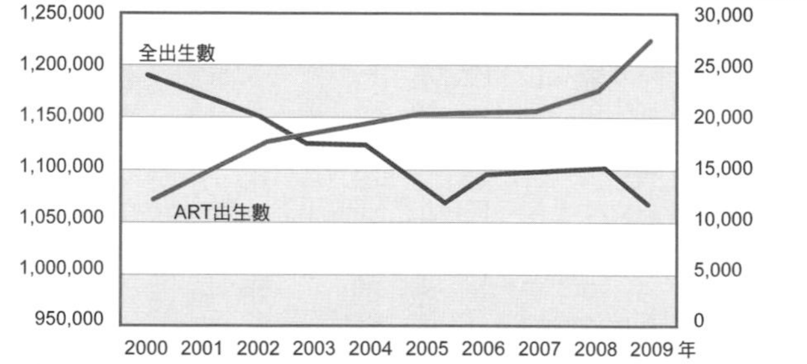

全出生數
ART出生數
1,250,000
1,200,000
1,150,000
1,100,000
1,050,000
1,000,000
950,000
30,000
25,000
20,000
15,000
10,000
5,000
0
全出生數
ART出生數
2000 2001 2002 2003 2004 2005 2006 2007 2008 2009年

ART的出生數正在逐年增加，2009年已達到26,680人。相反的全出生數則是年年降低。現在每40個新生兒當中就有1人是透過ART誕生的。

（全出生數資料來源：日本厚生勞動省「人口動態統計」，ART出生數資料來源：日本婦科婦產科學會報告資料）

考慮ART的風險

首次挑戰體外受精的成功率，大約是3成。

然而一定要納入考量的，就是伴隨著ART出現的風險。根據報告，ART比自然懷孕更容易出現多胞胎，同時胎兒異常的發生率也比平常多出一點三倍。此外，因男方不孕而進行體外受精所產下的男孩，據說男方不孕的原因會遺傳給孩子。甚至還發現基因突變導致的疾病。當夫妻兩人決定最適合的治療方式時，一定要考慮到風險問題，再行抉擇。

必須事先了解的高度不孕症治療風險

高度不孕症特有的風險

OHSS
（卵巢過度刺激症候群）

雖然能以排卵誘發劑促使卵泡成熟，但是雌激素過多的時候，容易使卵巢腫脹肥大，或是導致、腹部積水。

子宮外孕

當受精卵在子宮內部以外的位置著床、發育時，稱為子宮外孕。原因在於選擇體外受精的女性，輸卵管的狀態大多不甚理想。

多胞胎

超過雙胞胎以上的懷孕症狀即稱為多胞胎。原因在於單次治療中移植了複數的胚胎，或是因為排卵誘發劑的使用，造成排卵數量增加。

體外受精和自然懷孕都會發生的風險

唐氏症

第21對染色體的3體現象所造成的唐氏症，會造成發育和智能遲緩。起因在於女性年紀增加，卵子隨之老化，導致遺傳基因容易出現突變。平均每1000人就會有1人出現症狀，不過35歲以上的孕婦每300人就會有1人，40歲以上者每100人就會有1人，發病機率會隨著年齡上升而增加。

流產・早產

流產、死產的發生機率，在所有懷孕婦女當中約占10%左右。發生機率並不會因為進行高度不孕症治療而增加。早產也是一樣。

STEP 3

體外受精（IVF—ET）

體外受精是在輸卵管或精子出現問題時所進行的治療方式。治療會搭配使用排卵誘發劑，並在採卵後進行體外受精，培育成受精卵之後再植回子宮。

依照月經週期進行採卵與胚胎移植

體外受精（IVF—ET）開始的第一步，是聽從醫生安排治療日程。有些人在下一個月經周期就能馬上進行體外受精，也有些人必須等到下下一個週期才能開始。

準備完成後，就從月經來潮第3天開始誘發排卵，第11～14天採卵，並在採卵日當天進行受精，其後2～5天再將培養完成的胚胎植入子宮。至於懷孕與否則是在胚胎移植完成後2週左右進行。

體外受精的流程（自然受精的情況）

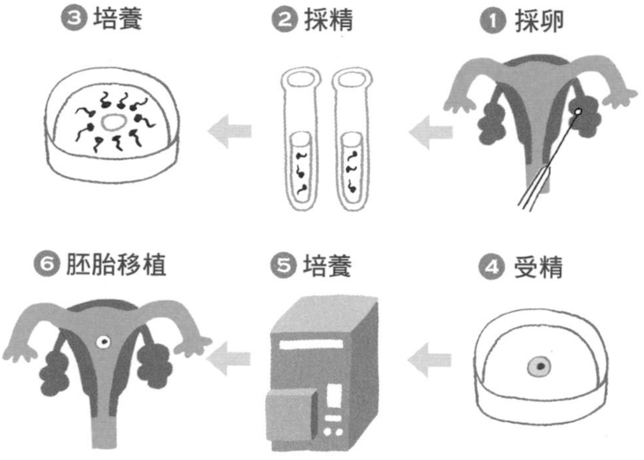

預估所需的費用　約20萬日圓～50萬日圓／週期

前往醫院的次數　約5次以上／週期

適用體外受精的人

- 一般不孕症治療下無法懷孕的人
- 輸卵管通過障礙
- 精子異常（例如：重度少精症）
- 撿拾（pick up）障礙
- 重度的子宮內膜異位症或排卵障礙
- 多囊性卵巢症候群
- 機能性不孕
- 特發性男性不孕
- 高齡婦女

體外受精的流程（單一週期）

介紹體外受精的完整流程。
以月經來潮的週期來介紹。

進行考夫曼療法（P138）和長期法（P138）等療法的人，必須從前一個週期開始。

STEP1 誘發排卵

→月經來潮第3天前往醫院

利用口服藥、注射或噴鼻劑，對卵巢施加刺激（P136）。若是採取注射方式，則在月經第10天之前，針劑有多少劑，就必須前往醫院接受多少次注射。

STEP2 超音波檢查

→月經來潮第9～12天前往醫院

透過超音波確認卵泡已成熟之後，就必須在36小時之內注射誘發排卵的hCG劑。

STEP3,4 採卵・採精／受精

→月經來潮第11～14天前往醫院

採卵，隨後採精。如果採用的是新鮮胚胎，就必須在當天內完成受精。

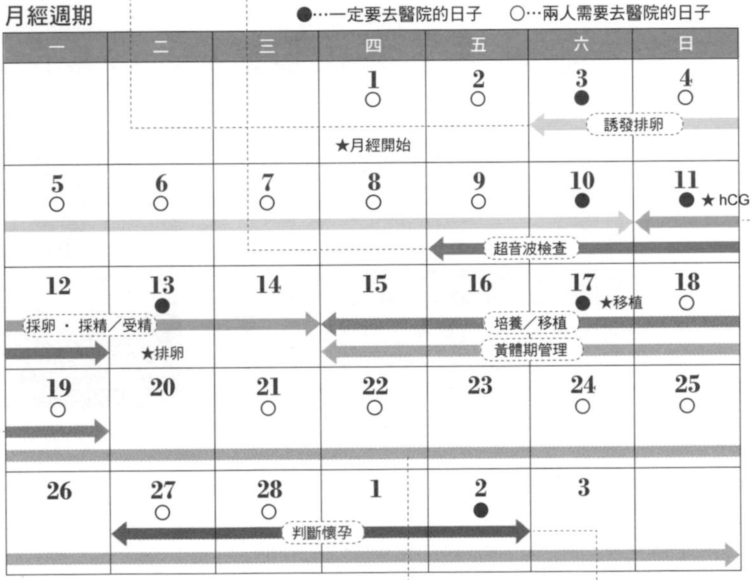
月經週期
●…一定要去醫院的日子　○…兩人需要去醫院的日子
一　二　三　四　五　六　日
1　2　3　4
誘發排卵
★月經開始
5　6　7　8　9　10　11
★ hCG 注射
超音波檢查
12　13　14　15　16　17　18
★移植
採卵・採精／受精
培養／移植
黃體期管理
★排卵
19　20　21　22　23　24　25
26　27　28　1　2　3
判斷懷孕

STEP5,6 培養／胚胎移植

→採卵2～5天後前往醫院

將培養皿內的胚胎培養成4～8細胞或是囊胚狀態，再將品質較佳者植回子宮。

STEP7 黃體期管理

→採卵隔天～懷孕第8週為止

必要時補充黃體荷爾蒙（P135）以協助胚胎著床，維持懷孕狀態。

STEP8 判定懷孕

→採卵後經過約2 個星期

超過月經開始預定日2～3天之後，將會測量血中的hCG數值，進行懷孕判定。hCG是一種只有在懷孕時才會分泌的荷爾蒙。

❊ 體外受精的詳細過程 ❊

STEP 1 誘發排卵（月經來潮第 3 ～ 10 天）

在月經來潮第 3 天時前往醫院，從抽血檢查確認荷爾蒙數值等項目開始做起。由於體外受精的成功關鍵在於是否能夠採取到最大量的優質成熟卵子，因此在正式採卵之前的這段期間，大多都會使用排卵誘發劑。根據身體承受的負擔大小，排卵誘發法可以分為「低刺激」「中刺激」「高刺激」3 種。（P136～）

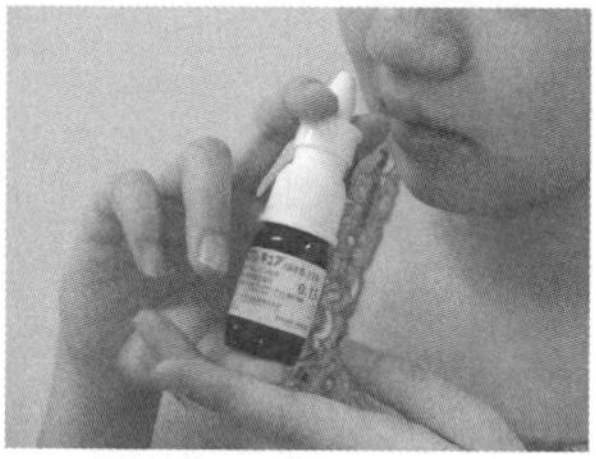

照片是長期法（P138）等治療方式當中使用的噴鼻劑。

STEP2 超音波檢查（月經來潮第 9 ～ 12 天）

一邊進行誘發排卵，一邊用超音波檢查或血液檢查來確認卵泡的數量、大小以及成熟度。在確認卵子成熟之前，每天都要前往醫院。

hCG注射（排卵日的36～40小時之前）

當超音波檢查確認卵子的直徑到達20毫米、已經成熟之後，就會注射hCG，促使其在大約36小時後排卵。這個步驟大多都是在採卵前兩天的晚上進行。

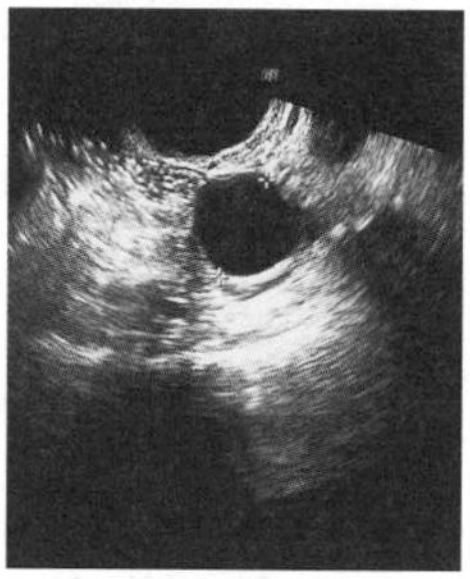

在卵巢中成長的卵泡。

STEP3 採卵 · 採精（月經來潮第 11 ～ 14 天）

視情況進行麻醉，再透過超音波診斷裝置的畫面，將一根長長的採卵針伸入陰道，吸取卵泡內的卵泡液。卵子就在這些吸出來的卵泡液當中。花費時間大概10分鐘左右。每個人的卵巢裡，發育成熟的卵泡（卵子）數量都不一樣。有些人可以採到10個以上的卵子，不過也有人很遺憾的連1顆也採不到。至於男性在採卵日當天，可在醫院採取精液，或是在3小時以內將自己在家採取的精液帶來。此外，也可以利用冷凍精子。

STEP4 受精（採卵・採精當天／或是隔天）

採卵・採精結束後，夫妻兩人經過一段靜養即可回家。胚胎培養師會從採取到的卵泡液當中取出品質良好的卵子，放入培養皿內。隨後再和洗淨、濃縮過的精子混合，等待受精完成（自然受精）。如果精子的活動率過低或是數量過少，有時也會在當天臨時切換成顯微注射授精。

受精方法

自然受精

將卵子放入培養皿內，與10萬個以上的精子混合在一起。

補救 ICSI（Rescue ICSI）

只有未能自然受精的卵子才進行顯微注射授精（ICSI）。

顯微注射授精

出現受精障礙，或是使用TESE（P170）所取出來的精子的時候。

分離式 ICSI（Split ICSI）

分成自然受精和顯微注射授精兩組，在同一天進行受精。

STEP5 培養（採卵2～5天後）

確認受精成功後，院方會在培養器內培養受精卵。受精卵一旦分裂成2個細胞、進入「胚胎」階段之後，就會開始反覆進行細胞分裂。2天後分裂成4細胞，3天後分裂成8細胞，4天後長成桑葚胚，5～6天後場成囊胚。在所有受精卵當中，只會挑選品質較佳的胚胎植回子宮。

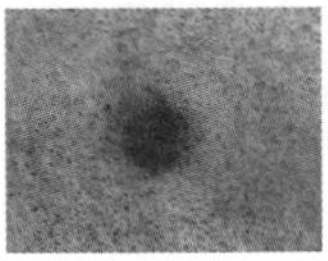

第0天
採卵

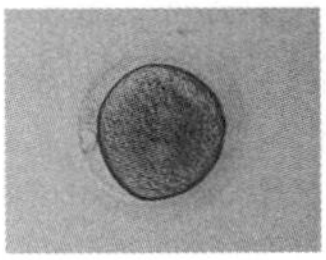

第1天
受精卵

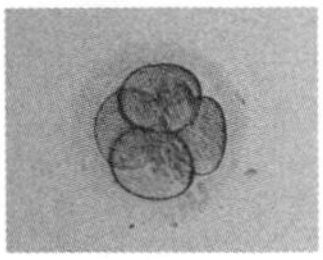

第2天
4細胞狀態

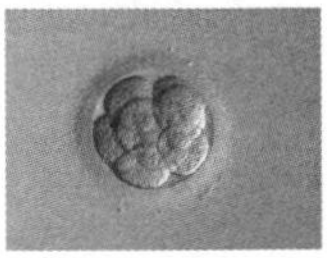

第3天
8細胞狀態

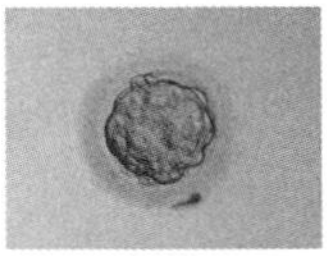

第4天
桑椹胚

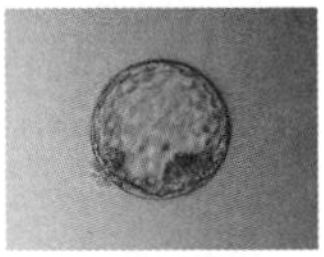

第5～6天
囊胚

STEP6 胚胎移植（採卵 2～5 天後）

從已呈現4～8細胞狀態或是囊胚狀態的受精卵當中選出品質較佳的，再利用導管穿過陰道，使受精卵回到子宮，即完成「胚胎移植」。所需時間大約5分鐘左右。移植時所使用的胚胎，將由醫生挑選出品質最精良的。

移植的進行過程

變項 1：胚胎的狀態

選用採卵當天的新鮮胚胎移植or隔週後的冷凍胚胎解凍移植（P127）

變項 2：移植胚胎的種類

4細胞or8細胞or囊胚

變項 3：胚胎的移植數量

1個or2個or兩階段胚胎移植（P127）

變項 4：進行冷凍胚胎移植時的移植方式

自然排卵週期移植or低刺激週期移植or荷爾蒙調整週期移植（P127）

變項 5：子宮內膜的調整

實施SEET法or不實施

胚胎的等級如何決定？

以胚胎的分裂狀態和雜質（Fragmentation）的比例分為五個等級。所謂雜質就是卵裂球的細胞質較小且呈碎片狀。雜質的比例越高，胚胎的品質就越差。

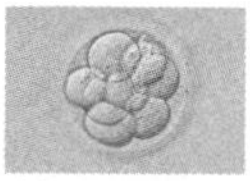

良好的 8 細胞胚胎

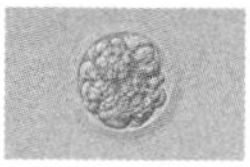

不良的 8 細胞胚胎

為什麼要限制胚胎移植的個數？

植入越多胚胎，日後產下三胞胎、四胞胎等多胞胎的可能性就會增加。因此日本婦產科學會建議原則上以 1 個為限，35歲以上或是連續 2 次以上懷孕不成功的女性最多植入 2 個。

STEP7 黃體期管理

在長期法或短期法（P138）等治療方式中，若使用了GnRH刺激卵巢，則黃體期就會有縮短的可能。此時為使著床順利進行同時維持懷孕，有時會透過陰道塞劑或注射方式補充黃體素（黃體荷爾蒙）。

STEP8 判定懷孕（採卵 2 週後）

減輕體外受精的負擔

胚胎冷凍與解凍

近年來體外受精不可或缺的技術——胚胎冷凍溶解技術。這個方法是將採卵・採精後培養出的胚胎冷凍，進行下一次的治療。

將剩餘胚胎冷凍，以備將來需求

以排卵誘發劑進行誘發排卵與採卵的那一個月經週期，體內的荷爾蒙將會失衡，而造成子宮內的環境不佳。也有研究報告指出，先將胚胎冷凍，等到之後的月經週期來臨時再加以解凍移植，著床的機率較高。

原本一次體外受精或顯微注射授精所能植入的胚胎數目都是以一個為限。不過若能事先冷凍保存數個發育良好的優質胚胎，在前一個移植胚胎的發育結果不理想的時候，就可以在下一次治療時移植解凍胚胎，減輕身體方面和經濟方面的負擔。

此外，由於卵子沒有辦法保持良好狀態，所以事先進行採卵・採精，藉此儲存年輕胚胎，也是一種維持懷孕機率的方法。

至於移植方式，種類有回歸自然週期、等待自然排卵的方法，及投藥治療並行、以創造出理想子宮環境的低刺激週期法和荷爾蒙週期法等。

冷凍胚胎的移植方法

	自然排卵週期	低刺激週期	荷爾蒙調整周期
確實性	低	稍高	高
使用藥物	不使用排卵誘發劑（但是有注射hCG），不補充黃體。	使用排卵誘發劑（服用可洛米分（Clomiphene）或注射hMG／rFSH、注射hCG），補充黃體。	從月經開始時補充雌激素，從第14天開始補充黃體素。
金額	可對應保險	可對應保險	約2萬～4萬日圓

*保險依台灣各保險公司情況而定。

STEP 4

單一精子卵質內顯微注射

在重度不孕症的治療後成功產下的孩子，約有4分之1是透過單一精子卵質內顯微注射。即使精子的運動性不足，依然可能成功受精。所以此治療法對於男性不孕症亦有相當療效。

挑出單一卵子與單一精子受精的方法

單一精子卵質內顯微注射（ICSI）是體外受精的一種，不同之處在於受精的方法。一般體外受精是在同一個容器當中置入卵子以及大量的精子，使之自然受精，相對於此，單一精子卵質內顯微注射則是利用吸量管將單一精子注入單一卵子。過程是從採集到的精子當中吸取出一個正常的精子，直接注入卵子的細胞質內。就算只能吸取到一個精子，單一精子卵質內顯微注射也有辦法使之受精。所以不管是沒有運動能力的精子、或是從精巢當中取出的精子細胞，都有可能成功完成受精動作。

若進行體外受精也難以懷孕，以及不孕的原因在於男性的少精子症或無精子症，比較適合進行單一精子卵質內顯微注射。

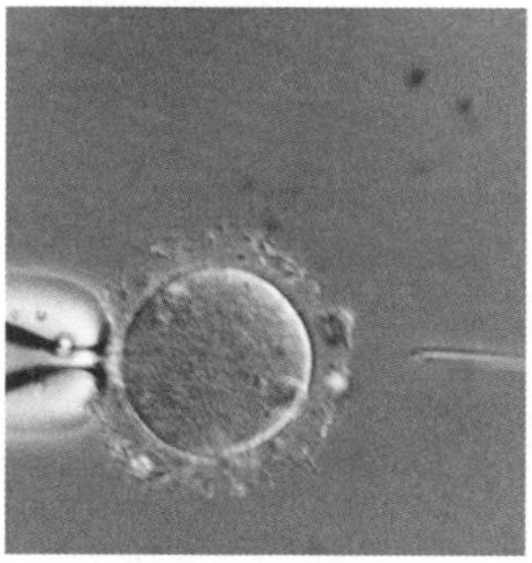

由於精子無力穿透卵子的透明帶，故將精子直接注入卵子的細胞質內。

適合進行ICSI的案例

- 進行體外受精也無法產生受精卵時
- 進行體外受精也無法產生良好的胚胎時
- 活動性精子的濃度非常低的時候
- 丈夫擁有抗精子抗體的時候
- 從睪丸抽取精子的時候（例如：睪丸取精術（TESE）／副睪取精術（MESA）等）

各種方法

四種體外受精

不論是體外受精或是顯微注射受精，第一次進行就能成功懷孕的機率約為30％。第二次以後，就會進行此章節介紹的其它治療方法。

囊胚期胚胎植入

一般的體外受精，會在受精2～3天後，將分裂成2～8細胞狀態的初期胚胎移回子宮。而囊胚期胚胎植入則是在受精5～6天後，將「囊胚」狀態的胚胎植入子宮。由於大部分的自然懷孕都是以囊胚的狀態到達子宮，所以這個方法能在更加自然的情況下完成懷孕目標。當子宮內部環境不佳，導致無法順利植入初期胚胎時，若選擇囊胚期植入作為下一個治療方式，會較為有效。

但是，能分裂成囊胚的胚胎頂多只有3～5成。其中高齡婦女，還有排卵數未滿五個的人，就算胚胎在倍數分裂期的表現極佳，有時仍會出現持續培養之後突然停止分裂的狀況。除此之外，也有報告指出此方式誕生出同卵雙胞胎的可能性仍然比自然懷孕稍微高一點，所以最好是在徹底了解醫生的說明後再決定是否接受治療。

適合什麼樣的人？

- 植入初期胚胎卻無法順利成長的人
→因為可能出現子宮著床障礙

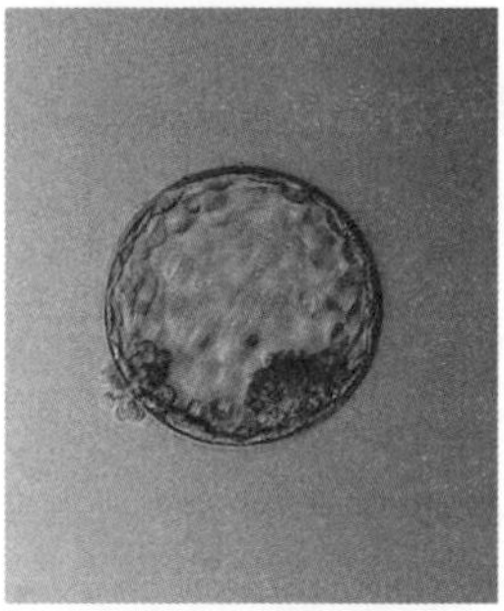

此為優質囊胚。囊胚腔的無細胞空間越小，品質就越優良。

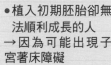

兩段式胚胎移植

兩段式胚胎移植的做法，是在採卵2～3天後先行植入初期胚胎（分裂成2～8細胞狀態），接著再等5～6天之後植入培養完成的囊胚。

在同一個週期內進行兩次移植的目的，是為了讓子宮在接受初期胚胎時，能先做好著床的準備，之後第2次移植的囊胚就會變得比較容易著床。

適合什麼樣的人？

- 普通的初期胚胎移植下無法著床的人
- 高齡婦女
- SEET法（P131）無法順利成功的人
→因為可能出現子宮著床障礙

AHA輔助孵化

受精之後，成長茁壯的胚胎會被一層叫做「透明帶」的薄膜包住。一般來說，隨著胚胎持續分裂、成長成囊胚之後，透明帶會越來越薄。最後表面會出現裂痕，使囊胚得以脫離（孵化）出來，著床於子宮。有些人無法順利進行著床，就是因為透明帶太厚太硬，導致孵化難以發生的緣故。

在此種情況下，就必須運用AHA這項技術，以人工方式促進囊胚的孵化。視情況不同，可使用藥物或是用針切開。不過最常見的方法還是用雷射在透明帶上打洞，使囊胚順利孵化。

通常會在排卵3天之後、胚胎分裂成6～8細胞狀態時進行AHA輔助孵化。因為這個時期細胞間的相互連結十分緊密，所以在透明帶上進行穿孔作業也不會引發什麼問題。

在解凍並移植冷凍胚胎的時候，AHA輔助孵化也非常有效。

適合什麼樣的人？

- 進行胚胎解凍移植的人
- 高齡婦女
→透明帶可能會因為冷凍處理以及高齡而變厚。

SEET法

根據近年來的研究結果得知，為了順利在子宮內著床，在輸卵管中移動的受精卵會對母體發出訊號，而子宮內膜必須回應這個訊號，開始進行著床準備。但在進行囊胚期胚胎植入法（一二九頁）時，受精卵無法發送出這個訊號，也因此造成著床準備的延誤，所以這個方法的懷孕機率還是有困難的地方。

兩段式胚胎移植法（一三〇頁）就是針對這個問題而出現的解決方法。但是為了減少多胞胎的誕生，這幾年的主流做法是將單次移植過程當中的胚胎數目控制為一個。如此一來，提高單一胚胎移植懷孕機率的技術便應運而生。這項技術就是SEET法。

SEET法是在胚胎移植的幾天前，先將受精卵的培養液注入子宮，藉此刺激子宮內膜，促使著床準備。

注入用的培養液可分為兩種。一種是用於培養自己的胚胎、當中含有胚胎因子（Embryonic factor）的培養液，另一種則是培養進入第三天後所用的一般培養液（簡易法）。

適合什麼樣的人？

- 普通的初期胚胎移植下無法著床的人
- 進行胚胎解凍移植的人
- 防多胞胎

→因為可能會有子宮著床障礙。

GIGT法・ZIFT法

GIFT法，是在體外將優質的卵子，和洗淨、濃縮之後的精子混合在一起，然後放回輸卵管。此種作法是比體外受精更加自然的懷孕方式，根據結果報告，懷孕的機率也相當高。

ZIFT法則是對體外受精完成的受精卵進行短短一天的培養之後就放回輸卵管的方法。最近利用解凍胚胎進行ZIFT法的人也有增加的趨勢。

然而這兩種方法都需要透過手術在腹部切開一個3～5毫米的創口，才能利用腹腔鏡將精子卵子、或是受精卵送回輸卵管，因此對女性身體負擔較大。

學習藥品的相關知識

治療不孕症的藥物

很多人都會擔心服用藥物可能出現的副作用，但若過於排斥服藥，只會減少懷孕的機會。因此請和醫生好好討論，小心服用。

將身體調整成更容易懷孕的排卵誘發劑

不孕症治療中最常使用的藥物就是排卵誘發劑，能夠促使荷爾蒙正常分泌，多用於治療無排卵或難以排卵等排卵障礙以及黃體機能不全。同時此藥物也有促使卵泡數量增加並成長的功能。就算排卵情況正常，有時也會為了提高懷孕機率而使用。

排卵誘發劑大致上可分為口服和注射兩種。口服藥主要是針對大腦產生作用，促進濾泡刺激素（ＦＳＨ）或黃體刺激素（ＬＨ）分泌。注射則是注射ＦＳＨ或ＬＨ針劑，直接刺激卵巢。後者的效果較強，但是也比較容易出現卵巢過度刺激症候群（ＯＨＳＳ）等副作用。一般來說，若是口服藥可以看到效果，就會避免使用注射針劑。

除了排卵誘發劑之外，還有調節排卵用、調整子宮內膜狀態用的藥物，可配合治療目的與身體狀況加以運用。

排卵誘發劑的種類

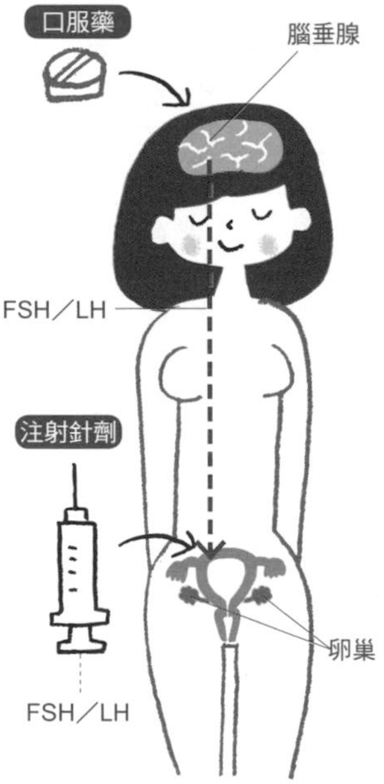

口服藥是對大腦產生作用，促進FSH或LH分泌。其中FSH會刺激卵巢，使之排卵。至於注射針劑則是注射FSH或LH針劑，直接對卵巢產生作用，藉此培育卵泡。注射部位通常在上臂或臀部。

誘發排卵所使用的藥物

在此介紹幾個誘發排卵的代表性藥物。
請事先認識不同的效果與副作用，再行服用。

口服藥

藥物名（商品名稱）	效果	副作用
環芬尼（Cyclofenil）（SEXOVID）	促進FSH或LH分泌，協助卵泡發育。在各種排卵誘發劑中效果明顯較弱，多用於初期治療。	幾乎沒有副作用。只有在極罕見的情況下會出現頭痛、暈眩、消化器官症狀、肝臟機能障礙、起疹子、OHSS以及多胞胎等問題。
可洛米分（Clomiphene）（快樂妊錠（Clomid）、雪蘭芬錠（Serophene））	促進FSH或LH分泌，協助卵泡發育。比環芬尼（Cyclofenil）擁有更高的誘發排卵效果。	可能出現視力異常、OHSS、多胞胎等副作用。有時也會造成抑制子宮內膜發育、或是子宮頸黏液減少等問題。
黃體荷爾蒙製劑	就是黃體素。可補充黃體，並將子宮內膜調整成更適合著床的狀態。多用於黃體機能不全和無月經症的治療。另外也有注射針劑。	會引起胃部等消化器官的異常。此外，本身有肝臟疾病的人可能會出現病況惡化的情形。

注射／噴鼻劑

藥物名（商品名稱）	效果	副作用
hMG／rFSH（HMG Ferring、Gonapure、Follistim、Gonale f等）	促進卵泡發育，誘發排卵。濾泡刺激素製劑。多於人工授精、體外受精時使用。投藥方式為注射。	腹部疼痛，嚴重時可能出現卵巢破裂等副作用。相較於口服藥，比較容易造成OHSS或多胞胎等狀況。
hCG	黃體刺激素製劑。在利用hMG／rFSH或可洛米分（Clomiphene）培育卵泡之後進行注射，可促進排卵並維持黃體機能。	在hMG／rFSH或可洛米分（Clomiphene）造成複數卵泡成熟之後使用，容易造成OHSS和多胞胎。
GnRH抑制劑（Suprecur、Nasanyl）	具有抑制LH分泌的效果，多用於體外受精時調解排卵時機。有時也用於治療子宮內膜異位症。為噴鼻劑。	會出現與更年期障礙相似的症狀，例如：暈眩和燥熱。為了體外受精才會短期服用此藥物，因此很少出現副作用症狀。
GnRH拮抗劑（欣得泰（Cetrotide）、Ganirest）	和GnRH抑制劑一樣，都是用於調節排卵時機。比GnRH抑制劑更有即時效果，使用時間也較短。以注射方式投藥。	注射部位有時會出現肌肉痠痛或過敏等症狀。此外，還有個缺點是費用較貴。

為了提高懷孕機率

藥物的排卵誘發法

一般不孕症治療和高度不孕症治療都會搭配藥物，進行排卵誘發法。先了解各種治療方法是需要服用哪些藥物，再正式面對治療。

用於時機療法・人工授精的藥物

從藥效較溫和的口服藥開始使用

一般不孕症治療主要目的是培育出優質的卵子，因此有時會合併使用排卵誘發法。剛開始會服用副作用較少的環芬尼（Cyclofenil），如果效果不彰再服用藥效較強的可洛米分（Clomiphene）。不過若是長期使用可洛米分（Clomiphene），可能會引發子宮內膜變薄、子宮頸黏液變少等副作用。

如果可洛米分（Clomiphene）不見功效，就會合併使用hMG／rFSH和hCG針劑的排卵誘發法。先定期注射hMG／rFSH以培育卵子，之後再注射hCG來誘發排卵（誘發LH潮放）。就算不是平常習慣去的醫院，也可以請他們施打用於誘發排卵的針劑。

自行注射

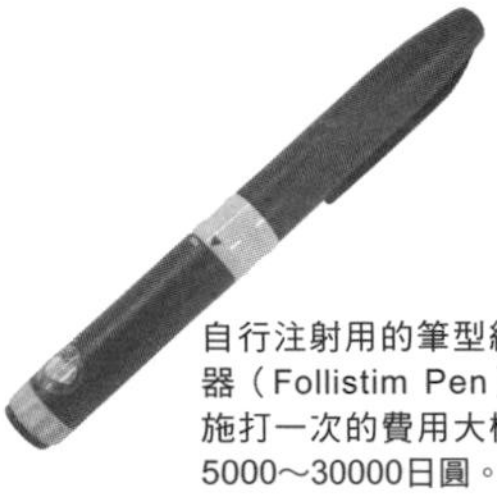

自行注射用的筆型給藥器（Follistim Pen）。施打一次的費用大概是5000～30000日圓。

濾泡刺激素（FSH）針劑可以自行注射。如果是自行注射的話，就不必為了打針天天上醫院。不過自行注射的所需費用較高。

誘發ＬＨ潮放與黃體補充療法

排卵前出現的黃體刺激素大量分泌現象，稱為ＬＨ潮放。為了確實促使ＬＨ潮放發生，院方會使用ｈＣＧ注射或噴鼻劑來誘發。這個藥物必須在排卵發生的36～40小時之前施打。

另外，當排卵後出現黃體機能低下症狀時，則必須補充黃體荷爾蒙。投予黃體荷爾蒙藥劑，使子宮內膜呈現容易著床的狀態。藥物類型有口服藥、注射針劑和陰道塞劑。若選用注射針劑就必須前往醫院。看診的次數會因藥物種類而有所不同。

使用排卵誘發劑的日程範例

口服藥必須每天服用，不需要每天去醫院。
至於注射針劑就必須定時前往。

環芬尼（Cyclofenil）or 可洛米分（Clomiphene）（口服藥）

月經週期

5	6	7	8	9	10	11	12	13	14	15
誘發排卵					誘發LH潮放				黃體補充療法	
（自家）	（自家）	（自家）	（自家）	（自家）	超音波檢查				排卵	

hMG／rFSH 注射

月經週期

5	6	7	8	9	10	11	12	13	14	15
誘發排卵					誘發LH潮放				黃體補充療法	
（自家）		（自家）		（自家）	超音波檢查				排卵	

※有些藥物必須在投藥後第3天開始誘發排卵。

排卵誘發劑增加採得的卵子數

進行高度不孕症治療時，必須合併使用排卵誘發劑，使得單一採卵手術能夠採到多顆卵子。

排卵誘發法可以分成許多種，包括帶給卵巢較少負擔的低刺激法，到能夠採到更多卵子的高刺激法。

請先考慮自己的卵巢儲備功能，與醫生進行討論之後，再決定採用何種誘發排卵法。可從女性年齡、濾泡刺激素（FSH）數值、AMH數值（一〇〇頁）等資料判斷卵巢儲備功能，進而選擇適當的卵巢刺激法。

可洛米分（Clomiphene）法 低刺激

將帶給卵巢的刺激性刻意降低的方法

此方法是利用可洛米分錠劑（Clomiphene）誘發排卵。在月經來潮第3天到第5天之間連續服用可洛米分（Clomiphene）錠劑，然後在卵泡充份發育時注射hCG引發排卵。由於這是口服藥，所以不需頻繁地往返醫院，帶給卵巢的刺激性也比注射針劑和緩許多。缺點是會引起子宮內膜發育不全。

適合可洛米分（Clomiphene）法的人

- 卵泡無法在自然狀態下成長發育的人。
- 卵巢機能減退的人。

可洛米分（Clomiphene）法的日程範例

月經週期

	1	2	3	4	5	6	7	8	9	10	11	12	13	14
	★月經開始		抽血 ●						抽血和超音波檢查 ●			採卵 ●		
口服藥			可洛米分（Clomiphene）	可洛米分（Clomiphene）	可洛米分（Clomiphene）	可洛米分（Clomiphene）	可洛米分（Clomiphene）							
注射										hCG ●				

hCG／rFSH法

低刺激～高刺激

便於控制排卵個數

當可洛米分（Clomiphene）對子宮內膜出現影響時，此法十分有效。從月經第3天開始定期注射hMG／rFSH排卵誘發劑，然後在卵泡充份發育時注射hCG引發排卵。雖然能夠透過藥量的調整來控制發育成熟的排卵數量，但是必須依照注射的次數看診，而且還有容易引發OHSS副作用的缺點。

適合hCG／rFSH法的人

・不能服用可洛米分（Clomiphene）的人。　・想要多採一些卵子的人。

hCG／rFSH法的日程範例

月經週期

	1	2	3	4	5	6	7	8	9	10	11	12	13	14
	★月經開始		抽血 ●					抽血和超音波檢查	●			採卵 ●		
注射			hMG／rFSH ●	●		●		●		hCG ●				

可洛米分（Clomiphene）＋hCG／rFSH法

低刺激～高刺激

分別利用口服藥和注射的優勢

合併使用可洛米分（Clomiphene）和hCG／rFSH注射。從月經第3～5天開始服用可洛米分（Clomiphene），同時定期注射hMG／rFSH，等到卵泡充份發育時再注射hCG。優點是能夠透過hCG／rFSH的注射單位量的調整來控制採卵的數量，但是就診次數較多，而且還有容易引發OHSS副作用的缺點。

適合可洛米分（Clomiphene）＋hCG／rFSH法的人

・初次進行體外受精的人。　・截至目前為止，採卵所得的卵子多為未成熟卵子的人。

可洛米分（Clomiphene）＋hCG／rFSH法的日程

月經週期

	1	2	3	4	5	6	7	8	9	10	11	12	13	14
	★月經開始		抽血 ●					抽血和超音波檢查	●			採卵 ●		
口服藥			可洛米分（Clomiphene）											
注射			hMG／rFSH ●	●		●		●		hCG ●				

長期法

高刺激

從上一個週期便開始調節排卵

從上一個黃體期中途便開始每天使用GnRH抑制噴鼻劑。此外，還要從月經第3天開始每天注射hMG／rFSH。等到卵泡充份發育時注射hCG。由於使用了噴鼻劑來控制LH潮放，因此能夠輕鬆掌控排卵日，而且還能培育出品質和大小都一致的卵泡。但所需費用和就診次數都會變多。

適合長期法的人

- 卵巢小卵泡有7個以上，且AMH值正常的人（P100）。
- 卵巢機能相當不錯的人。
- 想要優先調整排卵日的人。

長期法的日程範例

（上個週期）月經週期

	20	21	22	23	24	25	26	27	28
噴鼻劑	GnRH 抑制劑	GnRH 抑制劑	GnRH 抑制劑	GnRH 抑制劑	GnRH 抑制劑	GnRH 抑制劑	GnRH 抑制劑	GnRH 抑制劑	GnRH 抑制劑

（採卵週期）月經週期

	1	2	3	4	5	6	7	8	9	10	11	12	13	14
	★月經開始		抽血 ●						抽血和超音波檢查 ●				採卵 ●	
噴鼻劑	GnRH 抑制劑	GnRH 抑制劑	GnRH 抑制劑	GnRH 抑制劑	GnRH 抑制劑	GnRH 抑制劑	GnRH 抑制劑	GnRH 抑制劑	GnRH 抑制劑	GnRH 抑制劑	GnRH 抑制劑			
注射			hMG／rFSH ●	hMG／rFSH ●	hMG／rFSH ●	hMG／rFSH ●	hMG／rFSH ●	hMG／rFSH ●			hCG ●			

何謂考夫曼療法？

考夫曼療法，就是在月經週期的前半期給予卵泡荷爾蒙、後半期則給予卵泡荷爾蒙＋黃體荷爾蒙，藉此創造出與正常經期相同的荷爾蒙環境。這段期間內，卵巢進入了休息狀態，使其恢復原有的機能。在進行體外受精的前一個週期，有時也會進行這一項療法。目的是為了讓卵巢能夠充分休息，進而採取品質優良的卵子。實際進行此療法時，亦會用到雌激素和黃體素的合併藥劑「PILL」（避孕藥的暱稱）。

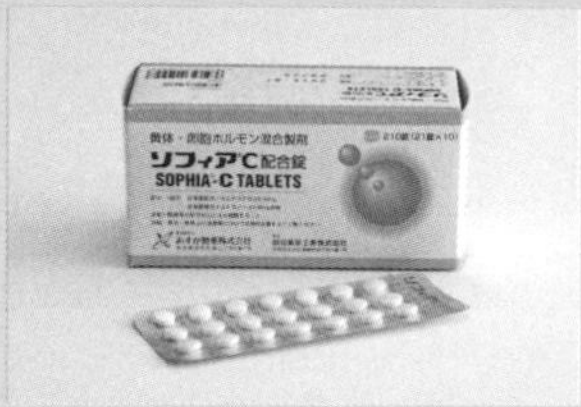

雌激素和黃體素的混和藥劑（照片為SOPHIA-C錠，其他尚有PLANOVAR錠、LUTEDION錠等）。一種調整荷爾蒙平衡的口服藥，亦稱為「PILL」。

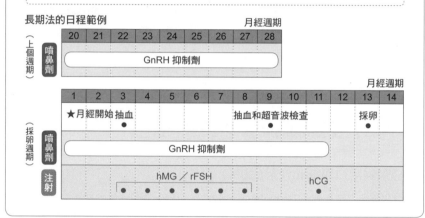

短期法

中刺激

用於短期內培育出卵子

利用剛使用GnRH抑制劑時出現的FSH和LH的大量分泌現象，使卵泡得以在短期內發育成熟。從月經第3天開始持續使用GnRH抑制噴鼻劑，並定期施打hMG／rFSH，等到卵泡充份發育時注射hCG。雖然施打的藥量不多，但有時會因為荷爾蒙的急遽增加而導致卵泡品質惡化。

適合短期法的人

- 年紀在38歲以上的人。
- 卵巢小卵泡數量在7個以下的人
- 卵巢機能減退的人。

短期法的日程範例

月經週期

1	2	3	4	5	6	7	8	9	10	11	12	13	14
★月經開始		抽血 ●					抽血和超音波檢查	●			採卵 ●		
噴鼻劑		GnRH 抑制劑											
注射		hMG／rFSH ●	●		●		●		hCG ●				

GnRH 拮抗劑法

中刺激～高刺激

可預防早期 LH 潮放

適合用在卵泡成熟之前就先出現LH潮放的人身上。透過hMG／rFSH的注射針劑誘發排卵，同時服用結抗劑來抑制LH潮放。等到卵泡充份發育再注射hCG。所需費用稍高，若是抑制過度，可能會讓卵泡變得不夠成熟。

適合GnRH拮抗劑法的人

- 容易出現早期LH潮放的人。
- 曾經出現OHSS的人。
- 其他治療法始終不成功的人。

GnRH拮抗劑法的日程範例

月經週期

1	2	3	4	5	6	7	8	9	10	11	12	13	14
★月經開始		抽血 ●						抽血和超音波檢查	●			採卵 ●	
口服藥						GnRH 拮抗劑 ●		●					
注射		hMG／rFSH ●	●		●		●	●		hCG ●			

COLUMN 4

根據 AMH 擬訂療程

所謂AMH就是「抗穆勒氏管荷爾蒙」，是由卵巢內的卵巢小卵泡分泌出來的一種荷爾蒙（P100）。醫生可以根據此荷爾蒙的分泌量判斷卵巢內還剩下多少卵泡。進行體外受精時，年齡和AMH值，更是決定適當的排卵誘發法的判斷根據。

基本上，年紀越大且AMH值越低的人，即可推測卵巢內的卵子數量就越少，因此必須選用刺激性低的排卵誘發法。儘管年紀較輕，但AMH值過高時還是會有多囊性卵巢症候群的可能，所以這種狀況仍然必須避免過度刺激卵巢。

年齡與 AMH 值分布 · 治療法圖示

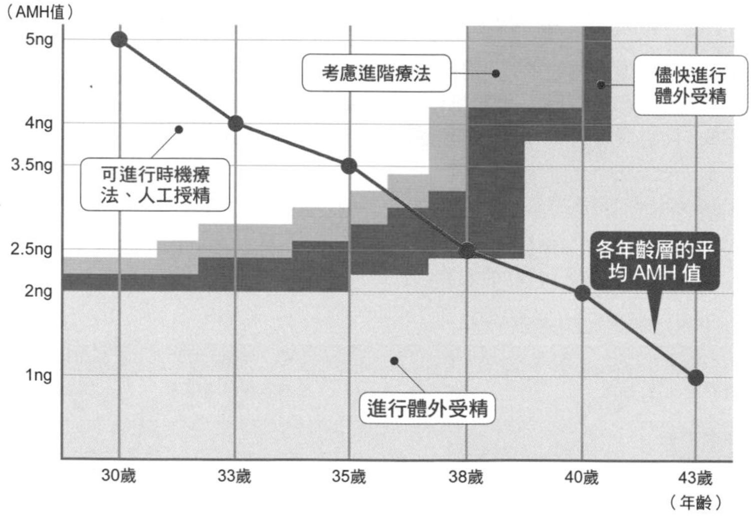
（AMH值）
5ng
4ng
3.5ng
2.5ng
2ng
1ng
考慮進階療法
儘快進行體外受精
可進行時機療法、人工授精
各年齡層的平均 AMH 值
進行體外受精
30歲
33歲
35歲
38歲
40歲
43歲
（年齡）

第 5 章

疾病治療與懷孕

進行不孕症檢查時，發現身體有其他異常，

例如：罹患子宮內膜異位症、子宮肌瘤，還有男性精液異常，

只要進行適當的治療，仍然可以懷孕。

現在就來分別介紹造成男女不孕的疾病及治療吧！

就算有問題也不必擔心

女性不孕病因與治療

不孕症檢查時，常常會找出導致不孕的其他疾病。現在就來看看男女分別發現問題時的治療流程吧！

懷孕過程潛藏著各種不孕的原因

為了能夠正常懷孕，必須正確地進行排卵、受精、著床三個步驟。然而這3者當中若是任何一個步驟出了問題，就很難受孕。女方身上的不孕原因多數為輸卵管因素。不孕原因可能只有一個，不過當然也有可能是排卵因素、子宮因素、子宮頸因素、還有男性因素等各種不孕原因。

當不孕的原因已經確定時，就會進行除去該因素的治療行動。然而實際上，所有苦於不孕的人們中約有4成的診斷結果是原因不明的「機能性不孕」。這時院方會進行更精密的檢查，不過現在都以一般不孕症治療來解決此問題。

懷孕機制中，至今仍有許多現代醫學無法解決的部分存在。

當出現兩種以上的病因時

若遇上同時出現兩種以上的病因時，就必須根據每一種症狀的病情嚴重程度，還要配合接受治療者的生活習慣和要求訂定治療計畫。舉例來說，同時出現卵巢機能減退和子宮內膜異位症的時候，就必須配合子宮內膜異位症的嚴重程度和卵巢機能的等級加以治療。由於懷孕能讓子宮內膜異位症獲得改善，因此也會進行體外受精以加快懷孕的速度。但還是需和醫生仔細討論之後再進行下一步治療。

女性身體異常與不孕

想要懷孕，就要了解任何細節，
儘快接受治療才是最重要的。

排卵障礙

輸卵管障礙

子宮頸障礙

著床障礙

其他

排卵障礙

❶

卵巢機能減退

自覺症狀

- □月經不順
- □無月經
- □經血量異常

如何得知？

- □荷爾蒙檢查
- □基礎體溫
- □超音波檢查
- □腹腔鏡檢查

病因

卵巢機能呈現減退狀態，即在於高齡所造成的卵子品質降低，以及作為卵子前身的原始卵泡數量減少。

此外，有可能是因為荷爾蒙異常導致排卵功能出現問題。正常來說，腦下垂體分泌出來的濾泡刺激素（FSH）會促進雌激素分泌，進而促使卵子成熟並排卵。若其中任一過程出現問題，排卵所需的時間就會延長，甚至導致無排卵。有時會造成子宮內膜無法增厚、無法順利著床等問題。

治療方法

針對引發問題的必須荷爾蒙進行補充，或是使用促進排卵的排卵誘發劑。另外對於過瘦、過胖、壓力過大等原因都會造成卵巢機能減退，因此必須加以改善。

促進 FSH 分泌的口服藥

環芬尼（Cyclofenil）

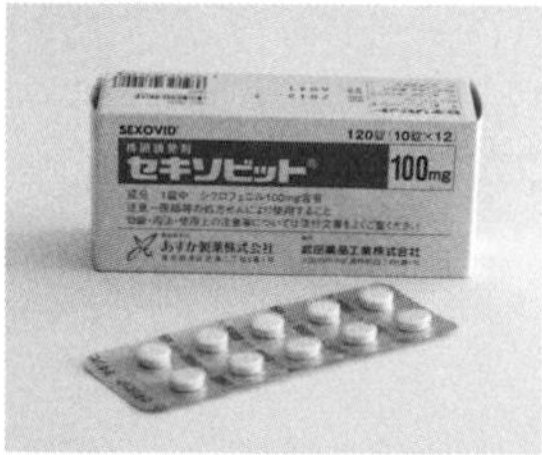

副作用較少，偶爾出現頭痛或視線模糊等狀況（P133）。

可洛米分（Clomiphene）

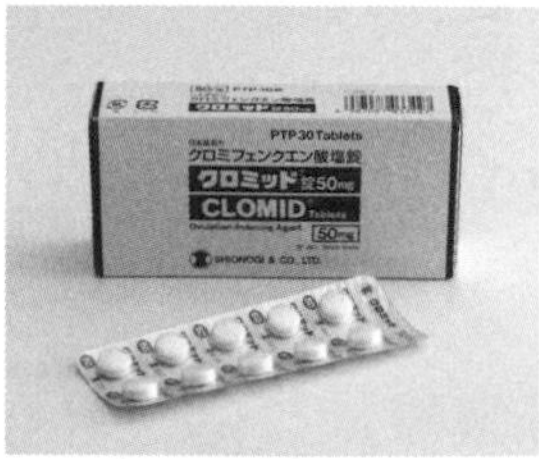

誘發排卵的效果較環芬尼（Cyclofenil）為高（P133）。

排卵障礙 ❷

多囊性卵巢症候群（PCOS）

自覺症狀

- □無月經
- □距離下一次月經間隔長達3個月
- □多毛（鼻下、腿毛）

如何得知？

- □荷爾蒙檢查
- □超音波檢查

病因

多囊性卵巢症候群（PCOS）是因為原始卵泡未能順利長成「優勢卵泡」，進而導致無法排卵的疾病。因為卵巢不會排卵，所以卵巢外部的表皮就會開始變硬，使排卵變得更加困難。

發病原因至今尚未察明，不過常出現在過度肥胖的人身上，或是遺傳基因所造成的影響。儘管卵巢裡已經累積了大量未成熟卵子，但是並不會出現特別的症狀，所以要特別小心。

治療方法

首先肥胖體質的人要減重，以調整出適合排卵的環境。除此之外，還可以用排卵誘發劑促進卵泡成熟並排卵。如果卵巢外部表皮不會破裂，可透過腹腔鏡手術，用雷射等方式在卵巢上穿孔，如此一來排卵就會變得更順利。至於排斥手術的人，也可以考慮體外受精。

如果卵巢機能減退和多囊性卵巢症候群（PCOS）併發，該怎麼辦？

會進行改善卵巢機能的治療。首先使用可洛米分（Clomiphene）等藥效較為溫和的藥物，假如這樣還是沒有出現療效的話，再使用hMG。由於hMG屬於直接刺激卵巢的荷爾蒙，如果沒有小心使用，就有可能引起卵巢過度刺激症候群（OHSS：P121）。為了避免弄錯投藥量，必須在確認身體狀況下，逐步進行治療。

排卵障礙

❸

高泌乳激素血症

自覺症狀

- □分泌出乳汁
- □乳房發脹
- □有時不會出現自覺症狀

如何得知？

- □荷爾蒙檢查
- □TRH 試驗

病因

血液中的泌乳激素濃度過高，就稱為「高泌乳激素血症」。最明顯的症狀是乳房發脹、以及沒有懷孕卻分泌出乳汁等。發病原因是腦下垂體異常，亦有可能造成排卵障礙或著床障礙。

泌乳激素原本應該是在產後大量分泌，透過此荷爾蒙的作用，母體才會分泌乳汁。一般認為產後通常很難懷孕，其實這是因為泌乳激素的大量分泌造成難以排卵、難以著床的緣故。

治療方法

服用口服藥，使泌乳激素的分泌量恢復正常。這種口服藥會帶來暈眩和嘔吐感等副作用，不過一旦停止服用，症狀常會復發。所以有些人必須一直持續服用到成功懷孕為止。

何謂高潛在性泌乳激素血症？

泌乳激素量可能在一天之內出現巨幅波動。這種情況稱為高潛在性泌乳激素血症，有時白天的測量值正常，但一到晚上數值就會變高。最有效的檢測方式是使用藥物進行負荷試驗（TRH試驗）。

泌乳激素（PRL）的基準值

・通常：35 ng/ml以下懷孕期間：100左右～300 ng/ml

排卵障礙 ❹

黃體機能不全

病因

為了成功懷孕，子宮內膜必須增厚以完成著床準備。此時如果出現黃體機能不全的症狀，對子宮內膜發出增厚指令的黃體素（黃體荷爾蒙）分泌量就會減少，導致受精卵變得難以著床。由於黃體素是排卵後剩下的卵泡出現黃體化而分泌出來的荷爾蒙，所以可說是和排卵障礙相關的疾病。

治療方法

高溫期無法維持10天以上的人、以及黃體期中期的黃體素數值在10奈克／毫升以下的人，即確診為黃體機能不全。

治療方式為服用黃體荷爾蒙藥劑，以補充黃體素功能。另外還會合併使用可洛米分（Clomiphene）等排卵誘發劑，同時進行提高卵子品質的治療。在此之後才會從時機療法開始進行不孕症治療。

自覺症狀

- ☐ 高溫期過短（9天以下）

如何得知？

- ☐ 荷爾蒙檢查
- ☐ 基礎體溫
- ☐ 超音波檢查

從基礎體溫表當中略窺一二

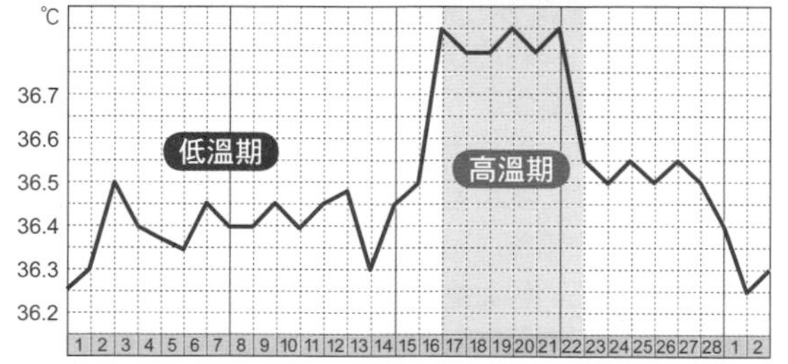

高溫期在9天以下的人必須注意，因體內沒有分泌黃體素（黃體荷爾蒙），因此可能出現黃體機能不全的症狀。

排卵障礙
5

無月經‧無排卵月經

自覺症狀

□月經超過2個月以上沒來

□月經週期不穩定

如何得知？

□基礎體溫（無排卵時，就分辨不出高低溫期）

病因

由於腦下垂體的指令系統出現異常，使濾泡刺激素和黃體刺激素的分泌量降低，而造成女性荷爾蒙、也就是黃體素和雌激素的分泌量減少，導致無法排卵。當月經超過2個月以上沒來時就必須小心。如果主要原因是壓力過大，亦有可能造成無排卵的月經。

治療方法

輕度的原發性無月經是僅有黃體素未分泌，此情形常出現在過度肥胖的人身上，而重度的次發性第二度無月經則是黃體素和雌激素都沒有分泌，此情形常出現在過瘦的人身上。不管是哪一種狀況，都需要給予排卵誘發劑加以治療。如果是無排卵月經，則必須接受心理諮商等心理治療，消除壓力來源。必要時會使用排卵誘發劑。

早期停經的案例真的年年都在增加嗎？

一般來說，女性會在50歲左右時停經。停經的年齡因人而異，可能會有高達10年的誤差。但最近幾年的報告指出，40歲左右即停經的女性在世界各地都有逐漸增加的趨勢。其中甚至有20多歲就停經的例子。這個現象的原因至今仍無法確定。當心中出現疑慮，例如：發現自己的經血量減少、或是月經周期變長等狀況時，可向醫生請教。

排卵障礙 6

黃體化未破裂卵泡（LUF）

自覺症狀

□無自覺症狀

如何得知？

□超音波檢查
□荷爾蒙檢查

病因

卵泡中的卵子已經成熟，卻無法排出，並直接進入了黃體化狀態。實際上沒有排卵，但卻像是排卵了一樣並分泌出黃體素，如此一來基礎體溫也會上升。這個症狀常見於黃體機能不全、子宮內膜異位症引發的沾黏、還有輸卵管周圍沾黏的人身上。由於很難透過內診發現，所以也是機能性不孕的原因之一。

診斷方法是在排卵後透過超音波檢查測量卵泡的直徑，確認卵泡內是否存在成熟卵子。

治療方法

如果擔心沾黏問題，可以透過腹腔鏡確認有無沾黏，若有則同時進行治療。另外也可以利用排卵誘發劑，促使大量的卵泡排出卵子。如果這樣還是不見改善，亦可考慮體外授精。

排卵機制

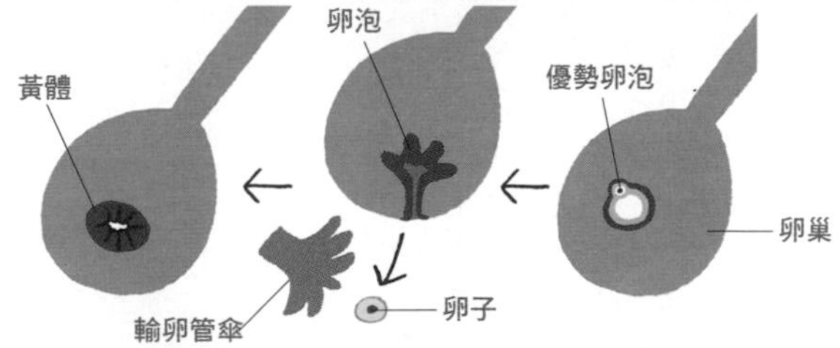

接收濾泡刺激素的刺激後，卵巢會花費2星期左右的時間培育1個卵泡。等到接收了來自腦下垂體的黃體刺激素指令後，就會發生排卵，而卵泡就會變化成黃體。

輸卵管障礙

1

輸卵管沾黏

自覺症狀

□無自覺症狀

如何得知？

□通氣・通水檢查

□子宮輸卵管造影檢查

□腹腔鏡檢查

病因

輸卵管障礙中最常見的就是輸卵管沾黏。所謂沾黏，就是輸卵管內發炎，引起輸卵管內出現黏液栓塞，或是因為感染性病等原因，造成輸卵管的暢通度不佳。輸卵管的周圍亦有可能出現沾黏，例如：輸卵管與卵巢沾黏、還有輸卵管漏斗部和卵巢沾黏等狀況都有前例可循。過去有開腹手術、披衣菌感染、還有子宮內膜異位症等，都有可能是沾黏發生的原因。

治療方法

輕度的輸卵管沾黏，有時只需透過通氣・通水檢查或子宮輸卵管造影檢查，就能讓沾黏部位或栓塞消失。如果狀況沒有改善，則必須利用輸卵管鏡進行輸卵管成形手術（FT）來恢復通暢性。如果沾黏部位出現在輸卵管前端的輸卵管漏斗部，就必須利用腹腔鏡將該部位捲起來。如果這麼做之後還是難以懷孕，可以考慮無須經過輸卵管的體外受精。

披衣菌感染、子宮內膜異位症與輸卵管沾黏

一旦染上披衣菌感染症，就會引起子宮頸和輸卵管發炎，使得輸卵管內部變窄，因而容易出現沾黏或阻塞症狀。此外，若子宮內膜異位症增生的內膜組織附著在輸卵管上，同樣也會造成沾黏和阻塞症狀。如果起因在於子宮內膜異位症，可以採用服藥停止排卵這個方法。不過由於服藥期間無法懷孕，因此一般都會在服藥半年後暫時停止用藥，等待懷孕。

輸卵管障礙

❷

輸卵管阻塞

自覺症狀

□無自覺症狀

如何得知？

□通氣・通水檢查

□子宮輸卵管造影檢查

□腹腔鏡檢查

病因

輸卵管呈現阻塞狀態。造成的原因有披衣菌感染症引發的發炎症狀等。發炎症狀若是發展到輸卵管前端的輸卵管漏斗部，就會開始囤積水份和膿液，最後甚至可能引發輸卵管膨脹的「輸卵管水腫」。

治療方法

兩側輸卵管只要還有一側暢通，就有機會自然懷孕，但是如果兩側都阻塞，就必須使用輸卵管鏡的極細內視鏡，進行輸卵管成形手術（FT）以拓寬栓塞部位。至於在輸卵管水腫的情況下，則必須透過腹腔鏡手術將阻塞的輸卵管漏斗部切開，讓輸卵管出現一道開口，由於輸卵管上皮細胞的纖毛在手術中受到損傷，阻塞狀況就會獲得改善，但若依然無法懷孕，就必須選用體外受精的方式，無須經過輸卵管就能把受精卵直接送入子宮。

透過子宮輸卵管造影檢查得知的資訊

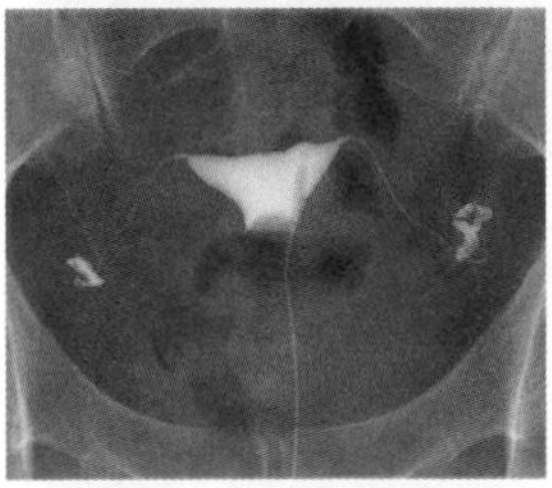

兩側輸卵管都十分暢通的狀態。能夠清楚看見顯影劑發白的部位。

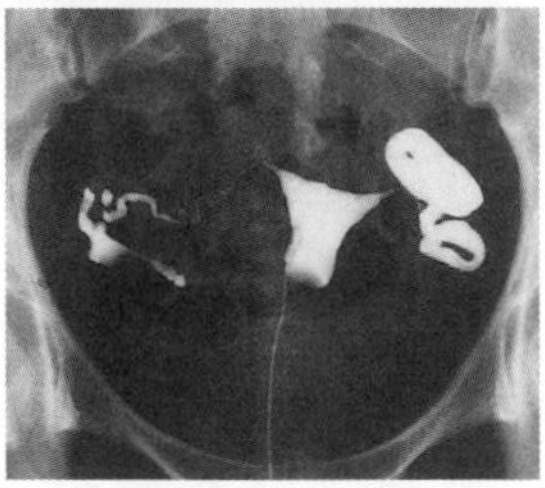

顯影劑能順利通過右側輸卵管，但是左邊的輸卵管出現了水腫。

子宮頸障礙

1

子宮頸黏液不全

自覺症狀

□無自覺症狀

如何得知？

□子宮頸黏液檢查

□同房試驗

□荷爾蒙檢查

病因

排卵期來臨時，子宮頸黏液會開始大量分泌，讓精子更容易進入子宮。如果子宮頸黏液不足，精子就沒有辦法順利進入子宮。這個狀況就稱為子宮頸黏液不全。原因有荷爾蒙失衡和子宮頸發炎，男性的膿精症也是原因之一。嚴重時就必須改用人工授精或體外受精方式懷孕。

治療方法

如果原因是發炎，就會投入抗生素減緩發炎症狀，加以治療。

如果原因是荷爾蒙失衡，就會進行荷爾蒙療法。透過服用可洛米分（Clomiphene）等藥物，讓荷爾蒙分泌恢復正常。由於可洛米分（Clomiphene）會帶來減少子宮頸黏液的副作用，因此在效果不佳時可改用其他藥物。

何謂膿精症？

膿精症就是精液當中的白血球增加，這些白血球會吞食精子、或是造成精子活動率變差的一種疾病。如果每1毫升的精液裡存在10萬個以上的白血球，就能確診為膿精症。罹患膿精症時，大部份的精子幾乎都無法通過子宮頸而直接死亡。治療方式是投入抗生素。

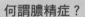

子宮頸障礙

2

抗精子抗體

自覺症狀

☐無自覺症狀

如何得知？

☐同房試驗

☐抗精子抗體檢查

病因

所謂抗精子抗體，就是會對精子產生免疫反應的抗體。如果體內有抗精子抗體，那麼試圖進入子宮內的精子在子宮頸部就會被排除而無法繼續前進，直接失去運動能力而死。抗精子抗體存在於女性的子宮頸、子宮內或細胞當中。有一說認為女性體內之所以會製造抗精子抗體，是為了避免精子透過陰道或子宮的傷口進入血液當中。

治療方法

至今醫學界尚未發現能夠抑制抗體產生的治療法。

檢查若是發現了抗精子抗體的存在，量少時可嘗試人工授精懷孕。然而量多的時候，多數人都會選用體外受精、顯微注射授精等高度不孕症治療方式。

當抗精子抗體出現在男性身上時？

男性身上會出現抗精子抗體的原因，是因為輸精管出現阻塞，或是睪丸出現發炎症狀。就算有抗體存在，男性仍然可以製造精子，可是精子的活動性和受精能力都會受到影響。

治療方法？
無受精障礙時─人工授精・體外受精
有受精障礙時─顯微注射授精

著床障礙

1

子宮畸形

自覺症狀

□無自覺症狀

如何得知？

□子宮內視鏡檢查

□子宮輸卵管造影檢查

病因

如果子宮的形狀天生就和其他人不一樣，就會有難以懷孕的可能。或是導致流產或是慣性流產。雖然統稱為畸形，但依照子宮的大小、位置、方向、有無可動性等可細分不同種類，透過子宮內視鏡或子宮輸卵管造影檢查加以判斷。就算子宮真的有畸形，只要能夠著床，一切都不成問題。

治療方法

如果因為子宮畸形而造成著床障礙或是反覆引發流產時，就必須進行外科手術。其中又以容易引發慣性流產的「中隔子宮」接受手術的案例最為常見。

只要著床沒有問題，就有可能自然懷孕，如此便不需要進行手術。但是分娩時進行剖腹產的可能性較高。

子宮畸形的種類

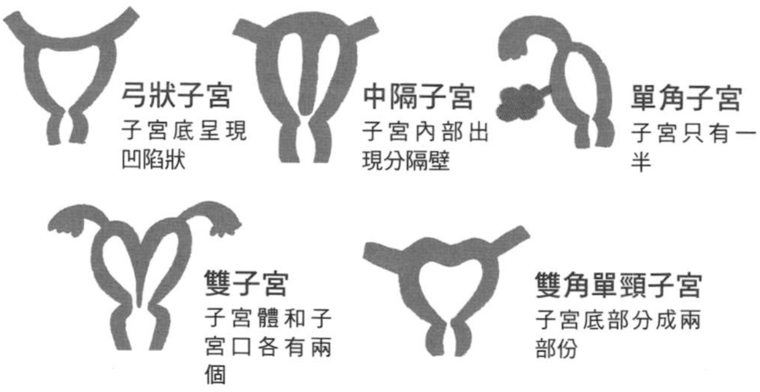
弓狀子宮
子宮底呈現凹陷狀
中隔子宮
子宮內部出現分隔壁
單角子宮
子宮只有一半
雙子宮
子宮體和子宮口各有兩個
雙角單頸子宮
子宮底部分成兩部份

著床障礙 ❷

子宮肌瘤

自覺症狀

- □月經過多
- □經痛
- □貧血

如何得知？

- □超音波檢查
- □子宮輸卵管造影檢查

病因

子宮肌瘤是長在子宮肌肉層或子宮內部的良性腫瘤。此疾病好發於30～40多歲的女性，不過最近也有20多歲女性的發病病例。因為不是惡性的，所以不一定是造成不孕的原因，但是根據肌瘤的位置和大小，亦有動手術的必要。

治療方法

治療方式必須依照肌瘤的大小和位置決定。如果沒有任何症狀、直徑在4～5公分左右，還是可以依觀察肌瘤的狀態來進行自然懷孕。相反的，若是出現嚴重貧血、子宮內膜變形、可能導致著床障礙等症狀時，不管肌瘤多小都必須動手術切除。可利用腹腔鏡進行摘除肌瘤的子宮肌瘤切除術。如果只是摘除肌瘤，將來仍有復發的可能。請在充分了解風險之後再選擇治療方法。

容易形成子宮肌瘤的部位

漿膜下肌瘤

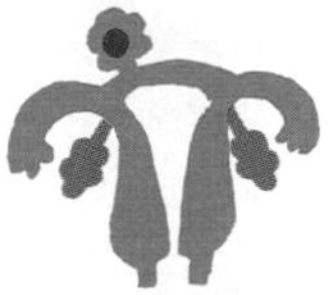

長在子宮肌層外側的肌瘤。容易在不知不覺中越長越大，但並不是造成不孕的原因。

黏膜下肌瘤

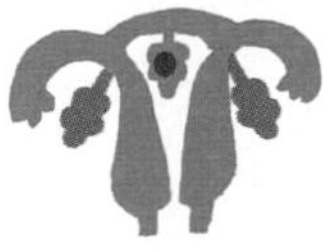

長在子宮內側。尺寸較小，容易引起強烈的經痛，有時甚至會造成貧血。通常和著床障礙有關，必須小心。

肌層內肌瘤

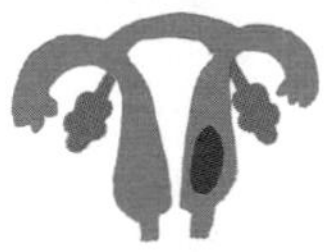

長在子宮肌層內的肌瘤。如果肌瘤朝著子宮腔內的方向越長越大，那麼月經來時，經痛可能會隨著肌瘤變大而更加嚴重。

著床障礙 ③

子宮內膜異位症

病因

子宮內膜異位症，就是應該長在子宮內側的子宮內膜，附著在子宮基層、卵巢、輸卵管和腹腔內並逐漸增生的症狀。一般來說，在沒有懷孕的情況下，子宮內膜會在月經時剝落引發出血。同上，附著在子宮內側以外部位的內膜組織也一樣會出血，所以都伴隨著比經痛還要嚴重劇痛。當內膜組織附著在輸卵管時，輸卵管的通暢性就會變差，如果是附著在卵巢上，卵巢就可能因為內部囤積大量血液而肥大化，造成「巧克力囊腫」。

當巧克力囊腫型成時，卵巢就會腫脹肥大。尺寸一旦超過直徑5公分，就很難利用藥物治療，嚴重時甚至需要進行腹腔鏡或開腹手術。

20幾歲的女性當中，子宮內膜異位症問題正逐漸增加。現在每三個煩惱不孕的女性中就有一人罹患子宮內膜異位症。

巧克力囊腫是什麼？

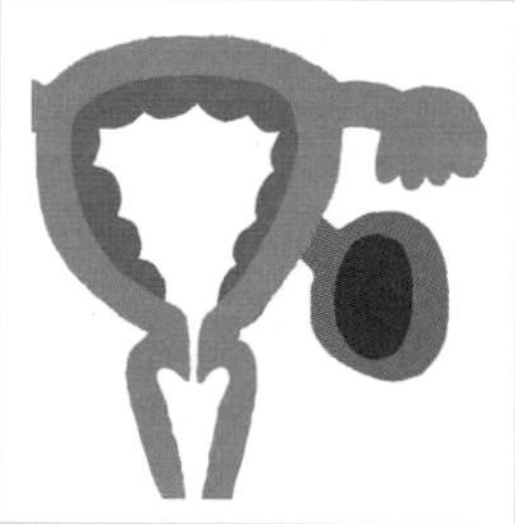

附著在卵巢內部的子宮內膜出血後流不出去，造成卵巢腫大。由於血液會像巧克力醬一樣黏稠，故命名為巧克力囊腫。

自覺症狀

- □腰痛
- □劇烈的經痛
- □性交疼痛
- □經期以外的腰痛等

如何得知？

- □超音波檢查
- □內診
- □荷爾蒙檢查
- □腹腔鏡檢查

治療方法

治療方式會根據病況的嚴重程度，以及患者本身是否急於懷孕而有所不同。

首先，先調查子宮或卵巢是否出現問題。一旦發現異常，可在肚臍下方切開約5公分的開口，進行腹腔鏡檢查，並依照檢察的結果，由大小、位置、沾黏情形來判斷病情的發展程度。

如果程度尚輕，可以單純地進行病況觀察，也可以透過噴鼻藥、注射還有PILL等藥物暫時停止月經4～6個月，進行「假性停經療法」。月經一旦暫停，就不會再出現反覆出血的狀況，所以症狀會變得越來越輕微。不過這種情況下仍然有病情再發的可能。如果病情已經到達中度～重度的時候，就必須透過腹腔鏡手術摘除沾黏部位。如果年紀已達30歲後半，則必須考慮接受體外受精。

飽受子宮內膜異位症困擾的女性們，約有半數以上都在接受不孕症治療。如果自己身上出現了經痛劇烈等自覺症狀時，建議儘快就醫。

此外，子宮內膜異位症在月經停止的期間是不會繼續惡化的。但現今社會的初產年齡超過30歲的女性越來越多、生產次數越來越少的情形來看，因為月經的次數較多，所以子宮內膜異位症也處於比較容易發作的狀態下。

容易出現子宮內膜異位症的部位

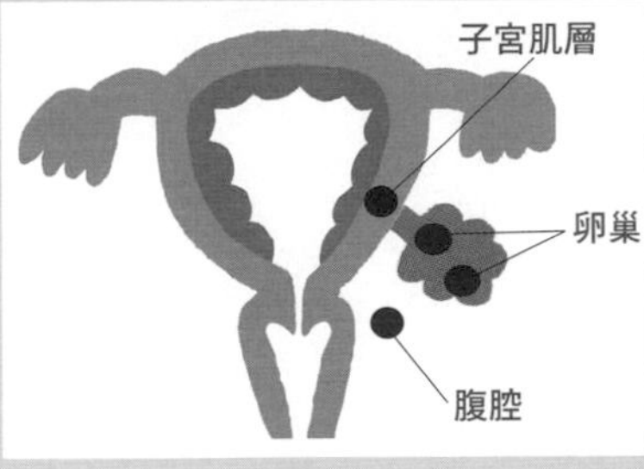

子宮內膜異位症的 3 種治療方式

對症療法

不治療內膜症，而是服用止痛藥或中藥來紓緩疼痛，以達成自然懷孕的目的。

假性停經療法

服用抑制雌激素（卵泡荷爾蒙）分泌的藥物，暫時停止月經，使子宮內膜得以恢復。

手術

當病況嚴重，例如：巧克力囊腫的大小超過5公分時，就必須進行腹腔鏡手術摘除囊腫。

其他

1

披衣菌感染

自覺症狀

- □無自覺症狀
- □分泌物增加
- □不正常出血
- □下腹部疼痛
- □性交疼痛

如何得知？

- □披衣菌檢查

病因

披衣菌感染症是近年感染者不斷增加的一種性病。若發生在女性身上，會出現子宮頸管感染發炎症狀。如果不處理感染症狀，就會引起輸卵管沾黏或輸卵管阻塞等輸卵管障礙，也會造成子宮外孕或不孕。生產前若是沒有事先治療，可能會造成新生兒肺炎或結膜炎。約有6成左右的輸卵管障礙都是起因於披衣菌感染。

治療方法

持續服用對披衣菌有效的抗生素，服藥時間約2星期。如果出現了骨盆腹膜炎或性病性肝周圍炎的症狀時，就會進行3～5天的點滴治療。完全痊癒之後不會再次發病，但是會有再次感染的可能。確定感染時，最重要的就是一定要連同伴侶一起接受治療。

針對披衣菌要做治療。

輸卵管成形手術 (FT)

or

體外受精

先投入抗生素，並同時治療披衣菌感染症所引起的輸卵管沾黏或阻塞。如果輸卵管方面的問題已經發展到難以繼續治療的時候，就必須考慮採用體外受精。

其他 ②

不育症（慣性流產）

自覺症狀

- □ 反覆流產超過3次以上

如何得知？

- □ 荷爾蒙檢查
- □ 染色體檢查
- □ 子宮鏡檢查
- □ 抗核抗體檢查

病因

所謂不育症，就是不斷重複流產或死產的病症。反覆流產超過3次以上的「慣性流產」和不育症的含義基本上相同，但是不育症還包括了懷孕22週以後的死產以及新生兒死亡。

不育症的危險因素很多，包括染色體異常、子宮畸形、內分泌失調、血液凝固因子異常、壓力，還有偶發性因素等。普遍認為不育症的治療相當困難，不過目前已經知道流產的原因約有8成是因為染色體異常。

治療方法

最普遍的治療方法是找出不育症的原因，並針對原因進行流產或死產的預防。以子宮畸形來說，就算不動手術，懷孕的可能性還是很高，所以可以期待順利產子。至於其他的危險因素，則必須以藥物控制。

此外，經歷多次死產或流產的人，對於懷孕一事抱持著強烈的不安。在這種狀況下，最好接受心理諮商。

壓力與不育症

壓力是造成不育症的危險因素之一。過度的緊張造成血管收縮，阻礙血液流動，進而影響荷爾蒙分泌與自律神經。由於知道自己懷孕後通常會出現強烈的不安，所以平時最好讓自己盡量保持平靜。

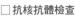

其他

3

續發性不孕

自覺症狀

□一直無法懷上第二胎

如何得知？

□基礎體溫表

□荷爾蒙檢查

病因

想懷第二個孩子，卻一直無法順利懷孕的案例，這幾年有越來越多的趨勢。這種情況稱為續發性不孕，而女性的年齡增長是原因之一。一般來說，如果生第一時的年紀已經很大，那麼等到真正想要懷第二胎的時候，荷爾蒙平衡和子宮機能可能早因年齡增長而衰退。此外，第一個孩子的生產過程中若出現大量出血，或是染上某種感染症，亦有可能成為發病原因。

治療方法

不管是生第一胎還是第二胎，治療方法都和基本的不孕症治療相同：首先先觀測3個月左右的基礎體溫後前往醫院，做完全套的基礎檢查和男性精子檢查，再從時機療法開始做起。如果夫妻兩人皆已達高齡，也可以從一開始就考慮進行人工授精或體外受精。只要發現造成不孕的原因，就針對原因進行治療。

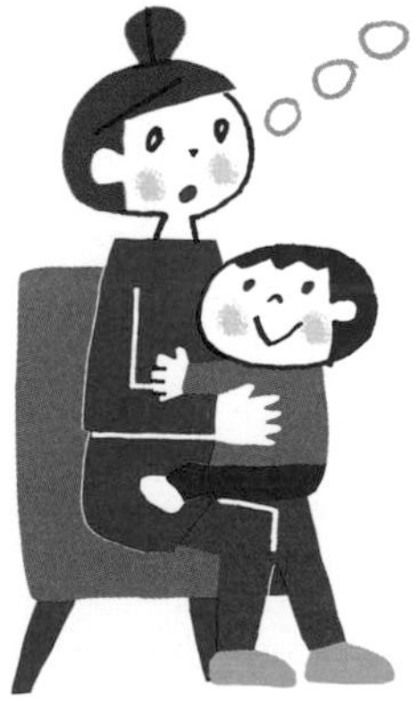

其他 4

機能性不孕

自覺症狀

□無自覺症狀

如何得知？

□從各項檢查的結果推測

病因

接受很多檢查都找不出異常，原因不明的不孕症，就叫做機能性不孕。可大致分為單純找不出病因，以及雖然有病因但是一般檢查很難查出來兩種情況。例如：輸卵管傘一直抓不住從卵泡當中排出的卵子、也就是所謂的「撿拾障礙」，就是一種經常被診斷成原因不明的病因。此外，抗精子抗體和子宮頸黏液不全也很容易被誤判為機能性不孕（原因不明），因此接受多次檢查是必要的。

治療方法

找不出原因時，通常都會從時機療法、人工授精等一般不孕症治療開始做起。如果這樣還是無法懷孕，就有可能進行體外受精。若是在這個階段發現難以成功受精的話，就會接受進階治療顯微注射授精。

機能性不孕症的治療步驟

首先會進行時機療法。如果還是沒有懷孕，就會合併使用排卵誘發劑，或是進行下一個進階療程——人工授精（P112～）。而最終手段就是考慮進行體外受精或顯微注射授精。

1. 時機療法
2. 人工授精
3. 體外受精
4. 顯微注射授精

其他 5

FSD（女性性功能障礙）

自覺症狀

□性行為時會出現疼痛
□有時不會出現自覺症狀

如何得知？

□內診
□心理諮商

病因

近年來，女性的性功能障礙正在逐年增加。女性身上會出現缺乏性慾以及對性行為抱持著厭惡感等症狀，而引起此症的最大原因就是工作與環境帶來的壓力等精神方面問題。

不過也有些人是因為身體方面的原因而不願進行性行為。例如：陰道過窄、只要進行性行為就會劇烈疼痛的「陰道狹窄症」，陰道四周的肌肉過於僵硬、難以伸展的「陰道強韌症」，還有陰道封閉起來的「陰道閉鎖」等。

治療方法

主要問題出在身體方面的陰道狹窄症、陰道強韌症，還有陰道閉鎖等症狀，可以透過手術改善。不過如果是精神方面的問題，可以試著使用潤滑劑等工具讓陰道內變得更加光滑，緩和疼痛的感覺。女性會出現性功能障礙多半都是因為精神方面的問題，建議接受心理諮商或是夫妻兩人好好溝通，才能多加改善。

FSD的主要症狀

性厭惡

雖然會出現性慾，但是對性行為本身抱持著極大的厭惡，造成無法進行性行為的症狀。

性興奮障礙

由於過度害怕疼痛導致無法喚起性興奮。別說是陰莖，就連手指也無法進入。

性疼痛障礙

性行為時陰道會出現痛楚且非常不舒服，或是試圖進行性行為時，陰道無法潤滑且撐不開等症狀。

其他 6

子宮癌

自覺症狀

- □不正常出血
- □有時無自覺症狀

如何得知？

- □內診
- □卵巢癌指數（CA125）
- □超音波檢查
- □腹腔鏡檢查

病因

子宮癌若是出現在子宮的入口附近，即為「子宮頸癌」，若是出現在子宮內壁上，則稱為「子宮體癌」。子宮頸癌較容易出現在年輕的女性身上，只要能夠早期發現、早期治療，還是有機會能懷孕。

容易發生在20～30幾歲女性身上的子宮頸癌，是因為病患透過性行為感染了人類乳突病毒（HPV）。據說有高達80％的女性，一生當中一定會感染至少一次HPV。換言之，只要是有過性行為的女性，都有可能罹患子宮頸癌。

另一方面，有許多子宮體癌的病例都是從子宮內膜異位症（一五六頁）轉化而來，特別容易出現在已經停經的50多歲婦女身上。由於停經之後不再排卵，因此不會再分泌黃體素，但如果只有雌激素過度分泌的話，就比較容易發生子宮體癌。

治療方法

治療方式需依照癌症的嚴重程度和發生部位決定，可分為雷射或是電手術刀切除癌細胞的手術治療、放射線治療，以及服用抗癌藥物等。如果只是初期的子宮頸癌，治療之後還是有機會自然懷孕。不過若是正在惡化的子宮頸癌或子宮體癌，有時必須摘除整個子宮。為了預防癌症發生，請務必每兩年接受一次健康檢查。

男性不孕

男性不孕原因與治療

不孕原因其實不一定只發生在女方身上，出現在男方身上的例子不在少數。如果在精液檢查結果發現異常時，坦然地接受治療，才能朝著自然懷孕邁進。

男性不孕的原因

許多人認為不孕症的原因只會出現在女性身上。但實際上約有半數的不孕原因其實是在男方身上。

男性的不孕原因大致上可分為3種。其中最常見的就是「精子形成障礙」。就是精子本身出現了某種問題，例如：無精子症或特發性男性不孕症等，類似案例占男性不孕的大部份原因。第2種是「輸精管障礙」，雖然能夠正常製造精子，但是真正的問題出在運送精子的輸精管上。最後是近年逐漸增加的「性功能障礙」，例如：勃起功能障礙（ED）或射精障礙等，發病原因可能存在於身體和心理兩方面。

男性的不孕症治療方式有藥物治療、手術、一般不孕症治療、採取精子進行體外受精或顯微注射授精等。有些症狀可以立刻痊癒，也有些症狀需要治療一段期間。所以請和醫生一起討論再決定最適當的治療方式吧！

精液檢查的正常值

精液量	1.5 毫升以上
pH	7.2 以上
精子濃度	1500 萬個／毫升以上
總精子數	3900 萬個以上
精子活動率	前進精子占 40%以上，或是高速前進精子占 32%以上
精子存活率	58%以上

（根據2010年WTO標準）

男性的身體異常與不孕

男性的不孕原因種類多。
在此確認有哪些可能的原因。

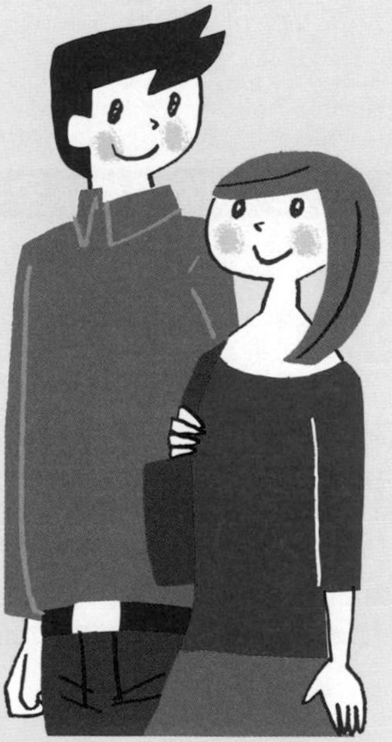

精子形成障礙

1

精液異常

自覺症狀

□無自覺症狀

如何得知？

□精液檢查
□睪丸檢查
□血液檢查

病因

輕度的精液異常，可以透過藥物治療觀察狀況。嚴重時則必須考慮人工授精或體外受精。

〈少精症〉

精液檢查結果發現1毫升的精子濃度在一千五百萬個以下，即為少精症。可透過補充男性荷爾蒙、補充性腺刺激荷爾蒙、中藥療法、維他命療法的方式治療。如果精子數量在數百萬個以下的話，就會立刻成為高度不孕症治療的對象。

〈精子無力症〉

指的是前進精子不滿40％、或是高速前進精子不滿32％的狀況。症狀輕微時可以利用抗生素治療。就算症狀極度嚴重，只要有一個精子存在就可以進行顯微注射授精。

〈精子不動症〉

指的是精液中不存在會動的精子。不過就算有精子不動症，多數患者的精子依然有超過半數以上的存活率。只要有一個精子存活，就可以進行顯微注射授精。

用於男性不孕症的藥物

中藥・維他命

具有促使睪丸的血液流通順暢、使造精細胞活性化、改善精子運動率等效果。需持續觀察3個月左右。

荷爾蒙療法

先施打男性荷爾蒙，讓精子暫時減少，然後再停止用藥。此時精子數量會急速增加，運動量也會更大。

暢通血流藥物

睪丸的血液循環順暢，能帶來增加精子數量的效果。

精子形成障礙 ②

精索靜脈曲張

自覺症狀

- □無自覺症狀
- □睪丸出現類似小腫瘤一樣的東西

如何得知？

- □觸診
- □視診
- □超音波檢查

病因

男性性器官上，具有防止睪丸至腎臟的血液逆流的靜脈瓣。如果此處出現了功能不全的狀況，體內的血液循環就會變差，睪丸周圍的血液就會積淤，並出現淤血。在睪丸附近就會長出像是小腫瘤一樣的東西，形成靜脈曲張。一旦出現靜脈曲張，睪丸溫度就會因為血液循環變差而上升，進而造成精子死亡、或是活動率降低。

治療方法

如果症狀輕微，可透過中藥治療或是施予維他命劑，但若是症狀嚴重，就必須進行外科手術將淤血的靜脈結紮並切斷，使血液循環恢復正常狀態。手術後3～4個月，精液的狀況就會恢復正常，並增加自然懷孕的機率。恢復率大概在6～7成左右。如果術後仍然難以懷孕，就會從時機療法開始進行治療。

出現精索靜脈曲張的狀況

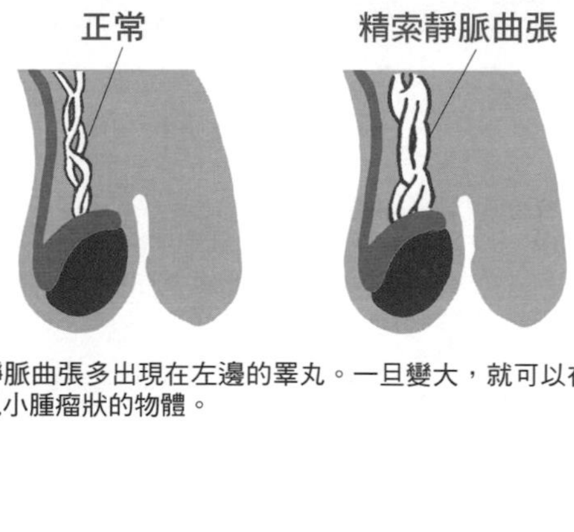

精索靜脈曲張多出現在左邊的睪丸。一旦變大，就可以在陰囊上看見小腫瘤狀的物體。

精子形成障礙 ③

非阻礙性無精子症

自覺症狀

□無自覺症狀

如何得知？

□精液檢查
□荷爾蒙檢查

病因

精液當中沒有精子的「無精子症」，其發病原因約有2成是因為精子雖然有成功製造出來，但是輸送精子的通路卻出現堵塞，也就是所謂的「阻礙性無精子症」（一七〇頁）。剩下的8成則是精子的製造功能出現障礙，一般稱為「非阻礙性無精子症」。罹患非阻礙性無精子症，睪丸幾乎不會製造任何精子。特徵是睪丸較小，而且促進精子形成的FSH數值也有較高的傾向。

治療方法

就算罹患非阻礙性無精子症，也不需要就此放棄。可以進行顯微睪丸精子捕取術（MD－TESE）手術，將睪丸切開，並在顯微鏡下觀察睪丸全體，藉此找出精子或後期精細胞。就算找不到精子，只要找到精子形成前一階段的後期精細胞，還是有可能懷孕成功。而且也可以將採取出來的精子冷凍保存。

何謂 MD-TESE ？

適用病例

副睪當中沒有精子的「非阻礙性無精子症」。

手術方式

將睪丸切開，找出睪丸內部的精子或是後期精細胞。

手術時間與費用

時間約40～70分鐘。費用約15～30萬日圓。

精子形成障礙 4

特發性男性不孕症

自覺症狀

□ 無自覺症狀

如何得知？

□ 精液檢查
□ 荷爾蒙檢查

病因

雖然男性的不孕大多都是精子形成障礙所造成的，不過其中還是有6成左右屬於特發性，也就是原因不明。接受了抽血檢查、精液檢查等之後還是沒辦法找出特定原因時，就會被確診為特發性男性不孕症。在精子檢查結果中發現精子數過少、活動性過低，也就是受精能力較低的情況，也包含在特發性不孕症當中，但問題並不嚴重。

治療方法

首先會進行藥物治療。除了可以服用維他命B_{12}、維他命E等維他命劑和中藥之外，也可以進行荷爾蒙療法。荷爾蒙療法的治療方式，是促進精子形成的FSH、或是促進男性荷爾蒙分泌的LH數值出現異常時，施予女性也能使用的可洛米分（Clomiphene）、hMG和hCG。一般來說會連續用藥3～6個月，觀察病況發展。

精子形成障礙的各種症狀比例

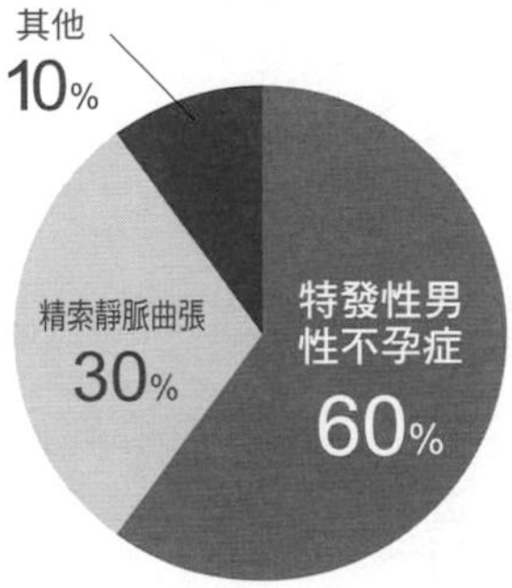

男性不孕的原因，約有9成是因為精子出了某種異常。然而其中又有6成的原因沒有明確病名，因此歸類於原因不明。

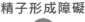

輸精管障礙 1

阻礙性無精子症

自覺症狀

□無自覺症狀

如何得知？

□精液檢查
□觸診
□超音波檢查

病因

左右兩側的副睪管或輸精管同時阻塞，造成精子無法和精液混合的疾病。罹患副睪炎時，就很容易引發副睪管阻塞。此外，疝氣手術等手術過程中誤傷輸精管時，也可能造成輸精管阻塞。如果促進精子形成的FSH數值正常、睪丸大小也正常的話，就會被確診為阻礙性無精子症。

治療方法

罹患阻礙性無精子症時，基本上製造精子的功能本身是正常的。因為負責製造精子的睪丸、還有囤積成熟精子的副睪當中還存在有許多精子，所以進行回收精子、或是打通輸精管的手術是無可避免的。

〈TESE（睪丸取精術）〉

將陰囊切開1公分左右，取出睪丸組織，並在顯微鏡下尋找精子的存在。由於只需要局部麻醉，所以手術時間也只需30分鐘左右。有8成左右的人可以找到精子，回收精子後即可進行體外受精或是顯微注射授精。

〈MESA（副睪取精術）〉

副睪管阻塞的人，可以從儲存精子的副睪中取出精子。方法是將陰囊切開，在副睪處插入導管，抽取出精子。

〈輸精管重建手術〉

調查所有輸精管的狀況，並將輸精管重新接合，或是將副睪管和輸精管黏膜接合在一起，重建輸精管通路。

輸精管障礙 2

逆行性射精障礙

自覺症狀

□無法正常射精

如何得知？

□問診
□觸診
□荷爾蒙檢查
□精液檢查

病因

射精時應該緊閉的膀胱，有一部分仍然保持著打開的狀態，因此造成精液逆流至膀胱的症狀。形成原因有前列腺手術史和糖尿病，不過大多都是先天性的。由於這樣很難自然懷孕，所以幾乎都採用人工授精。

治療方法

有數種治療方法。其中一個方法，是事先以精子的培養液沖洗膀胱內部數次，然後將培養液再次注入膀胱，之後透過自慰方式引發射精，再將膀胱內的精子與培養液一起取出，經過洗淨、濃縮後進行人工授精。

或者是將睪丸內的殘留精子取出，利用精子進行顯微注射授精。要注意的是，射精後的精子雖然會留在膀胱裡，但是接觸過尿液的精子的活動率會降低，因此不適用於人工授精。

副性器的機能障礙

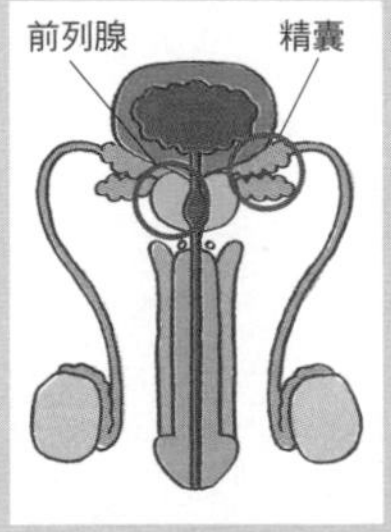

當前列腺或精囊等副性器感染發炎時，就會出現機能障礙。性感染症是這一類機能障礙的主要病因。出現發炎現象時，射出來的精液當中就會混雜著白血球與雜菌，造成近乎全部的精子死亡。也有可能因此而導致不孕。

性功能障礙

❶

勃起功能障礙（ED）

自覺症狀

- □無法勃起
- □無法射精

如何得知？

- □問診
- □荷爾蒙檢查

病因

無法勃起、性行為的症狀。造成勃起功能障礙（ＥＤ）的主要原因有三。第一是心因性因素，例如：過去的失敗經驗、緊張，以及壓力等。當初次性行為較晚時，有很多人會從性生活本身感受到壓力。第二是神經性因素。腦出血、腦瘤、腦外傷、帕金森氏症等腦部疾病都可能和勃起功能障礙（ＥＤ）有關。第三是血管性因素，例如：動脈硬化和糖尿病。有時也可能是因為複數原因交錯，造成發病。

治療方法

不管是心因性還是身體性因素，都需要同時透過心理諮詢與藥物療法，治療身心兩方面的問題。最近常見的治療方式是使用威而鋼之類的口服藥，據說對8成以上的人有效。

治療勃起功能障礙（ED）所用的藥物

伐地那非（Vardenafil）
（例如：樂威壯（Levitra）

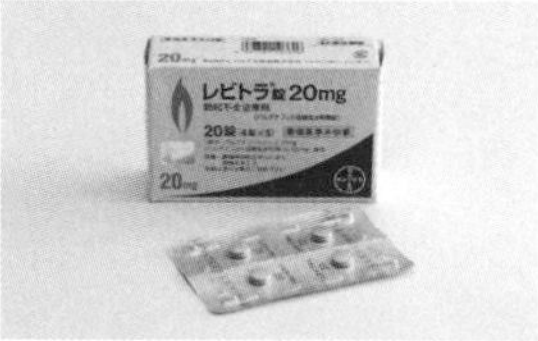

性行為前1小時口服，特徵是藥物生效的所需時間相當短。

西地那非（Sildenafil）
（例如：威而鋼）

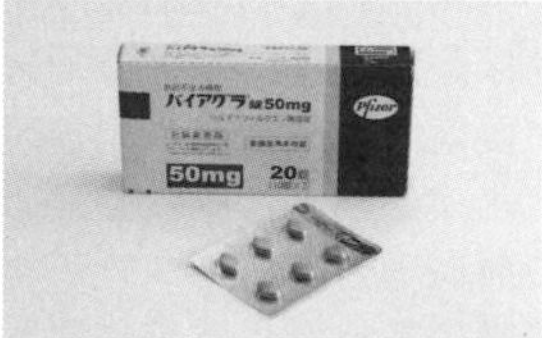

口服之後，可以展現出30分鐘～4小時左右的增加性刺激的效果。

性功能障礙②

射精障礙

自覺症狀

□無法在陰道內射精

□無法透過自慰行為射精

如何得知？

□問診

□荷爾蒙檢查

病因

射精障礙可以細分為許多種類。其中最常見的就是無法在陰道內射精的「性交射精障礙」，另外還有早發性射精、延遲性射精、以及逆行性射精障礙（一七一頁）等。無法在陰道內射精的主要原因，絕大多數都是因為強烈的自慰行為或是心思無法集中在性行為上。至於完全無法射精的人，則有精子形成障礙或輸精管障礙的可能。

治療方法

如果原因是出在過度強烈的自慰行為，那麼男性就必須練習，能在與陰道的相同刺激下射精。如果原因出在無法專注於性行為，那麼就只能接受人工授精的方式了。

男性的不孕症專業門診

ED門診

專門治療勃起不全的診療科。經過門診診療後，開出治療處方藥。所有診療都須自費。

男性不孕症門診

專門治療男性不孕症的診療科。有時也會附設婦產科和泌尿科。

COLUMN 5

卵子、精子的保存與提供

現在，即使是未婚女性，只要在35歲之前將自己的卵子冷凍保存，就算到了40歲也還是可以使用年紀較輕的卵子，完成懷孕、生產一事。卵子的保存可以在進行白血病或卵巢瘤手術之前，還有進行乳癌化療之前完成，因此有多少女性因此受惠。

至於男性的精子冷凍保存，在男性進行睪丸瘤或肺癌治療之前，亦有許多醫院和診所會為了預防將來可能因為無精子症而出現不孕症狀，因此將精子冷凍保存。此外，因為時代趨勢而出現了性冷感或勃起功能障礙（ED）的男性，也可以將自己的精子冷凍保存，留著將來進行人工授精或體外受精使用。如此一來夫妻無須經過性行為，也有機會成功懷孕。不過在離婚或丈夫死亡的情況下，爭奪精子所有權的官司等問題也隨之而來。將來，倫理方面的問題會是爭論的重點所在。

再加上日本厚生勞動省也針對美國實行多年的「卵子捐贈」公布了指導原則。對於早期停經或摘除卵巢的病患來說，這是相當有效的應對方式。不過類似病例並不多，而且也還沒解決卵子捐贈者的情報是否公開的問題。另一方面，日本尚未許可第三者捐贈精子進行體外受精。

最後還有為了治療子宮癌而摘除整個子宮、或是子宮嚴重畸形的人，可以「借用」其他女性的子宮進行懷孕生產，也就是所謂的「代理孕母」。不過這個方法同樣尚未得到日本政府的許可（台灣目前也尚未得到許可）。

第6章

不孕症治療費用與實例

不孕症治療需耗費大量的時間與金錢。

有許多夫妻伴侶都希望

工作能與治療並進。

就讓我們一起了解

治療費用與過程！

各種治療所需的費用

不孕症治療的費用比例

有很多人在治療之前都十分在意治療費用，到底一種治療方式應該持續多久的時間呢？就讓我們搭配日本的數據資料參考看看！

到懷孕為止所需的費用與時間

〈受訪者的平均年齡為34.2歲／成功懷孕時的治療方式為時機療法18%，人工授精16%，體外受精21%，顯微注射授精45%〉

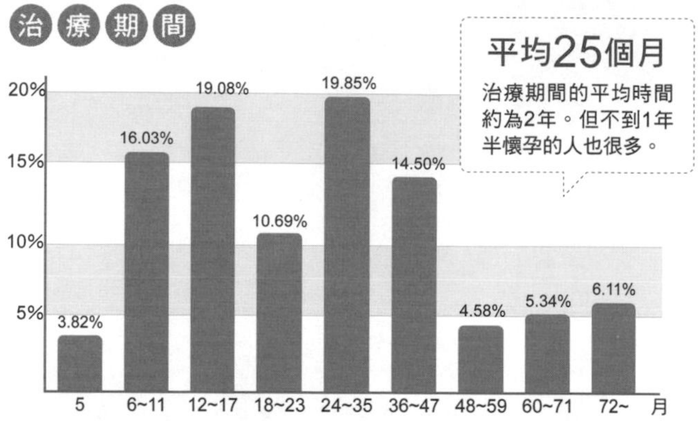
治療期間
平均25個月
治療期間的平均時間約為2年。但不到1年半懷孕的人也很多。
20%
15%
10%
5%
3.82%
16.03%
19.08%
10.69%
19.85%
14.50%
4.58%
5.34%
6.11%
5
6~11
12~17
18~23
24~35
36~47
48~59
60~71
72~
月

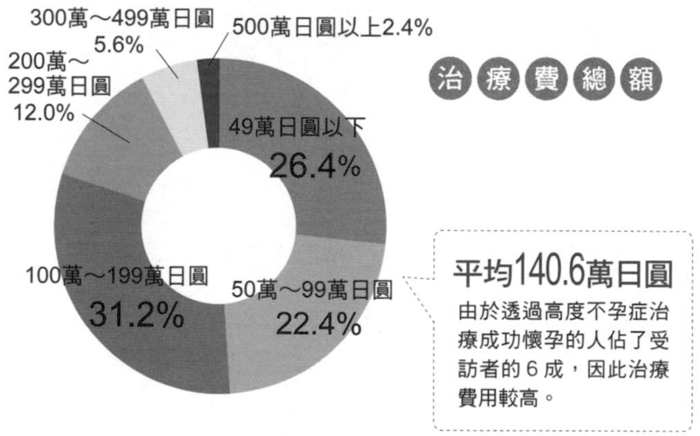
治療費總額
300萬～499萬日圓
5.6%
500萬日圓以上2.4%
200萬～299萬日圓
12.0%
49萬日圓以下
26.4%
100萬～199萬日圓
31.2%
50萬～99萬日圓
22.4%
平均140.6萬日圓
由於透過高度不孕症治療成功懷孕的人佔了受訪者的6成，因此治療費用較高。

進階治療會增加治療費用

在日本，不孕症治療的費用之所以昂貴，是因為許多治療方式都不適用保險。適用保險的只有使用排卵誘發劑等藥物治療和不孕症檢查等。至於其他治療方法，大多都不是保險給付的對象，所以會出現越是進行治療、治療費就越貴的傾向。不過，像時機療法或人工授精療法，每1次大概僅需一萬～三萬日圓，還是在每個月從家用當中擠出來的範圍。

高度不孕症治療的治療費總額

體外受精

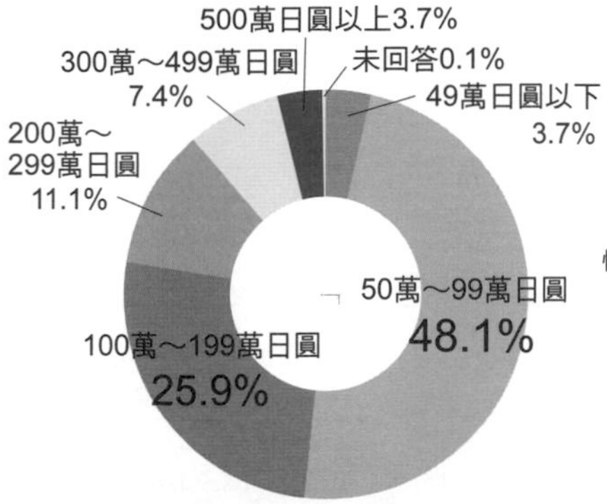
500萬日圓以上3.7%
300萬～499萬日圓 7.4%
未回答0.1%
49萬日圓以下 3.7%
200萬～299萬日圓 11.1%
50萬～99萬日圓 48.1%
100萬～199萬日圓 25.9%

治療費用平均134.2萬日圓

治療期間平均29.2個月

雖然平均金額較高，但是大多數例子都是未滿100萬日圓。治療期間也多在1.5年以內。

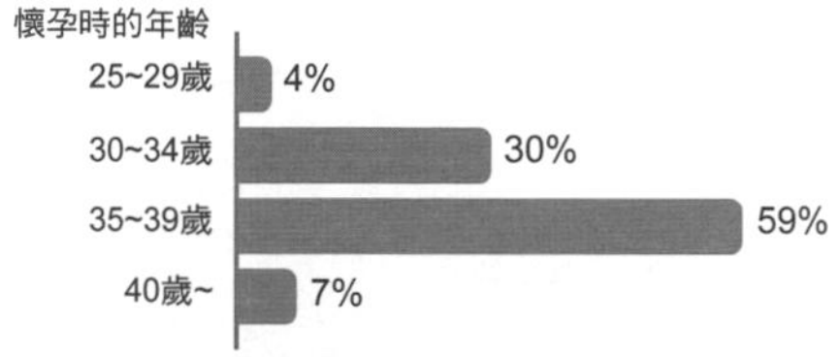
懷孕時的年齡
25~29歲 4%
30~34歲 30%
35~39歲 59%
40歲~ 7%

顯微注射授精

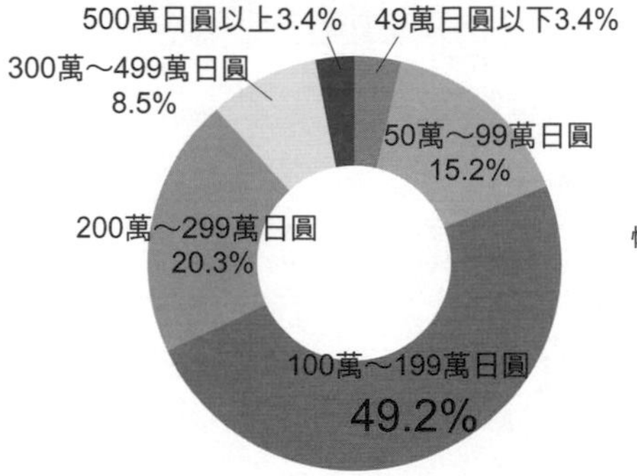
500萬日圓以上3.4%
49萬日圓以下3.4%
300萬～499萬日圓 8.5%
50萬～99萬日圓 15.2%
200萬～299萬日圓 20.3%
100萬～199萬日圓 49.2%

治療費用平均166.6萬日圓

治療期間平均32.3個月

缺

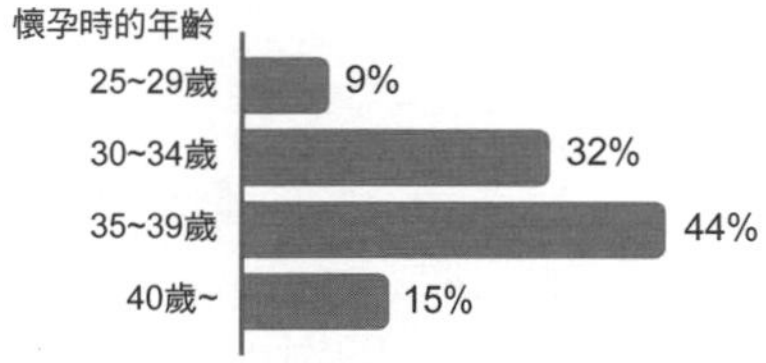
懷孕時的年齡
25~29歲 9%
30~34歲 32%
35~39歲 44%
40歲~ 15%

（問卷調查出處：「Jineko」http://www.jineko.net）

利用補助金來減輕負擔吧！

當年齡增長、選擇高度不孕症治療的案例變多，經濟方面的負擔也會增加。早有報告指出，成功懷孕之前所需的費用確實會超過一〇〇萬日圓。

在醫療支出方面，有某些補助金和醫療費扣除額能夠幫忙負擔部分支出，所以只能善加利用這些制度，藉此減輕經濟方面的負擔。至於想要接受治療到什麼程度，則必須由夫妻兩人好好討論再決定。

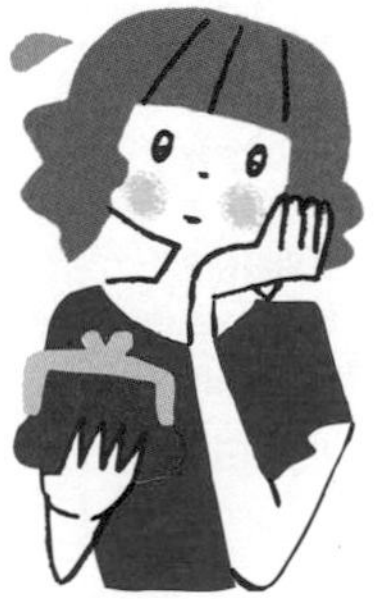

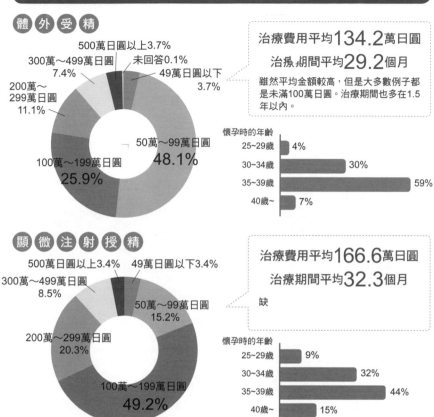

依照不同治療方式・費用範例

（保險依台灣各保險公司情況而定）

❶ 時機療法

A小姐（31歲）的例子

■無排卵 ■綜合醫院 ■保險的個人負擔為3成

一邊注射排卵誘發劑，一邊接受時機療法的指導，費時半年懷孕成功。

診察項目	檢查與治療的單價x次數		保險／自費	合計
初診費用	810日圓		保險	810日圓
複診費用	370日圓 ×	20次	保險	7,400日圓
荷爾蒙注射	1,140日圓 ×	7次	保險	7,980日圓
荷爾蒙負荷試驗	25,000日圓 ×	1次	自費	25,000日圓
精液檢查	5,500日圓 ×	1次	自費	5,500日圓
注射排卵誘發劑（Follistim 150單位）	2,250日圓 ×	7次	保險	15,750日圓
超音波檢查	1,800日圓 ×	3次	保險	5,400日圓
子宮頸黏液檢查	700日圓 ×	7次	保險	4,900日圓
子宮輸卵管造影檢查	7,000日圓 ×	1次	自費	7,000日圓
黃體荷爾蒙注射	380日圓 ×	17次	自費	6,460日圓
			到懷孕為止的總花費	86,200日圓

進行時機療法時，每一個週期都有可能上下變動3000～2萬日圓。

❷ 人工授精

B小姐（40歲）的例子

■丈夫有少精症 ■公立醫院 ■保險的個人負擔為3成

已經持續進行了人工授精約1年左右，正在考慮進行進階的體外受精。

診察項目	檢查與治療的單價x次數		保險／自費	合計
初診料	810日圓		保險	810日圓
複診費用	370日圓 ×	4次	保險	1,480日圓
通氣檢查	3,000日圓 ×	1次	自費	3,000日圓
同房試驗	4,500日圓 ×	1次	自費	4,500日圓
雌激素檢測	600日圓 ×	1次	保險	600日圓
精液檢查	4,000日圓 ×	1次	自費	4,000日圓
子宮頸黏液檢查	700日圓 ×	4次	保險	2,800日圓
子宮輸卵管造影檢查	5,000日圓 ×	1次	自費	5,000日圓
人工授精	15,000日圓 ×	4次	自費	60,000日圓
			到懷孕為止的總花費	82,190日圓

一次人工授精的費用約為1萬～3萬日圓不等。

❸體外受精

C小姐（34歲）的例子

■丈夫有精子無力症　■不孕症專門診所　■保險的個人負擔為3成

檢查結果確認丈夫罹患精子無力症。經過3次體外受精後順利懷孕。

診察項目	檢查與治療的單價x次數	保險／自費	合計
初診費用	2,700日圓	自費	2,700日圓
尿液檢查・心電圖檢查	10,000日圓 × 1次	保險	10,000日圓
注射排卵誘發劑（普格納L（PERGONA）150單位）	6,900日圓 × 20次	自費	138,000日圓
冷凍精子	10,000日圓 × 3次	自費	30,000日圓
胚胎移植（體外受精）	430,000日圓 × 3次	自費	1,290,000日圓
體外受精後注射黃體荷爾蒙	380日圓 × 37次	保險	14,060日圓
		到懷孕為止的總花費	1,484,760日圓

一次體外受精的費用約為20萬～50萬日圓不等。

❹顯微注射授精

D小姐（31歲）的例子

■丈夫有精子不動症　■不孕症專門診所　■保險的個人負擔為3成

接受兩次顯微注射授精，未能懷孕。由於費用昂貴，目前正在考慮將來該怎麼做。

診察項目	檢查與治療的單價x次數	保險／自費	合計
初診費用	810日圓	保險	810日圓
複診費用	370日圓 × 20次	保險	7,400日圓
注射FOLYRMON-P 150單位	5,250日圓 × 10次	自費	52,500日圓
精液檢查	8,000日圓 × 1次	自費	8,000日圓
冷凍精子	10,000日圓 × 2次	自費	20,000日圓
胚胎移植（顯微注射授精）	530,000日圓 × 2次	自費	1,060,000日圓
		截至目前為止的總花費	1,148,710日圓

一般來說，顯微注射授精的粗估費用是體外受精的治療費再多加5萬日圓左右。

治療費補助！

利用特定不孕症治療的費用補助制度與醫療費用扣除額

各位都知道補助制度與醫療費用扣除額這兩項福利的存在嗎？在此介紹幾個補助制度，讓妳在準備接受高額治療前能事先了解，善加利用，減輕自己的負擔。

何謂特定不孕症治療費用補助制度？

（此為日本補助制度，僅提供參考）

❶ 治療補助

體外受精 or 顯微注射授精

體外受精和顯微注射授精都是補助對象。不過在採卵前因為某些理由而中止治療時，就不在補助對象之列。

❷ 補助金額

最多 45 萬日圓，第 2 年以後為 30 萬日圓

每一次治療可補助15萬日圓。第1年以1年3次共45萬為限，第2年以後降為1年2次共30萬日圓，總共可申請5年10次。

❸ 什麼樣的人有資格申請補助？

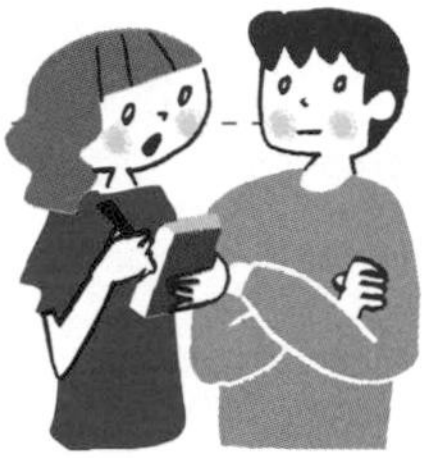

- 擁有合法婚姻關係的夫妻。
- 在指定醫療機構接受特定的不孕症治療。
- 經醫生研判除了特定不孕症治療之外，其他治療方是很難懷孕。
- 夫妻合計所得在730萬日圓以下

滿足上述4項條件的人，就有資格成為補助對象。

❹ 在哪裡申請？

在居住地的自治單位

向自己居住地的自治單位申請。請先確認申請方法和申請期限。

治療方式若不適用保險，可利用補助制度

「想要接受體外受精，但是費用方面……」心中有類似想法的人，都能利用日本的特定不孕症治療費用補助制度。這個制度是針對少子化的解決方案，由日本厚生勞動省和地方自治單位聯合推行，將不適用保險的體外受精、顯微注射授精等治療方式定為特定不孕症治療，予以補助。每個自治單位的申請方法與期限都不相同，請自行洽詢。（本節為日本的狀況，提供參考）

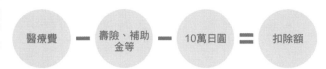

醫療費用扣除額是什麼？

❶ 從所得當中扣除的金額

從一年份的醫療費當中扣除壽險和各種補助金，然後再扣除10萬日圓，所得出的金額就是扣除額。

醫療費 － 壽險、補助金等 － 10萬日圓 ＝ 扣除額

❷ 可供扣除的醫療費

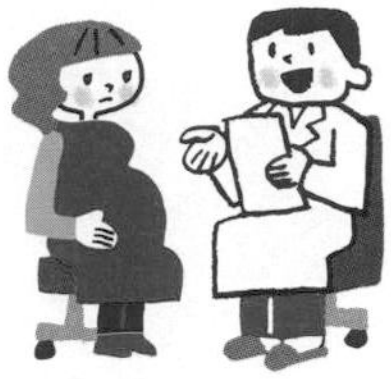

醫院的醫療費

不只是特定不孕症治療，舉凡所有不孕症治療，還有其他疾病傷害、牙科治療、甚至是購買拐杖的費用，都是可扣除的對象。

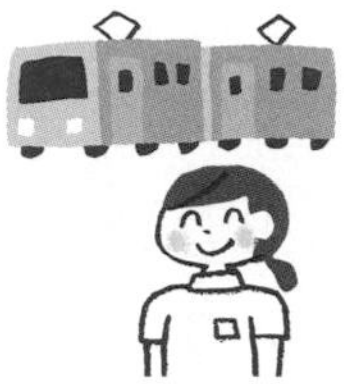

交通費和施術費

前往醫院或診所所花費車資。另外按摩、針灸等施術費用也是扣除對象（有醫師證明的情況下）。

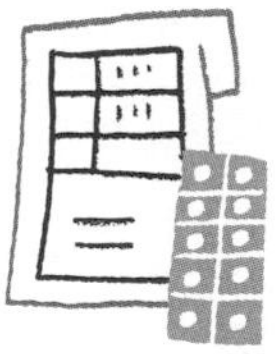

購買藥品費用

為了治療不孕症而購買的中藥、治療不孕症以外的疾病的藥物費用、以及市面上販賣的成藥（感冒藥、止痛藥等）都屬於扣除對象。

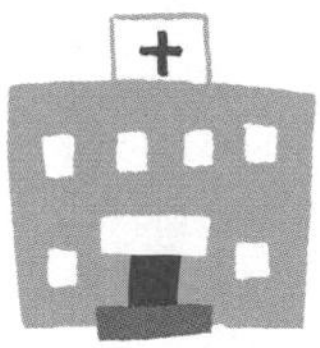

住院所需的費用

住院時的病房費用和醫院提供的伙食費用，都是扣除的項目。至於為了住院而準備的日用品則否。

可以將部分醫療費取回的醫療費扣除額

報稅時若是一併申報醫療費扣除額，就可以從稅金當中扣除部分治療費用。一個家庭的單一年度醫療費用超過10萬日圓時，就可以申請醫療費扣除額。如果同時還申請補助金的話，扣除額就是再減去補助金之後的金額。就算該年度忘記申報，只要保留收據，就可以申報近5年份的扣除額。

但像家庭主婦這樣沒有收入的人，即使申報也沒有任何意義。如果夫妻雙方都有工作，以所得較高者的名義申報會比較有利。

治療和工作並行？

治療和工作並行

想讓工作與治療在沒有壓力的情況下同時成立！相信這是許多職業婦女最大的心願。該怎麼做才能讓它們同時並存呢？我們就來參考別人的應對方式和時間安排吧！

上司與同事的諒解及醫院的選擇都是重點！

越是進行高度治療，自己受限的時間就越多例如：每天都要到醫院接受注射的時間就會越來越長。因此對於必須全職工作的人來說，最大的問題就是如何讓治療與工作並行。

為了讓兩者同時並行，首先最重要的，就是得到上司或同事對於不孕症治療的理解與協助之意。如果遲到、早退、缺席等狀況會增加時，就必須將治療過程加以說明。

如果實在不能往返醫院接受注射，也可以試著採用自我注射（例如：筆型給藥器）在家自行施打，或是在接近自家或公司的醫院接受注射。其中自我注射可以在家施打藥物，因此可以減輕治療帶來的負擔。不過另一方面，所需費用可能會比往返醫院接受注射來的高。

如果想要繼續工作，那麼選擇容易往返的醫院非常重要。請事先確認醫院的地點、夜間門診、假日門診等條件，整理出能夠一邊工作一邊往返醫院的理想環境。

該不該告訴公司的人，自己正在接受治療？

決定辭職之後，我就告訴他們了。大家都能理解我的想法，溫馨地歡送我離開，還對我說「記得再回來」，真的讓我非常感激。（36歲／治療期間約2年半）

我告訴了職場的上司，他允許我遲到、早退。能夠得到上司的理解真的幫了大忙。（38歲／治療期間約3年）

不曾體驗過的人，是沒有辦法理解不孕症治療的。所以我覺得還是盡量不要和別人說比較好。（39歲／治療期間約2年）

說明狀況後，的確會因為有人說三道四而覺得心裡不舒服。不過也有同事對我坦白「其實我也正在治療」，像這樣互相商量、鼓勵。（31歲／治療期間約2年）

讓工作與治療同時並行的方法

**全職工作通常很難做到工作與治療並行。
參考下列的日程範例，思考解決對策吧！**

1個治療週期的日程範例

一	二	三	四	五	六	日
			1 ♥ 月經開始	2	3	4
5 ★注射 9:00～10:00	6	7 ★注射 9:00～10:00	8	9 ★注射 9:00～10:00	10 ★hCG 13:00～14:00	11
12	13 ♥ 性行為	14	15	16 ★注射 9:00～10:00	17	18
19 ★注射 9:00～10:00	20	21	22 ★注射 9:00～10:00	23	24 ★確認結果 13:00～14:00	25
26	27	28	29	30	31	

CASE1 自行往返醫院

不孕症治療期間：1年（35歲）
不孕原因：不明

一個週期的時機療法

由於自家和工作場所的附近正好有家醫院，所以我徵求了上司的許可，趁早上上班時前往醫院接受注射。雖然很辛苦，不過多虧有職場同事的諒解，最後終於順利懷孕。

來回醫院・公司的方法

自家 → 20分 → 醫院 → 20分 → 公司

1個治療週期的日程範例

（🏠 在家進行注射）

一	二	三	四	五	六	日
			1	2	3 ♥ 月經開始	4
5 ★治療 17:00～18:00	6 🏠	7 🏠	8 🏠	9 🏠	10 🏠	11 ★治療 9:00～10:00
12	13 ★採卵	14	15	16	17	18 ●移植
19	20 🏠	21	22	23 🏠	24	25
26 🏠	27	28	29 🏠	30 ★確認結果 9:00～10:00	31	

CASE2 選用自行注射

不孕症治療期間：2年（32歲）
不孕原因：排卵因素

一個週期的體外受精

由於醫院太遠、單程需要1個小時的時間，所以我選擇了自行注射針劑，誘發排卵。雖然第1次注射時有些排斥，不過之後就習慣了。

【估計費用：筆型給藥器／約5000～3萬日圓】

來回醫院・公司的方法

自家 → 60分 → 醫院 → 60分 → 公司

不孕症治療的實際日程
CASE 01

“決定以時機療法治療”

M・S太太（34歲女性，工作同時治療）

不孕原因　排卵因素　治療期間　約2年（32歲～34歲）

治療方式　時機療法→人工授精→時機療法

總花費　約80萬日圓（無補助）

夫妻互相溝通後變得更加積極了

結婚過了2年，從國外出差回到日本後，這時我開始想要一個孩子。我希望能得到專業醫師的協助，於是決定前往不孕症專門診所。做出這項決定的另一個理由，就是因為我已經超過30歲了。

想要孩子卻遲遲無法懷孕，使得心情變得有些浮躁。因此我們夫妻倆就開始溝通，增加了許多兩人對於孩子的溝通機會。例如：家人增加後生活會變得如何？能不能度過幸福的生活？各種事情都能獲得確認。等待寶寶降臨的心態能夠逐漸變得更加樂觀積極，不管是對我個人也好還是夫妻兩人也好，我覺得我們都

治療年表

從時機療法開始

為了確認夫妻倆的身體狀況，接受了許多檢查，最後從時機療法開始進行起。

費用
約2萬5千日圓／初診一個週期
約1千日圓／複診一個週期

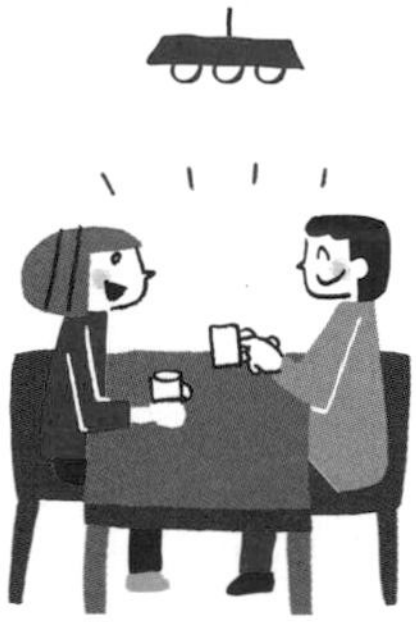

約5個月後

嘗試人工授精

雖然做了人工授精，但是還是沒有懷孕。

費用
約2萬日圓／一個週期

醫生的建議

積極接受子宮輸卵管造影手術。

做完子宮輸卵管造影檢查以及子宮內膜檢查之後，會比較容易懷孕。特別是在子宮輸卵管造影檢查結束後，由於顯影劑通過，使得輸卵管得以擴張、殺菌，如此一來不僅通暢性獲得改善，纖毛運動也因此恢復。所以希望大家都能儘快進行此項檢查。

幸好有做的事

做過子宮輸卵管造影檢查之後就懷孕了！？

平日飲用溫飲，並進行腳底按摩、骨髓推壓法（P218）和針灸，藉此改善了血液循環。此外，院方也告訴我們，可能是因為剛做完子宮輸卵管造影檢查，所以會比較容易懷孕。我覺得自己是在開始想要開心生活的那個週期裡懷孕成功的。

因此獲得了很多成長。

結婚2年還沒有孩子，周遭的人除了擔心，也會刻意不提及有關小孩的事。這對我們來說相當痛苦。另外每當我們聽到朋友們懷孕的消息，心裡總是非常難過。等到我們變得能夠面對這件事，變得能夠衷心祝福周遭友人的懷孕喜訊時，我們的孩子就來到了我們的身邊。

約6個月後

再次挑戰時機療法

我決定開始服用中藥，並決定不再使用時機療法以外的方法。為此我和醫生仔細討論了一番。之後每個月只有檢查排卵情況時會前往醫院。

費用

約1千日圓／一個週期（從複診開始）

約1年後

開始進行骨髓按摩法（見二一八頁）

開始嘗試骨髓壓摩法和針灸治療。同時也接受了子宮輸卵管造影檢查。

費用

子宮輸卵管造影檢查…約8千日圓／一次

骨髓壓摩法…約1萬2千日圓／一個週期

針灸治療…7千日圓／一個週期

懷孕

不孕症治療的實際日程
CASE 02

「決定以時機療法治療」

雙胞胎太太（32歲女性，一邊工作一邊治療）

不孕原因 排卵因素　治療期間 約2年（28歲～30歲）

治療方式 時機療法→人工授精→體外受精

總花費 約300萬日圓（內含75萬日圓補助金）

充滿困難的人生才是值得感恩的人生

我因為一直出現不正常出血而前往婦產科接受檢查。醫生確診為多囊性卵泡症候群，我便開始了不孕症治療。剛開始，丈夫對於治療本身的態度相當消極，我費了很大一番工夫才成功讓他改變想法。治療期間也曾有過多次的痛苦經驗，不過我認為那段時間是和丈夫一起共同生活的重要時刻，兩人一起出門旅行、一起到餐廳吃飯，現在回想起來，當時真是度過了一段愉快的時光。

常有人說不孕症治療就像是在伸手不見五指的隧道中摸黑行走，這形容太貼切了。我當時就處在這種不知何時才能看到出口光芒的情況之下，只能和丈夫手

治療年表

從時機療法開始

服用排卵誘發劑，同時開始嘗試時機療法。

費用　約2萬5千日圓／初診一個週期
約1千日圓／復診一個週期

約1年半後

從時機療法開始

嘗試了3次人工授精，仍然無法懷孕。

費用　約2萬日圓／一個週期

約2年後

挑戰體外受精

轉院到不孕症專門診所。接受了5次左右的體外受精。

費用　約40萬～50萬日圓／一個週期

懷孕

醫生的建議

過去曾被視為原因不明的多囊泡卵巢症候群

由於超音波檢查的逐年進步，過去一直被診斷為原因不明的排卵障礙患者們當中，我們開始發現她們的不孕原因其實有很多是因為多囊泡卵巢症候群。常見的發病原因為胰島素分泌異常，治療方法年年都有顯著進步。

幸好有做的事

每天都過得開開心心

我覺得當初一直告訴自己不要太過煩惱自己接受不孕症治療這件事情，實在是太好了。因為我不想讓自己抱著痛苦的記憶度過每一天，所以我開始學習花藝設計等手藝，或是出門慢跑轉換心情。

牽著手在黑暗中不斷摸索前進。真的很辛苦，不過我還是深信自己總有一天一定會找到出口的光芒，不斷地向前走。覺得痛苦的時候，大可不必勉強自己微笑，如果看到印著小孩照片的賀年卡會覺得難過，大可不要去看，就算變成了討厭鬼也無所謂，不必強迫自己忍耐。

朋友曾經對我說「一帆風順的人生是平凡無奇的人生，而充滿困難的人生是值得感恩的人生。」。這句話拯救了我。自從聽過這句話之後，我就不斷地告訴自己「我現在的人生非常值得感恩。」，讓自己隨時都能享受人生。

懷孕時的情形

胚胎移植之後血流量增加了!?

透過顯微注射授精，我們冷凍保存了幾個成功發育成囊胚的受精卵。2個月後進行胚胎移植，之後成功懷孕。移植剛結束，我馬上覺得自己下腹部的血液流量似乎增加了。因為不想讓自己出現過多的期待，所以我告訴自己「這只是錯覺」。不過有成功懷孕真的太好了。

治療期間的煩惱

花了一番功夫才獲得丈夫的理解

丈夫對於接受治療這件事情，態度不僅消極，而且還抱持反對意見。然而這件事情必須要有丈夫的協助和支持才有辦法成功，所以我和他溝通了許多次，把我的堅定意志和熱情傳達給他，希望我們能一同努力面對這件事。幸好最終得到了丈夫的理解，能讓我坦然說出一切。

不孕症治療的實際日程

CASE 03

「跨越流產的傷痛，以體外受精成功懷孕」

Chieko太太（35歲女性，一邊工作一邊治療）

不孕原因 原因不明　治療期間 約2年（32歲～34歲）

治療方式 時機療法→人工授精→體外受精

總花費 約100萬日圓（無補助）

得不到丈夫的同意，難以邁入進階治療

我們接受治療的起點，是因為結婚第4年仍然沒有小孩，所以我們為了調查原因而前往醫院檢查。當治療方式即將從人工授精進階體外受精時，由於一直得不到丈夫的同意，因此拖了半年之久。不過經過我們夫妻兩人認真討論，確定兩人無論如何都想要一個孩子的心意是一樣的，讓我覺得夫妻之間的羈絆彷彿又加深了一層。

第一次接受人工授精時，雖然成功懷孕，但是第6週時卻不幸流產。丈夫和我都很難過，但丈夫始終支持著我。現在我認為當初應該要考慮年齡方面等問題，想法也應該要更加靈活、更快下

治療年表

從時機療法開始

接受了荷爾蒙數值、精子、子宮輸卵管造影等檢查之後，從時機療法開始做起。另外也接受了同房試驗。

費用
合計約5萬日圓

約3個月後

嘗試人工授精

第一次接受人工授精時有成功懷孕，但是卻在第6週流產。之後又嘗試了5次人工授精，卻未能懷孕。

費用
合計約12萬日圓

醫生的建議

女性進入社會，工作與治療並行

女性邁入職場工作，使得工作與治療並行的困難度明顯浮上檯面。由於不孕症治療當中，女性所承擔的負擔比男性為多，所以也常有中途放棄治療、或是為了治療放棄工作等案例出現。此事需要全體社會大眾的理解。

幸好有做的事

重新養成了良好的生活習慣

我開始隨時注意服裝與飲食生活是否能夠充分保暖，要求自己過著規律的生活。也盡可能地要求自己面帶笑容。我覺得真正難過的時候，請假不接受治療也是有其必要的。希望大家都不要輕言放棄，好好珍惜自己心中想要孩子的這份心情。

定決心進行進階治療。後來我們進階進行了體外受精，成功懷孕。

一邊工作一邊進行治療，讓我不斷地遲到、早退、請假，因此帶給公司極大的麻煩。不過幸好上司和同事都能理解我的苦衷，我才得以繼續治療。治療過程中非常不安，就像看不到終點一樣，真的受不了的時候，我也會偷偷翹掉幾次治療。不過我還是覺得最重要的就是不要放棄，必須懷抱著「一定要有孩子」的心情面對這件事。

關於接受不孕症治療這件事，我有告訴自己娘家的媽媽，卻沒有告訴夫家的雙親。即使現在已經生下了孩子，我依然擔心自己無法獲得他們的諒解。

約1年後

轉院

換一家醫院，再次接受了4次人工授精，但是還是未能懷孕。

費用
合計約9萬日圓

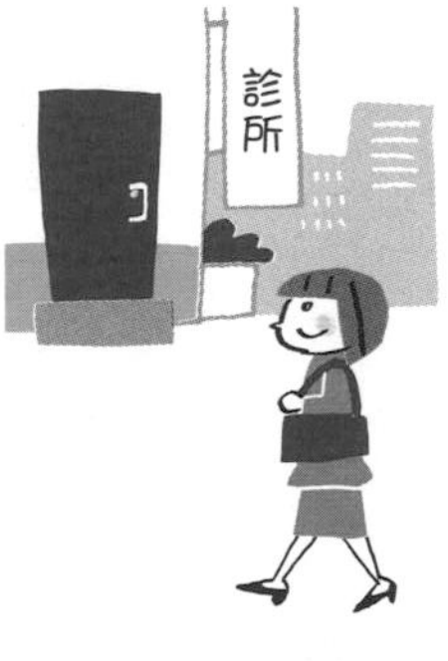

約2年後

進階進行體外受精

進行採卵，挑戰體外受精

費用
合計約75萬日圓

懷孕

不孕症治療的實際日程

CASE 04

“為了接受進階的高度治療而轉院”

感謝原醫生 太太（34歲女性，辭去工作接受治療）

不孕原因 原因不明　**治療期間** 約1年半（32歲～33歲）

治療方式 時機療法→人工授精→體外受精

總花費 約120萬日圓（內含30萬日圓補助金）

辭去工作，與其他人保持距離

結婚超過了2年還是沒有孩子，所以我前往醫院接受檢查。剛開始丈夫並不想要小孩，而且對於治療的態度也不太積極。所以我當時一直煩惱著他為什麼不願意陪我一起去醫院？希望他能更加積極地協助我等等。如今回想起來，這壓力可能反而是件好事。

為了接受治療，我辭掉了工作。因為我沒有告訴周圍的親戚朋友們自己正在接受治療，所以每次和他們見面時，他們都會問起「妳每天都在做什麼？」「為什麼不去工作呢？」等，讓人有點尷尬的問題。不過不孕症治療必須在下一次月經來潮後數日前

治療年表

從時機療法開始

接受了時機療法的指導數次，但未能懷孕。

費用　合計約數萬日圓

約7個月後

轉院進行進階治療

想要接受更高度的治療而決定轉院。一邊使用排卵誘發劑，一邊進行了2次時機療法、3次人工授精、還有1次體外受精。

費用　合計約50萬日圓

約1年半後

再次挑戰體外受精

接受第2次體外受精。

費用　合計約60萬日圓

懷孕

往醫院看診，所以沒有辦法事先安排好行程，也很難實現和朋友的任何邀約。所以反而能夠和周圍的人們保持適當的距離，無需感受到過多的壓力。而且我也更加享受自己一個人的時間，還有夫妻兩人共處的時間。

治療不孕症的過程中若是感受到壓力，可以改變一下周遭環境以減輕壓力。我還覺得改變看診醫院應該也是一個好方法。因為每位醫生的想法和治療方針都不同，說不定能夠就此發現新的方向。

醫生的建議

壓力一旦開始累積 就求助心理諮商

生不出孩子的壓力；受人遺棄的孤獨感和焦躁感。周圍的人不但不理解，還不斷投以傷人的話語。相信大家都有可能不得不度過這麼一段難過的時間。這時請務必尋求不孕心理諮商師的協助吧！

幸好有做的事

心思轉移到 別的地方

強烈建議就算做不來，也還是要拼命增加自己想著治療以外的事情的時間，例如：出門旅行或是增加自己的興趣等。此外，重新整理自己到目前為止的人際關係，更加享受自己一個人的時間還有夫妻共處的時間，我覺得都很重要。

治療期間的煩惱

治療本身 變成了壓力

除了生不出孩子和治療本身變成了壓力之外，我也常常苦惱於自己和周遭的人際關係，日子過得很辛苦。不過我都透過出門旅行等方法抒發壓力。我覺得正因自己經歷了傷心的事情，所以等到孩子出生的時候，才能以更多的愛扶養孩子長大。

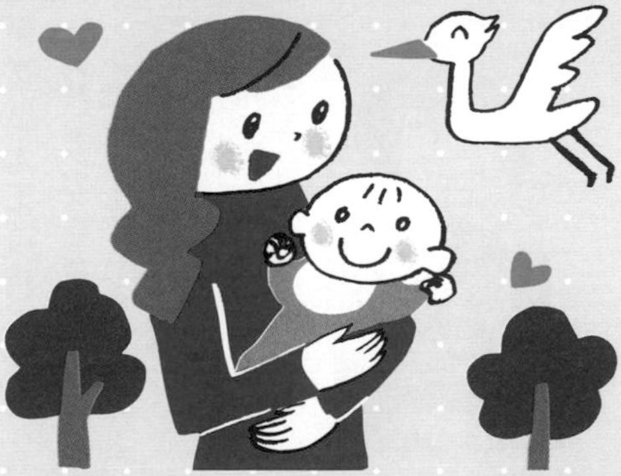

不孕症治療的實際日程
CASE 05

“在治療的休養期間自然懷孕”

小玉太太（34歲女性，一邊工作一邊治療）

不孕原因 男性因素　治療期間 約2年（31歲～33歲）

治療方式 時機療法→人工授精→體外受精→時機療法

總花費 約60萬日圓（內含20萬日圓補助金）

接受心理諮商時忍不住哭出來

因為月經不順，花了1年時間努力做人還是不成功，所以我前往附近的婦產科進行諮詢，之後就開始了治療。因為我沒有告訴別人自己正在接受治療，所以當時最大的煩惱就是自己的精神支柱只有丈夫一人。轉院後第一次前往原醫生的診所時，我接受了心理諮商，說出了自己的真心話，最後因為真的鬆了一口氣而忍不住哭出來。直到那個時候，我才第一次發現自己非常希望有一個人能聆聽自己的心聲。

由於不孕原因是男性不孕，所以丈夫對我很好。但還是發生過他對我大發雷霆「為什麼只有我必須接受治療？」而讓事情變得

治療年表

治療開始

向家附近的婦產科諮詢，使用排卵誘發劑一邊開始進行時機療法，但是經過一年仍然無法懷孕。

費用
約2萬5千日圓／初診一個週期
約1千日圓／復診一個週期

約1年後

嘗試人工授精

轉院至原醫學診所。得知原因可能是男性不孕，於是開始嘗試人工授精，但是還是未能懷孕。

費用
約2萬日圓／一個週期

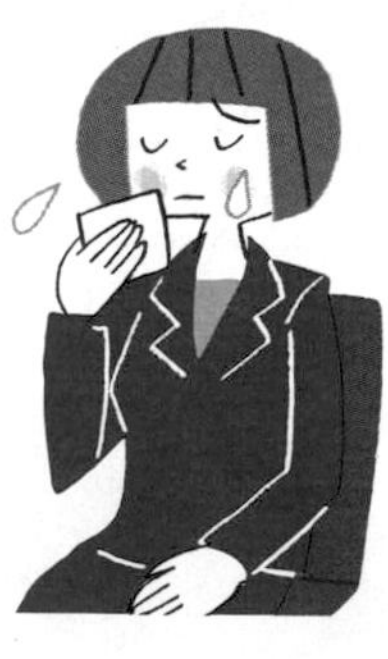

醫生的建議

壓力是造成不孕的重大原因

心理諮商和抒發壓力，對於慣性流產和不育症來說是非常有效的治療方式。壓力雖然不能用數字測量呈現，但是仍有不少醫生認為壓力就是造成排卵障礙的最大原因。亦有許多成功懷孕的案例是發生在停止治療或是停止記錄基礎體溫的時候。

幸好有做的事

能夠自信地等待結果出現

我覺得最要緊的就是輕鬆度日。雖然我也想要早一點懷上自己的孩子！但是我相信當我和丈夫兩人一同獲得了堅信新生命一定會降臨的力量時，許多事情都會跟著開始朝著好的方向發展。

更糟。然而現在我們溝通的時間增加，連不曾提起的話題也能自然地討論。總覺得當我們決定樂觀開朗地努力、不再緊張的時候，好的結果便自然出現。

就在我們能夠輕鬆著說「今天來加油看看吧！我至少有一個健康的精子喔！」這時就出現好結果了。治療的工作交給醫生，而我們的工作是讓夫妻關係更加緊密，這才是最重要的。

約1年半後

進階為體外受精

由於精子的活動性太差，甚至連人工授精都失敗了好幾次。最後接受了體外受精，但是仍然未能懷孕。

費用
合計約40萬日圓

約1年8個月後

在治療期間的空檔裡進行時機療法

就在我們調養身體以備下次體外受精的空檔時，進行了時機療法，結果順利懷孕。

費用
約1千日圓／複診一個週期

懷孕

不孕症治療的實際日程
CASE 06

“選擇往返方便的醫院最重要！”

工作褲 太太（32歲女性，一邊工作一邊治療）

不孕原因 男性因素　**治療期間** 約1年半（35歲～36歲）

治療方式 時機療法→人工授精→體外受精

總花費 約100萬日圓（內含15萬日圓補助金）

必須要在工作同時往返醫院

我一直在煩惱到底該如何一邊上班，一邊依照時間、地點、次數去醫院。在我通車的範圍裡，很幸運地有一家不孕症專門診所，所以才有辦法接受治療。否則我應該不可能在不辭職的情況下繼續接受治療。我要是辭職了，生活就會陷入困境。

除了我們夫妻倆之外，沒有人知道我們做了體外受精。我覺得能找到一個不會被任何人發現、而且又能持續接受治療的環境是非常重要的。另外做完SEET法之後，我覺得自己的子宮環境確實有出現改變的感覺。我想自己能夠懷孕成功都是多虧了這項治療。

治療年表

從時機療法開始
記錄基礎體溫，再從時機療法開始做起。
費用
約2萬5千日圓／初診一個週期
約1千日圓／復診一個週期

約1年後
挑戰人工授精
在3個月內挑戰了3次人工授精。
費用　合計約6萬日圓

約1年後
進行進階體外受精
採卵後進行顯微注射授精和SEET法，成功懷孕。
費用　合計約90萬日圓

懷孕

醫生的建議

社會大眾對於不孕症治療的觀感應該更加開放

有許多接受不孕症治療的人，都不願意讓職場同事、朋友、甚至父母知道自己正在接受治療。這就是不孕症治療令人痛苦的一面。因為排卵日無法確定等理由，治療途中常會碰上臨時更改看診日等情況，種種困難不斷出現。如果進行到體外受精階段，甚至必須向公司請假。我真的希望這個社會能對不孕症治療有更深一層的理解。

不孕症治療的實際日程
CASE 07

“5年的治療總算懷孕”

小櫻 太太（34歲女性，辭去工作進行治療）

不孕原因 輸卵管因素、子宮因素、男性因素 **治療期間** 約5年（28歲～33歲）

治療方式 人工授精→體外受精

總花費 約360萬日圓（內含65萬日圓補助金）

得不到好結果，心情很低落

因為我有子宮肌瘤，所以一直很擔心自己能不能懷孕，也因此接受了不孕症檢查。丈夫也因為沒有性慾而一同接受檢查，結果發現他的精子數量過少，於是兩人便從人工授精開始做起。

丈夫放手讓我去做自己想做的事，在醫院裡也一直陪著我、對我說「謝謝妳平日的辛勞」。我因為一直無法懷孕，每當月經來潮都會焦躁不安，還會藉酒消愁。不過就算我帶給丈夫不少麻煩，他還是一路支持著我。至於醫院，因為裡面有許多懷抱同樣煩惱的人，所以讓我的心情也輕鬆不少。

醫生的建議

夫妻的合作體制就是治療成功的關鍵！

促使不孕症治療成功的關鍵在於夫妻兩人的合作體制，還有壓力是否得到適當紓解。但似乎只有女方十分辛苦，不過我相信男方也一定希望能夠分攤太太的辛勞。但是男性們往往沒辦法好好說出口，而產生不少誤會。這個時候，不妨傾聽對方的心聲，就算發生了痛苦的事情，也一定能夠因此增加夫妻兩人的感情。

治療年表

- **從時機療法開始**
  檢查後發現丈夫的精子量過少，於是便從人工授精開始做起。
  費用　約2萬日圓／一個週期（人工授精）
- 約6個月後 **子宮肌瘤手術**
  接受子宮肌瘤手術。之後1年半的期間之內挑戰了11次人工授精。
  費用　合計約50萬日圓
- 約1年半後 **丈夫的TEST手術**
  儘管挑戰了TEST，但是仍然採不到精子。
  費用　合計約10萬日圓
- 2年～4年半後 **多次挑戰體外受精**
  總共嘗試了採卵7次、胚胎移植12次、SEET法5次。還曾經歷1次死胎。
  費用　合計約300萬日圓
- **懷孕**

COLUMN 5

選擇放棄治療

結婚的目的應該不是生小孩，但是往往都會在不知不覺中持續著把懷孕當成最終目的的治療。當自己回顧時，總會猶豫到底該不該休息、中斷、或是乾脆放棄。可是等到每個月的生理期出現後，還是會默默地繼續治療……。

醫療單位是非常殘忍的。有很多地方都只向病患提出懷孕機率，作為是否繼續治療的判斷基準，而最終決定則是全部交給患者自行判斷。就算和先生討論，也只會得到「妳想要的話就繼續吧！」這種有氣無力的回應。

所謂人生就是有起有落、有晴有雨。這個時候，我希望大家能夠重新思索的事情就是「結婚到底代表什麼」。一旦發現沒有辦法生小孩，愛情便隨之結束，這個樣子不是很奇怪嗎？

持續3～4年的不孕症治療之後，當太太覺得自己累了、想要放棄治療時，相信先生應該也同樣疲憊不堪。其實對於兩人來說，偶爾停下來喘口氣，暫時停止治療是有其必要的。不過這段時間內並不是完全不做任何努力，有不少人趁著這個機會做一些瑜珈或是針灸治療，進而成功懷孕。每當我得知病患在暫停治療的時候自然懷孕成功，就會深深地感受到壓力真的是造成不孕的一大原因。

當然其中也有人選擇夫妻兩人攜手共度未來。雖然比較辛苦，不過我相信只要能夠好好面對，一定可以在最佳狀態下迎向人生的終點。

第 7 章

自然增加懷孕機會

不孕原因經常隱藏在日常生活中。

舉凡生活習慣的改善以及自然療法，

就讓我們一同實行能夠有效預防不孕症，

又能提升懷孕能力的方法吧！

目標是自然懷孕！

試試在家就能做到的時機療法

醫生的指導雖然重要，但其實也可以自行嘗試看看時機療法。在此介紹懷孕機率較高的時機、身體狀況管理、以及性行為的體位等重點。

預測排卵日，提升懷孕率

女性的排卵日每月只有一次，而且排出來的卵子只有24小時的壽命。精子的壽命也只有72小時。因此事先確定排卵會發生在哪一天，並為了那一天調整身體狀況，再於預定排卵日的前後進行性行為。在卵子的壽命結束之前把精子送入體內，這就是為了提高懷孕機率的最大重點。

所有預測排卵日的方法當中，最常見的就是每天記錄基礎體溫、並觀察體溫的變動。其他還有檢查子宮頸黏液、利用市面上販賣的排卵檢測藥、以及利用經間期疼痛做為預測基準等方法。

除此之外精子越好動，受精的機率也越高。建議男性每個星期釋放精子一次，以預防精子衰退或品質降低。然而配合女性排卵日進行性行為這件事，特別容易帶給男性精神上的負擔，因此夫妻兩人經常溝通也是很重要的。

懷孕的機會

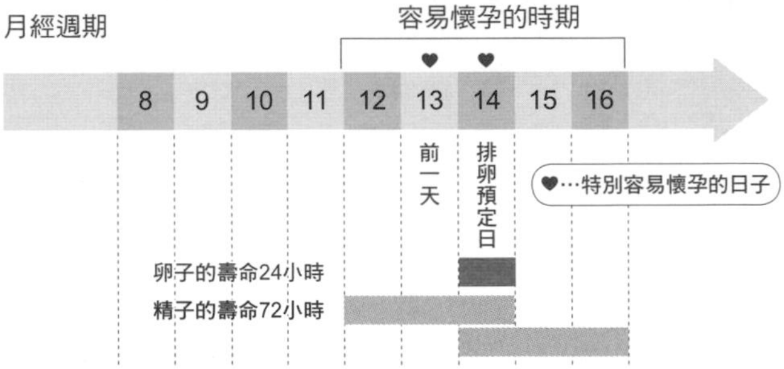
月經週期
容易懷孕的時期
8
9
10
11
12
13
14
15
16
前一天
排卵預定日
❤…特別容易懷孕的日子
卵子的壽命24小時
精子的壽命72小時

為了提高懷孕機率，一般來說會希望能在包含排卵日的前後共5天之間進行性行為。而其中懷孕機率最高的就是排卵日前一天，第二高的是排卵日當天。

知道正確排卵日的四個方法

為了得知最正確的排卵日，最好不要只依靠單一方法，
建議搭配多種方式同時進行。

① 子宮頸黏液 check!

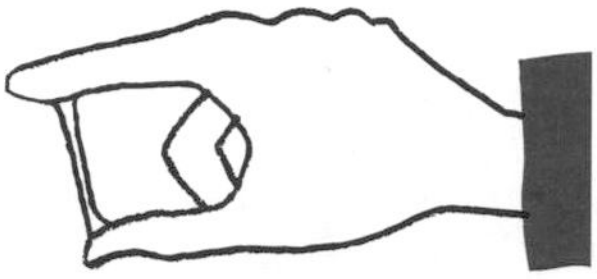

排卵期間，子宮頸黏液（分泌物）的量會比較多。以乾淨的手指伸入陰道內採取分泌物，如果手指間的黏液會如上圖一般延展的話，就表示排卵日近了。

② 基礎體溫表 check!

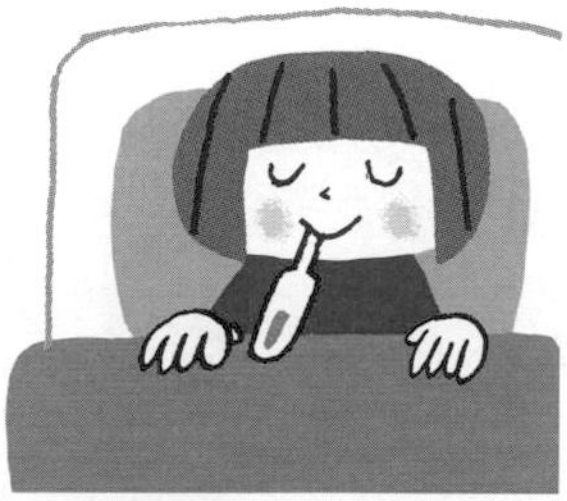

當基礎體溫表的曲線從低溫期轉變成高溫期時，體溫會出現一次巨幅的降溫然後急速升高，如此即可判斷這段時間內發生了排卵。

③ 試劑檢測 check!

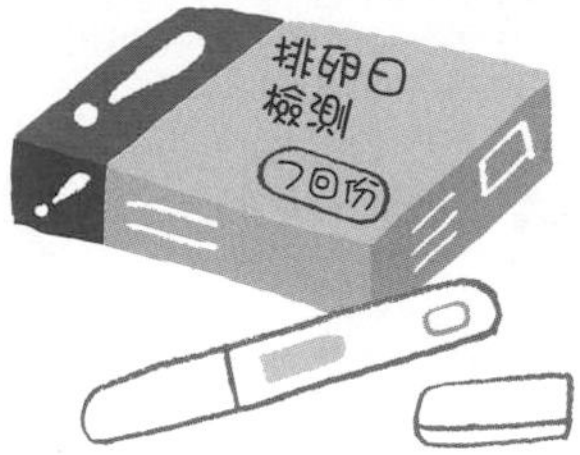

從預定排卵日的2、3天前開始，尿液中的黃體化荷爾蒙濃度升到最高之後的24小時內，就會排卵。檢測試劑大多都是尿液檢測。

④ 經間痛 check!

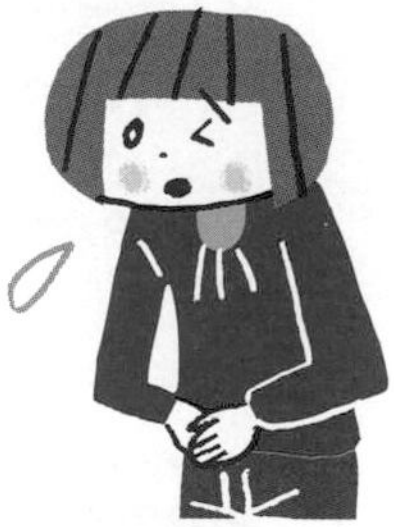

兩次月經之間的預定排卵日前，若是感覺到下腹部疼痛，其後24小時內就會排卵。不過會不會出現經間痛則依個人體質而定。

懷孕前的生活方式

為了能在萬全準備的狀態下迎接預定排卵日，
不管男性還是女性都必須小心調整身體狀況。

女性注意事項

培育壓力較少的生活環境

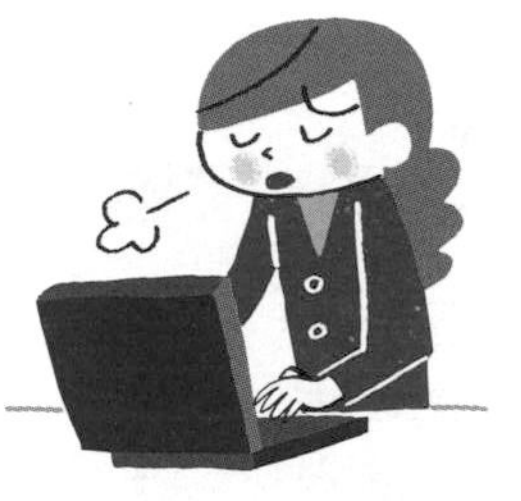

過大的壓力容易影響荷爾蒙分泌平衡，而且會造成月經不順和性功能障礙。

不要讓自己的身體變冷

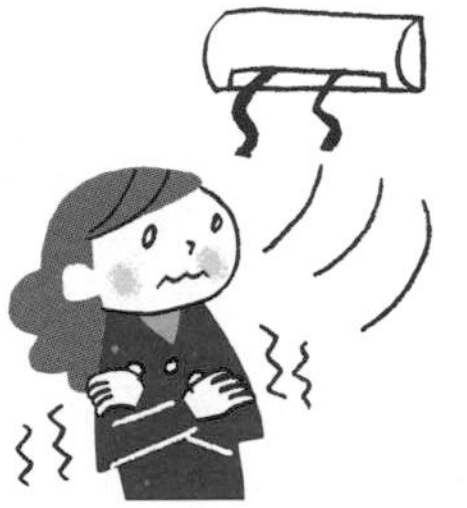

身體冰冷會讓基礎代謝變差，也可能造成荷爾蒙失衡，所以必須小心注意。

睡眠一定要充足

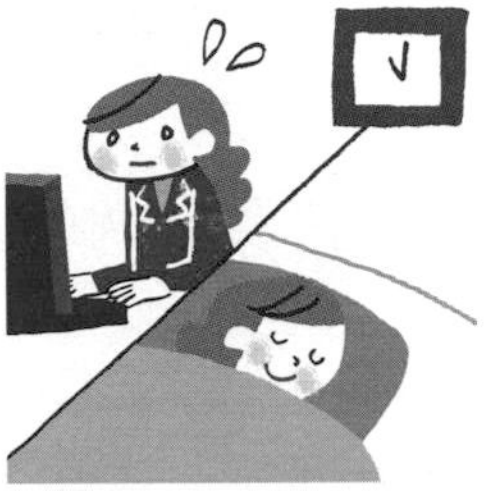

在晚上10點到凌晨2點這段時間內充分休息，能夠調整身體狀況並提高懷孕能力。

男性注意事項

盡量減輕疲勞與壓力

疲勞與壓力是造成勃起障礙和射精障礙的主因。請確保自己的生活中沒有過多的身心負擔。

盡量避免泡澡過久

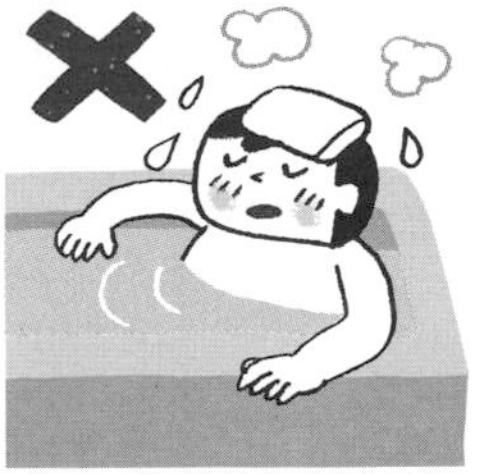

睪丸製造精子的適當溫度是31～33度。請盡量避免進行長時間的泡澡或三溫暖。

請選擇較為寬鬆的內褲

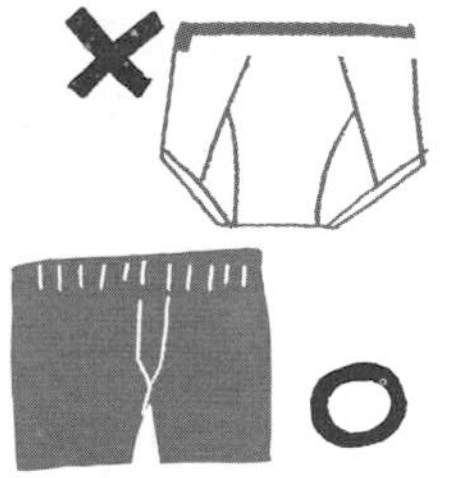

為了製造出健康的精子，選用通風良好且較為寬鬆的內褲。

提高懷孕機率的體位

試著透過性行為的體位，提升懷孕機率吧！
重點就是採用精子比較容易進入子宮的體位。

背後體位（胸膝臥位）

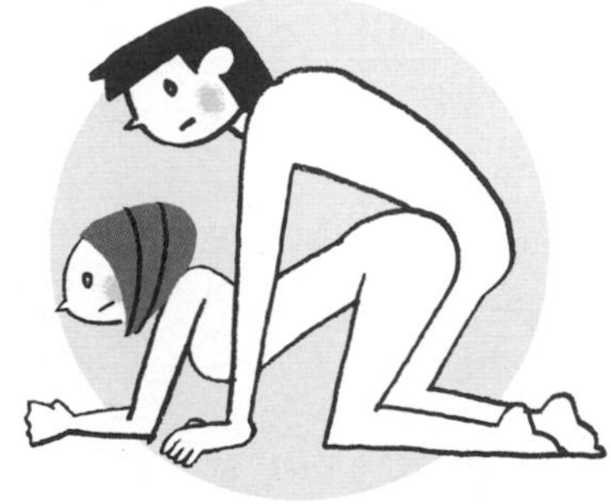

女性趴著，男性由後方插入的體位。女性必須將自己的膝蓋拉近自己的胸口。由於插入程度相當深，故有利於精子進入。

正常體位

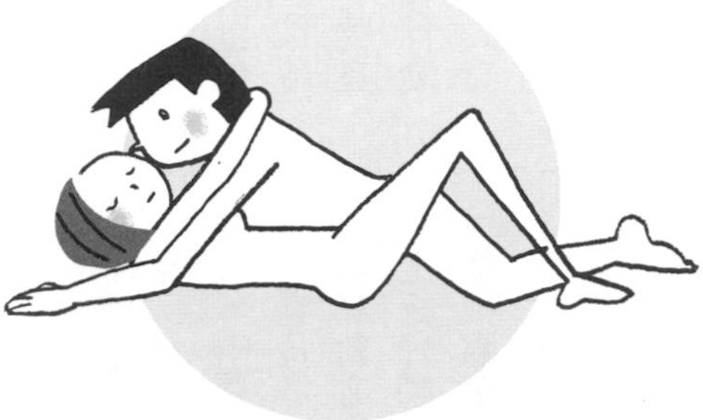

女性若是將膝蓋曲起，陰道就會向後傾斜，而精子也比較不易溢出，自然比較容易進入子宮。也可以在女性的腰下放置枕頭，使腰部更加提高。

背後體位（腹臥位）

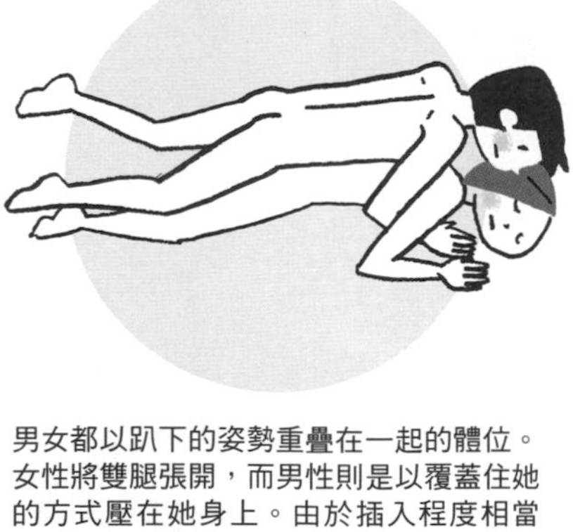

男女都以趴下的姿勢重疊在一起的體位。女性將雙腿張開，而男性則是以覆蓋住她的方式壓在她身上。由於插入程度相當深，故有利於精子進入。

側躺體位（橫向）

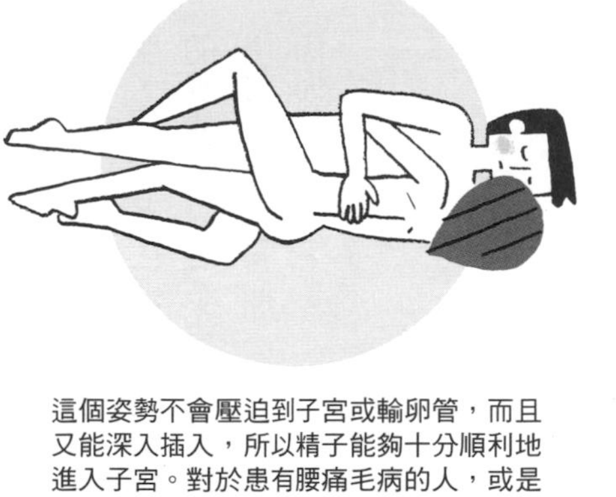

這個姿勢不會壓迫到子宮或輸卵管，而且又能深入插入，所以精子能夠十分順利地進入子宮。對於患有腰痛毛病的人，或是男性過於肥胖時，這個姿勢也相當有效。

性冷感問題

夫妻兩人好好溝通

明明雙方都想要小孩，但是性行為次數卻逐漸減少的夫妻，近年來是越來越多了。試著誠實面對原因，進行雙方都能樂在其中的性行為，讓懷孕得以成功吧！

逐漸增加的性冷感過於忙碌的日常生活

所謂性冷感，定義是「超過一個月以上沒有進行任何性行為或是性接觸（例如：愛撫、口交、以及裸體撫摸等）」。

近年來，性冷感的夫妻正逐漸增加。也有不少苦惱於不孕症的夫妻，其不孕原因就在於性冷感。造成這種現象的原因可能是因為夫妻兩人每天都因工作而晚歸，疲憊不堪的關係。

如何才能讓兩人常保良好關係？

首先，夫妻兩人必須互退一步、積極地進行溝通。第二，就是不要進行單純只為了製造小孩的義務性性行為。當男性聽見「今天是排卵日，就拜託你了。」這種話的時候，往往容易感到負擔。最好的傳達方式是應該和對方說「我想和你一起在床上好好聊聊。」建議利用蠟燭等間接照明製造氣氛，使用精油或香水來改變印象，或是一起觀賞情愛畫面的電影等，一起享受新鮮的感覺。

此外，不妨告訴他「工作辛苦了，謝謝你。」等慰勞之語，或是不經意地說出「很帥氣。」「好有男子氣概。」等稱讚男性的話，再加上肌膚相親。進行性行為時，也可以表現出「好舒服、好開心。」等稍微誇張開心的感覺，如此一來男方應該就會出現「想讓她更開心」的想法，因而情緒高漲。

性冷感的理由

男女雙方並沒有太大差異，特徵在於對於性愛抱持著消極態度的人占了大多數。

太麻煩

因為對方就像是自己的親人

房子太小

工作很累

生產後不知為何突然不想要了

性行為時會痛

擔心出現勃起障礙

對方總是進行單方面的性愛，令人不滿

還有比性愛更有趣的事

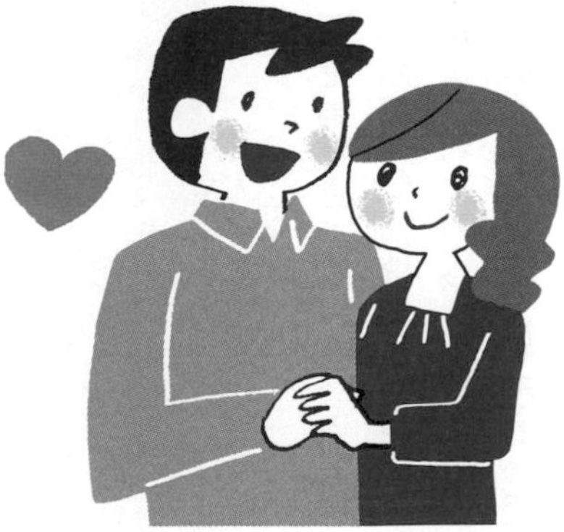

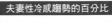

夫妻性冷感趨勢的百分比

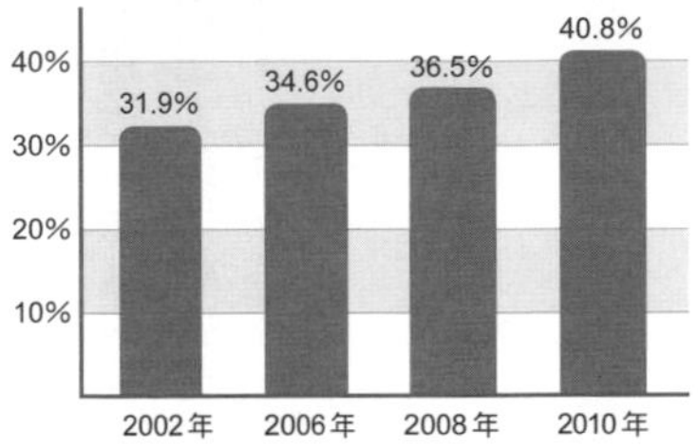

性冷感的夫妻逐年增加，到了2010年已經超過4成。

（出自2010年度「男女的生活與意識形態的第五次調查」。）

和治療一起搭配進行

提高懷孕的中藥

所謂中藥，是利用一些含有藥效的天然植物、動物、礦物等原料製成的藥物。對身體很好，而且也有改善體質和生殖機能的效果，所以不妨和醫生討論看看，將中藥療法併入治療方式之中。

按照醫生的處方箋正確服用

和西藥比起來，中藥比較缺乏即效性。不過持續服用4～6個月，就能妥善調理身體機能，優點在於副作用少。而且若是有醫師處方箋，還可適用保險（依台灣各保險公司情況而定），所以許多醫院都在進行不孕症治療時合併使用中藥。如果沒有選用適合該病患的體質與症狀的藥材，就很難出現效果。所以一定要正確服用專業中醫師所開出來的處方藥。

女性與男性各有其適合的藥物

中藥的種類十分複雜。由於中藥具有彌補西藥副作用的優點，所以可以與西藥混用。但是仍有混用之後出現危險的病例存在，所以服用前一定要和醫生商量。

作為不孕症治療藥物的中藥，可以對排卵障礙、黃體機能不全，還有原因不明的不孕症狀發揮效用。服用之後，有時還能一併改善頭痛和肩膀僵硬等問題。

用在男性身上的中藥，適合想要提高精子製造機能或是想要改善精子活動率的人服用。

中藥治療必須配合病患的身體狀況選擇藥材，治療目的則是讓身體恢復成健康的狀態。因此很難期待立刻見效，而且光憑中藥治療也難以徹底改善不孕的原因。建議大家持續進行西醫的檢查與治療，同時輔以中藥提高懷孕能力。

提高懷孕的中藥

中藥必須依照醫生指示正確服用，
目的是有效改善體質、提高懷孕能力！

建議女性服用的中藥

桂枝茯苓丸

用於手腳冰冷、月經不順

用於骨盆內的循環不良、血液循環不良、下腹部疼痛、手腳冰冷、月經不順等症狀。適合體格壯碩、體力充沛的人服用。

加味逍遙散

用於慢性疲勞或失眠

出現虛弱且容易疲勞、失眠、精神不穩定、以及肩膀僵硬等症狀的人適合服用。有時也用於改善經痛和自律神經失調症上。

當歸芍藥散

用於手腳冰冷、疲倦

用於手腳冰冷、貧血、容易疲勞、荷爾蒙調節紛亂、排卵障礙、月經不順、經痛等症狀。適合瘦弱、體力較差的人服用。

芍藥甘草湯

用於調整荷爾蒙分泌

用於荷爾蒙分泌紊亂、經痛、排卵障礙、早發性排卵障礙等症狀。與體質無關，適合所有人服用。對於高泌乳激素症也有效果。

溫經湯

用於提升體力

使血液循環變好、身體更加溫暖。亦能調整荷爾蒙平衡，可對腦下垂體產生作用，促進排卵。

建議男性服用的中藥

桂枝茯苓丸

改善精索靜脈曲張

適合體格佳、體力充沛的人服用。可以改善睪丸靜脈異常肥大的精索靜脈曲張，提高精子品質和睪丸機能。

八味地黃丸

增強精力

出現倦怠感、下半身冰冷、夜間頻尿等症狀的人適合服用。可改善勃起不全症狀，適用於想要提升精子數量的人。

補中益氣湯

提升造精機能

體力不好、容易疲勞的人適合服用。改善精力減退症狀的同時，也能提高製造精子的機能和精子的活動率。

關鍵在於每天持續下去

有益懷孕的飲食

妳每天都吃什麼樣的食物呢？每天的飲食會成為身體的基礎。請重新審視自己的飲食習慣，確實攝取必要營養，養成一個容易懷孕的體質吧！

均衡攝取營養豐富的食物

有益懷孕成功的飲食，基本要件就是攝取必要的營養。不吃早餐、常吃速食或外食的人，建議改變一下自己的飲食習慣。健康的飲食生活不只能讓身體更容易懷孕，同時也和懷孕後胎兒的健康息息相關。最重要的就是均衡攝取營養。例如：飯後點心選擇富含維他命C的水果，零食選擇富含膳食纖維的紅豆，米飯選擇富含維他命與礦物質的糙米或五穀米，沙拉則選擇鐵質豐富的海藻沙拉等，試著做一點小改變，攝取更好的營養。

此外，選擇當季食材也是非常重要的。因為當季食材所擁有的營養價值最高。而且要刻意選擇能夠讓身體溫暖的食材。因為溫暖的身體可以提高懷孕的能力。最後還要改善自己飲食物和用餐時間，過著健康的生活。

老化物質ＡＧＥ是造成不孕的元兇？

「AGE」又稱為糖化終產物，是一種存在於人體當中、促進老化現象的蓄積產物，會因為糖尿病或年齡增長等原因而產生。一般認為AGE的增加，會對卵巢、卵子和精子帶來影響。

減少AGE的食材

富含維他命Ｂ群的食材、綠茶

建議少吃的食材

洋芋片、炸薯條、精製醣類（例如：白米、白砂糖）

有益懷孕的食物

為了增加懷孕機率，請準確地攝取對女性有益的營養、以及對男性有益的營養吧！

對女性有益

葉酸

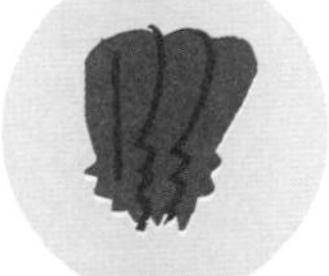

預防流產

菠菜、莢豌豆等黃綠色蔬菜

膳食纖維

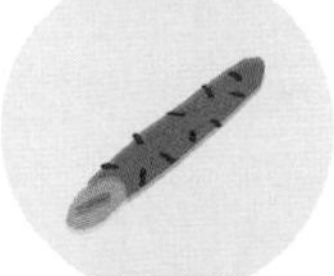

消除便秘

牛蒡、根莖類、豆腐渣、羊栖菜、蒟蒻

鈣質

減輕壓力、強健骨骼

小魚乾、牛奶、油菜、蘿蔔乾絲

鐵質

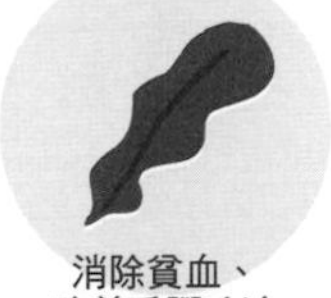

消除貧血、改善手腳冰冷

海藻、牡蠣、牛肉、肝

對男性有益

精胺酸（arginine）

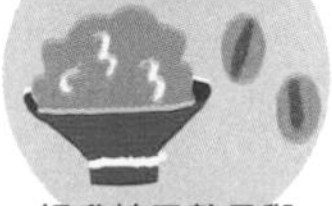

提升精子數量與活動率

糙米、芝麻、豆味增、堅果類

鋅

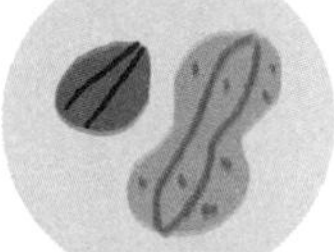

提高精子製造能力，增強精力

堅果類、牛肉、生薑、牡蠣、干貝、鱈魚子

維他命B

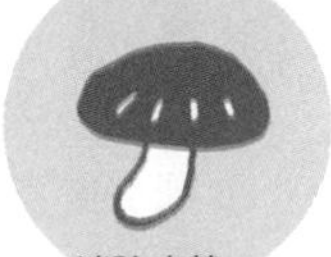

消除疲勞、增強體力

香菇、豬肉、鰻魚、黃豆製品

維他命A

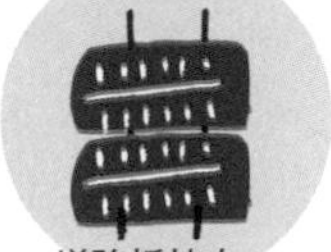

增強抵抗力、使體內活性化

鰻魚、雞蛋、肝、油菜、波菜

具有防止老化、抗氧化功能的食物

水果

消除壓力、改善排卵

葡萄柚、檸檬、香蕉、蘋果

多酚

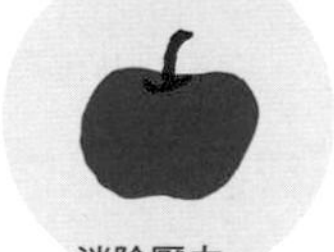

消除壓力、改善排卵

紅酒、蘋果、芒果、香蕉、納豆等

花青素

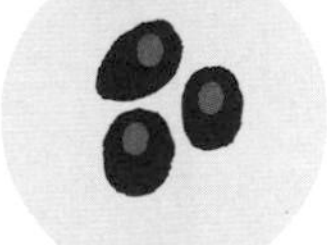

改善血液循環

黑棗、黑豆、紅豆、葡萄、茄子、黑芝麻等

維他命E

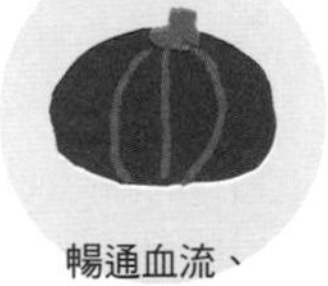

暢通血流、增強生殖機能

南瓜、波菜、酪梨、堅果類、鰻魚

每天的生活最重要！

改善生活習慣，懷孕更容易！

不論男女，不正常的生活習慣都會對生殖能力帶來不好的影響。需要改變的不只是生活節奏，對於飲食生活、適度運動以及嗜好，都需要好好檢討改進。

過胖或過瘦，現在立刻改善！

不規律的生活、睡眠不足、過勞和壓力等都會擾亂身體機能，造成不孕。為了讓身體變得更容易懷孕，就請重新檢討自己的生活習慣。

其中飲食生活紊亂、運動不足所引起的肥胖，還有極端減肥而導致的過瘦，這些都會對男女雙方的生殖能力產生巨大影響。首先先用「ＢＭＩ（體重指數）」來確認自己的體重是否適當吧！計算方式為ＢＭＩ＝體重（公斤）÷（身高×身高（公尺））。與性別年齡無關，ＢＭＩ＝22為適當體重，25以上即為過胖，18.5以下即為過瘦。

體重過重容易導致荷爾蒙失衡，造成無月經等排卵障礙。至於男性，目前已知會出現精子活動率降低以及勃起障礙。

過瘦的女性，引發月經不順或著床障礙等問題的可能性就越高，必須特別留意。

過胖的人

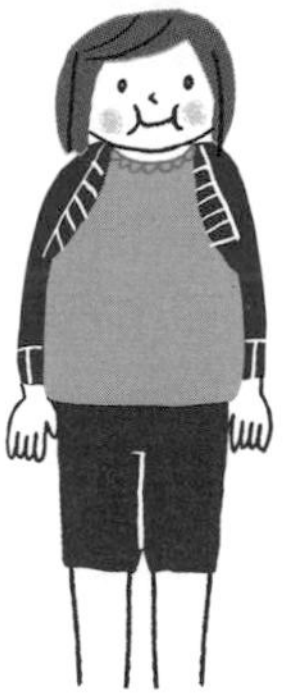

容易出現：
- 排卵障礙
- 多囊性卵泡症候群（PCOS）
- 黃體化為破裂卵泡

避免攝取過多糖分並進行適當的運動，以慢慢減少體重。

過瘦的人

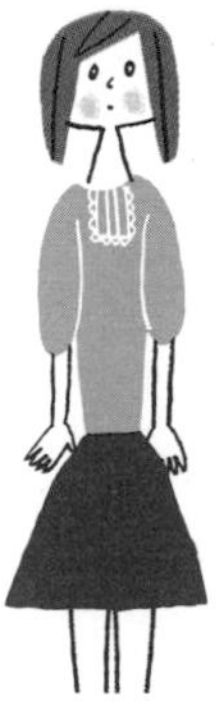

容易出現：
- 月經不順
- 排卵障礙
- 著床障礙

攝取足夠的鐵質和蛋白質並進行適當的運動，以強健體魄。

適度運動，紓解壓力

為了讓荷爾蒙平衡維持正常，防止過度肥胖與進行適度的運動是非常重要的。然而激烈運動只會帶來反效果，所以建議健走、瑜珈和游泳等能夠輕鬆愉快地紓解身心壓力的運動。有氧運動能讓血流更順暢，使子宮內環境變得更好。此外，流向卵巢的血流量也會增加，進而促使排出的卵子品質變好。體內的醣類與脂肪代謝也會變好，因此可以樂見排卵障礙的改善。

難以找出時間運動的人，可以先在工作或家事的空檔進行輕微的拉筋運動，或是稍微增加走路的機會亦可。

不過，過度激烈運動對身體其實並不好。因為會使體內的活性氧增加，進而傷害到一般細胞。男性會出現性慾低落，女性則會出現月經週期紛亂等症狀，必須多加小心。

建議進行有氧運動！

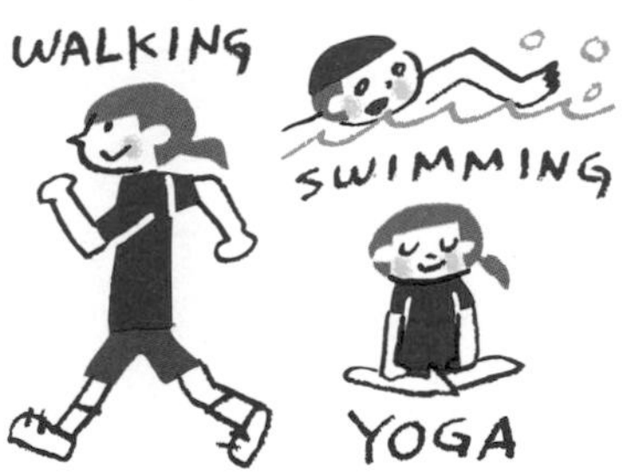

請透過能稍微流汗的運動，使體內獲得充足的氧氣。理想狀態是每周3次以上、每次30～60分鐘。

避免菸酒

抽菸，可能造成女性出現子宮頸和輸卵管問題，男性則會出現精子數量減少、活動率降低以及勃起障礙等問題。另外香菸引起的問題不只會出現在吸菸者身上，一旁吸到二手菸的人也會受到巨大的影響。如果真的想要懷孕，建議當夫妻之中任一人有抽菸習慣時，最好儘快戒菸才是上策。

至於酒類，少量其實不成問題。不過男性酗酒可能會引起勃起障礙，而女性若是在沒有注意到自己懷孕的情況下喝酒，可能會使胎兒出現障礙，因此最好能夠控制飲酒量。

目標是自然懷孕！

醫生推薦的自然療法

除了高度醫療和依賴藥物的治療方式之外，現在的醫療現場亦十分注意自然療法的療效。不妨試著合併使用自然療法，改善身體機能，提高懷孕機會。

運動療法

瑜珈	以拉筋動作和呼吸法來調整自律神經並通暢血流。能夠有效改善月經不順和手腳冰冷。
太極拳	調整生命能量、也就是體內之氣的流向來增進體力、改善體內平衡。能夠有效促進健康。
亞歷山大放鬆技巧	調整身體的歪斜，改善姿勢。方法是逐步學習正確的坐姿、站姿和走路的姿勢。

以東方醫學為基礎的療法

針灸治療	中國的傳統療法，可改善月經不順及荷爾蒙分泌，以增加受孕的機會。
氣功	透過呼吸與身體活動的調整，使得荷爾蒙分泌及心肺功能獲得改善。
指壓按摩	日式的經穴治療法，經由穴道刺激，可使荷爾蒙分泌獲得改善。

找回身體原有的力量！

所謂自然療法，是利用氣功等東方醫學或心理學方面的療法來改善身體機能，提高懷孕能力。亦稱為輔助療法或代替療法。這些方法無須使用藥物就能改善體質，是以提高懷孕能力及對醫學方面的感受性，而能夠有效預防不孕症。目前全世界的醫療都會積極使用這個方法。

其他自然療法

腳底按摩

按壓腳底的穴道，藉此進行身體各部位機能的診斷與治療。對於改善月經不順和提升受孕能力相當有效。血流變得順暢、手腳冰冷的症狀也消失了，身體變得更容易受孕。若能與不孕症治療並行，就會出現更好的效果。

芳香療法

利用從植物萃取出來的芳香精油進行治療的療法。聞嗅香氣，以及稀釋過的精油塗抹在身上或加以按摩，讓鼻子和皮膚進行吸收，以調整荷爾蒙平衡並促進血液循環。

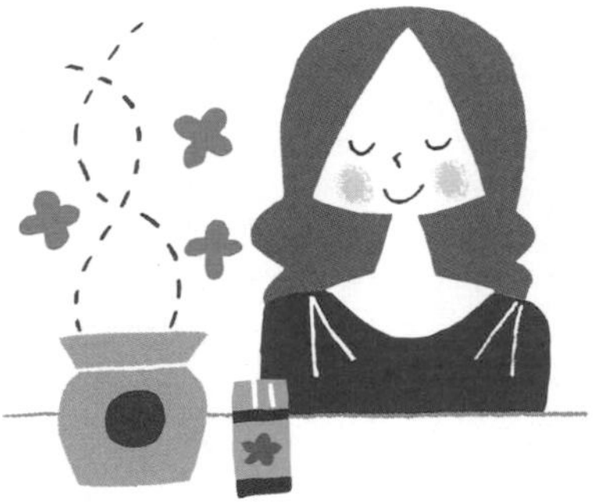

營養療法

這個方法是請精通生殖醫療的營養師對自己進行營養指導。可獲得提高生殖機能和懷孕能力等效果。苦惱於不孕症的人當中，有不少人都是因為慢性的營養不足。因此可利用這個方法，從營養層面打造容易懷孕的身體。

阿育吠陀療法

印度的傳統醫學。能改善體質、創造出容易懷孕的環境，使受孕增加，提高對醫學方面的感受性。具體做法是讓皮膚吸收一層特殊的油，藉此提高免疫力。有時體質也會因其排毒效果而出現改善。

不孕症治療

不孕症治療是根據西醫理論進行荷爾蒙療法、人工授精或體外受精等治療。然而若想更進一步地提高懷孕能力，合併使用這些自然療法，應該相當有效。

此外，為了能在更加健康的狀態下懷孕，運用自然療法將體質調整成更加容易受孕的狀態，可說是十分有效。然而當妳想要暫停治療時，自然療法亦有安撫身心的效果。建議不妨積極地採用自然療法以達成自然懷孕的目標，或是和人工授精、體外受精等治療合併使用。

夫妻一起按穴道

有助懷孕的穴道按摩療法

東洋醫學的穴位按壓療法，對於不孕症治療相當有效。刺激穴位不只能夠改善體質，也能協助夫妻兩人溝通，請嘗試看看吧！

按壓穴道，提升體內原有的治癒力！

人體總共有三百個以上的穴道。刺激這些穴道，會出現血液循環變好、改善體質還有緩和各種症狀的效果。例如：基礎體溫恢復正常，調節體內平衡，使新陳代謝變好等，對於製造出容易懷孕的體質方面頗有助益。不僅可以輕鬆隨手做，夫妻一同進行的話更能增加雙方的感情。

按壓穴道的重點在於掌握正確的穴位。同時還要進行深呼吸、讓體內擁有足夠的氧氣後再行按壓。從鼻子大量吸氣、從口中緩緩吐出，按住穴道。按到舒服的位置便停留在上方，持續按壓3～5秒。此動作反覆5次為1套完整動作。1天進行3套動作最為有效。

請想像自己的肚子裡住著小寶寶，同時全心全意地按壓穴道。

按壓穴道的祕訣

1. 按壓時做深呼吸。
2. 如果是左右兩邊都有的穴道，那麼兩邊都要按。
3. 放鬆之後再按壓。

雖然用拇指或是食指按壓最為理想，不過只要是您方便按壓的任一手指皆可。如果能用吹風機等工具溫暖穴位再按壓的話，效果更佳。但刻意使出過多的力氣會造成反效果，還請多多注意。

有助懷孕的穴道

在此介紹幾個能夠提升懷孕能力的穴道。
了解其正確的位置與功能，進行有效的刺激。

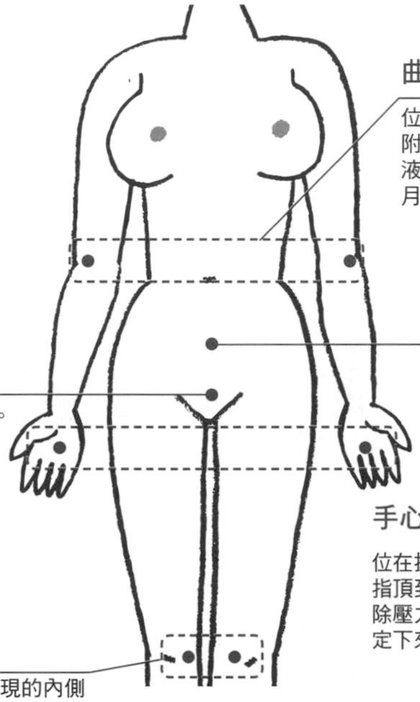
曲池穴
位於手肘外側的關節附近。能讓骨盆的血液流動更順暢，對於月經不順等症狀有效。
關元穴
位在肚臍下方7公分處。對於月經不順及婦人病皆有效。
中極穴
位在關元穴以下7公分。能讓骨盆的血液流動更順暢，對於月經不順等症狀有效。
手心穴
位在握拳時、中指和無名指頂到的位置中間。能消除壓力與煩躁，使情緒穩定下來。
曲泉穴
位於膝蓋彎曲時出現的內側皺褶頂端的凹陷部位。能夠改善婦人病和生殖機能。

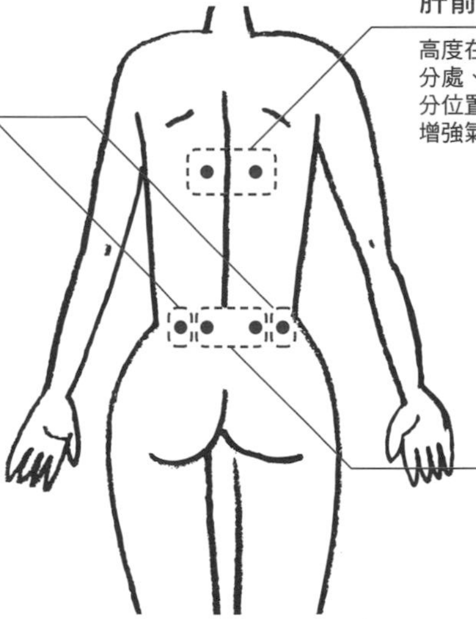
肝俞穴
高度在肩胛骨下方4公分處、脊椎骨左右3公分位置。具有安定心神、增強氣力的效果。
志室穴
位在後腰凹陷處往脊椎骨向上一個突起關節處的左右兩邊7公分部位。能夠滋補男性精力、消除疲勞。
腎俞穴
在志室穴的內側3公分處。具有增強下半身臟器機能、增強男性精力等效果。

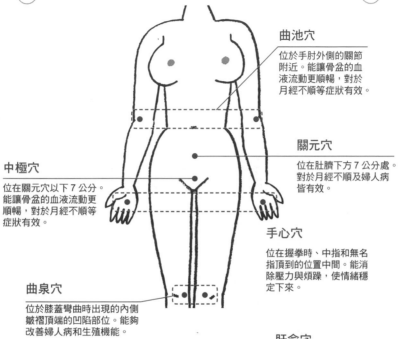

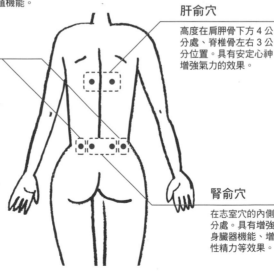

提升卵巢
功能①

好孕體操

透過骨盆矯正運動，讓子宮與卵巢停留在正確的位置，藉此創造出容易受孕的身體。最理想的進行時機就是每天早上起床及晚上睡覺前。

提升卵巢機能，製造優良卵子

好孕體操是在家中也能輕鬆進行的骨盆矯正體操，目的是為了讓身體更容易受孕。骨盆的功能是支撐脊椎、保護子宮與卵巢等內臟。然而平日的生活習慣和姿勢若不佳，就容易造成骨盆歪斜。一旦歪斜就會壓迫到內臟或神經，進而引發血液循環不良或荷爾蒙失衡等問題。

體操能夠適度放鬆骨盆與脊椎，使骨盆、脊椎和頭蓋骨獲得調和，並讓子宮與卵巢等器官回到原本應在的骨盆正中心。此外，還能消除血液循環不良和神經受到壓迫等問題，使荷爾蒙分泌恢復平衡。這個體操對於體外受精也能發揮功效。子宮與卵巢若能正常作用，可促進優質的卵子成長，採卵時的疼痛感會大大減輕。不過若是正在使用排卵誘發劑，必須和醫生討論之後再進行這項體操。

STEP1

腳趾剪刀石頭布

早上30秒

促進血液循環，
提升受孕能力。

早上剛睜開眼睛、測量好基礎體溫之後，便以仰躺的姿勢將雙腿張開與骨盆同寬，像是猜拳一樣，讓腳趾一開一合。

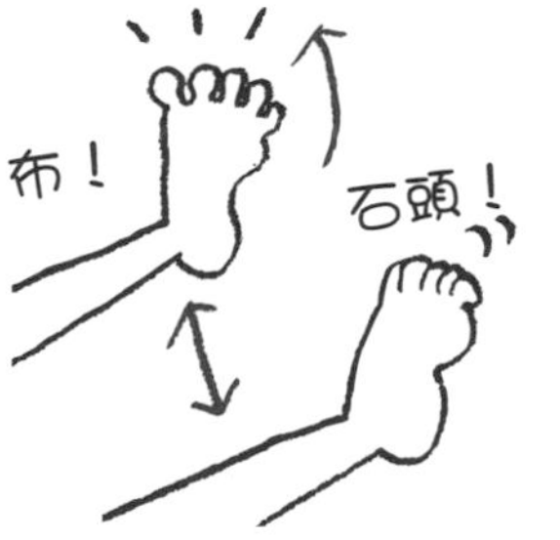

STEP2

轉動脊椎運動

調整骨盆的平衡，使交感神經的活動更加活潑。

早上20次

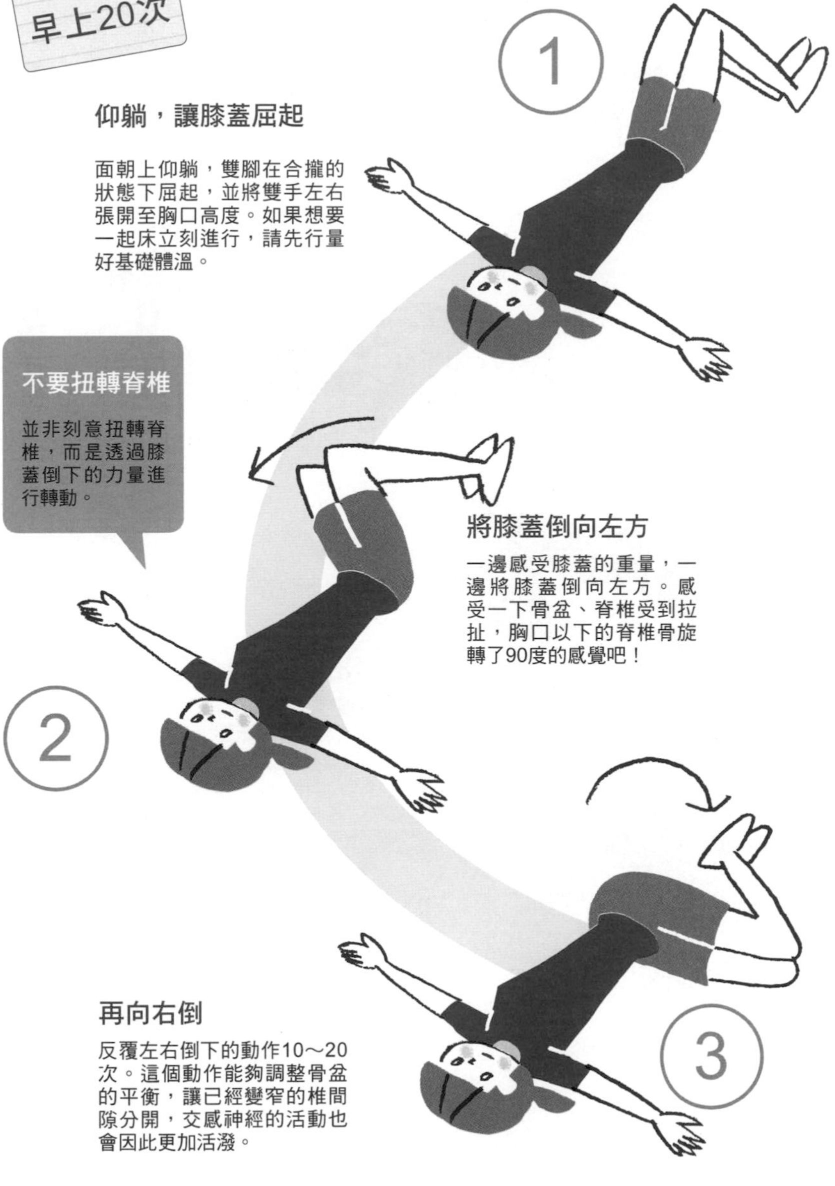

仰躺，讓膝蓋屈起

面朝上仰躺，雙腳在合攏的狀態下屈起，並將雙手左右張開至胸口高度。如果想要一起床立刻進行，請先行量好基礎體溫。

不要扭轉脊椎

並非刻意扭轉脊椎，而是透過膝蓋倒下的力量進行轉動。

將膝蓋倒向左方

一邊感受膝蓋的重量，一邊將膝蓋倒向左方。感受一下骨盆、脊椎受到拉扯，胸口以下的脊椎骨旋轉了90度的感覺吧！

再向右倒

反覆左右倒下的動作10～20次。這個動作能夠調整骨盆的平衡，讓已經變窄的椎間隙分開，交感神經的活動也會因此更加活潑。

STEP3

好孕體操

矯正股關節與骨盆的歪斜，讓內臟回到原本的位置。
調整體內平衡，提高懷孕能力。

早上、睡前
5次x2～5套動作

① 把腳放在椅子上休息

仰躺，把腳放在椅子等物體上方，休息1～2分鐘。此時請用手蓋住耳朵加溫。不過如果是從轉動脊椎運動開始做起的話就可以省略這一個動作。

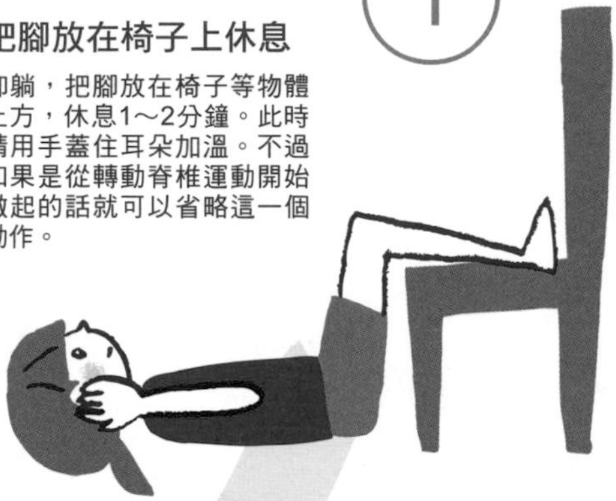

② 做出四肢撐地動作

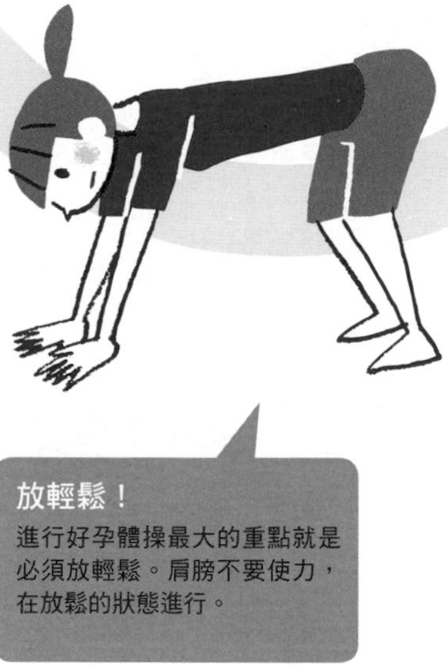

將雙手、雙腳張開，與肩同寬，然後撐在地面上。彎屈膝蓋，呈現趴下的動作。

放輕鬆！

進行好孕體操最大的重點就是必須放輕鬆。肩膀不要使力，在放鬆的狀態進行。

注意事項

・請在伸直脖子的狀態下進行。如果脖子刻意使力的話，就會導致肩膀僵硬。
・請在夾緊屁股、縮起小腹的狀態下進行。
・眼睛請望著正下方或是兩腳大姆指之間，進入冥想狀態。

3

將膝蓋伸直，讓腰部向上突起

腳跟仍然緊貼地面，像是讓腰部向上突起一般伸直膝蓋。重心放在腳跟上。調整手腳的位置，使股關節處呈現90度角。

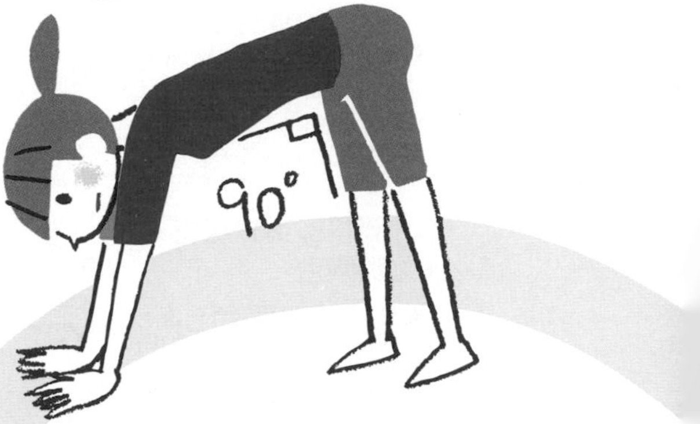

彎曲膝蓋也ＯＫ！

對於某些難以伸直膝蓋的人來說，如果真的覺得重心似乎從腳跟移至雙手的時候，也可以讓膝蓋彎曲。

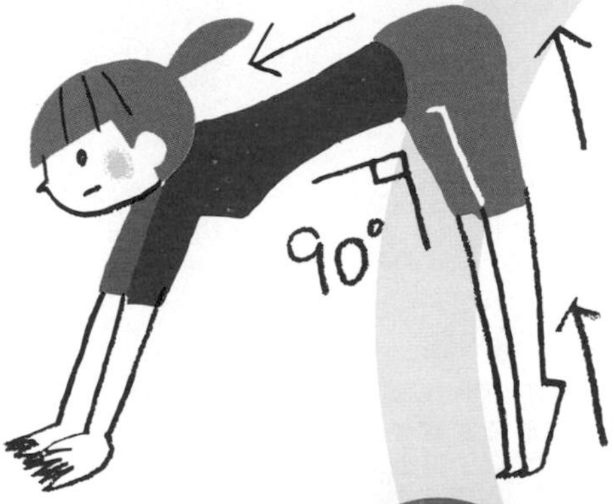

4

讓重心移向前方

緩緩踮起腳跟，變成以腳尖站立的姿勢，使重心移向前方。維持這個動作5秒，然後再將重心移回腳跟，接著休息5秒。

做②～④約2～5回。

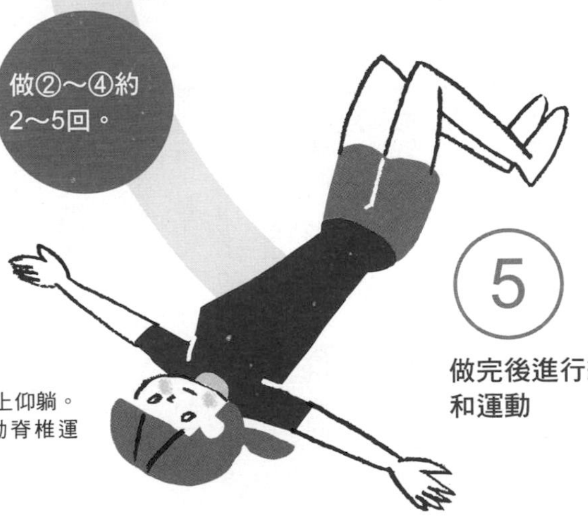

5

做完後進行緩和運動

進行轉動脊椎運動5～10次

做完好孕體操之後，面朝上仰躺。然後進行5～10次的轉動脊椎運動，讓全身緩和下來。

提升卵巢功能②

在家中進行的骨髓按摩法

最近骨髓推壓法因為沒有任何副作用而大受矚目。若能在醫院接受專業按摩師的按摩，效果當然最好，不過這裡介紹的是在自家也能輕鬆進行的方法。

正式開始之前的準備
①準備一根擀麵棍（細長型）
②為了不要傷到皮膚，建議穿上薄褲子，或是在腿的正面與內側塗上一層潤膚油。

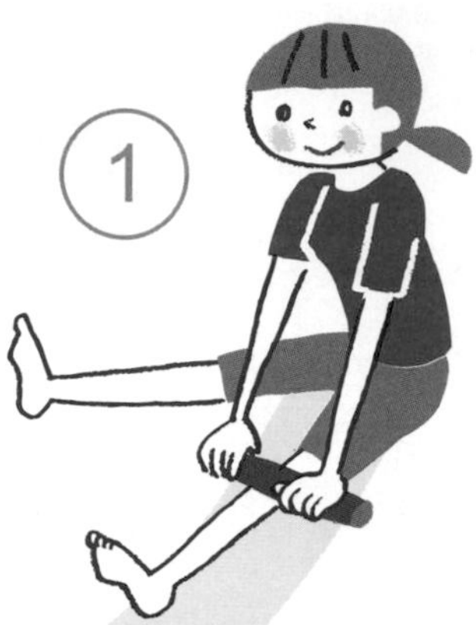

對大腿根部到腳踝範圍施加刺激

坐在地上，把雙腿向外伸直，雙手握住　麵棍的兩端。如同P219的圖片所示，以1公分的間隔，按照1～6的順序，用擀麵棍順著箭頭方向推壓骨頭。

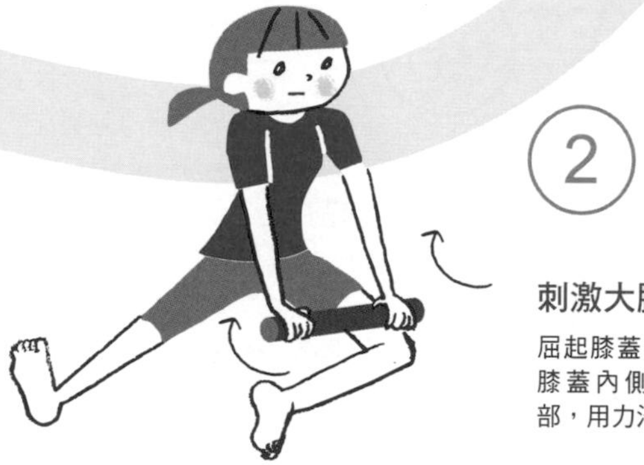

刺激大腿內側

屈起膝蓋，倒向外側。再從膝蓋內側位置朝著大腿根部，用力沿著大腿骨推壓。

能得到高品質卵子的劃時代按摩法

骨髓按摩法，又可以稱為骨髓刺激法，發明這個按摩法的目的是為了讓卵巢的血液供給量增加，進而培養出高品質的卵子。

排卵時，卵巢為了排出優質的卵子，會在卵泡的周圍增生新的微血管，使血流增加。而這些血液是由骨髓產生。骨髓按摩法能對血液製造量最多的腸骨與大腿骨進行刺激，使血液供給量增加。

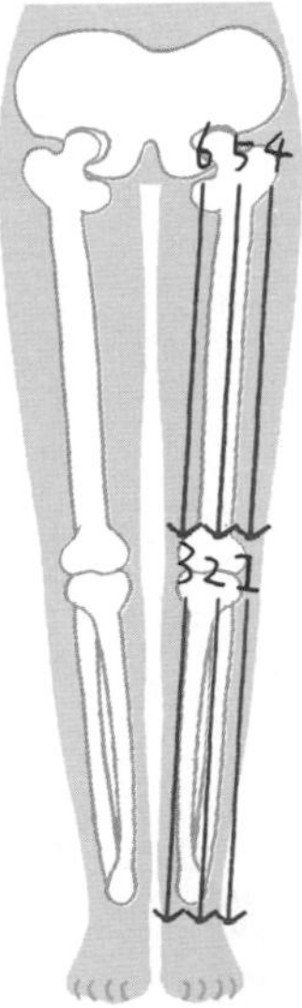

進行刺激的位置

依照1～6的順序進行推壓，推壓時必須要有抵到骨頭的感覺，理想力道是稍微有點疼痛感。此外，位置3與位置6，必須將膝蓋彎曲向外倒下之後再進行。

夫妻一同進行時該怎麼做？

夫妻倆一同進行時，就不必利用麵棍，改用手掌部位進行按壓。至於力道的強弱，則以自己的手骨感受到對方的腿骨為準。

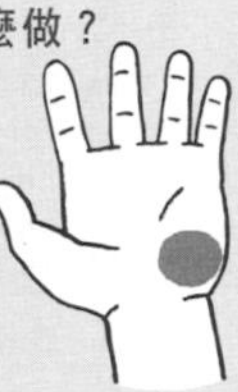

③

刺激大腿根部腳踝範圍施加刺激

推壓到大腿根部時，再沿著大腿根部周圍，從內側用力滑動至外側。

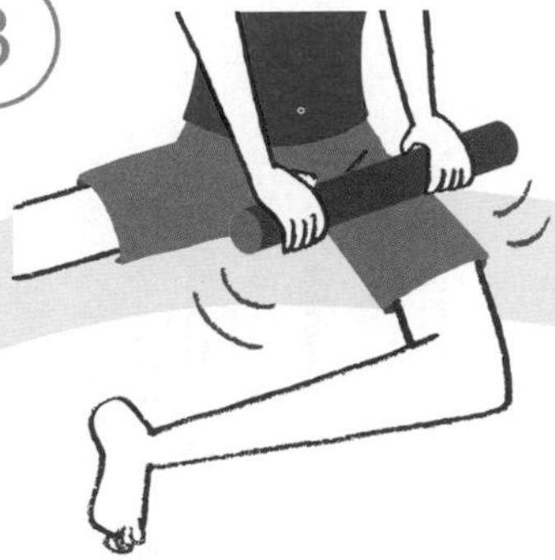

④

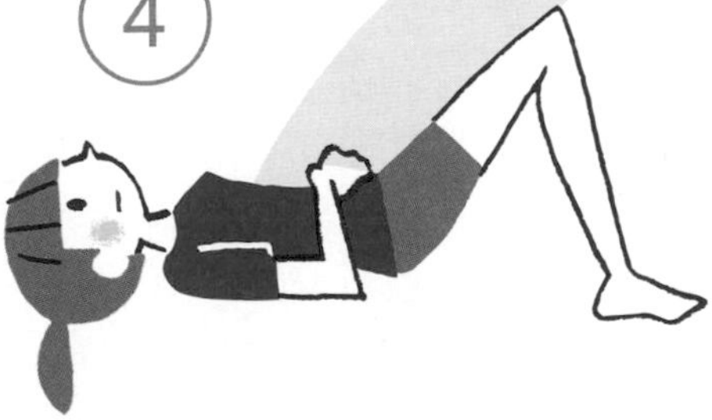

躺在地上進行呼吸法

仰躺，屈起雙腳膝蓋，再把雙手放在肚臍下方。用鼻子吸氣、使腹部鼓起，然後再一邊吐氣一邊用雙手按壓肚臍下方。

這個按摩法除了能夠提升卵巢機能、提升優質卵子的生產性之外，也確認具有安定黃體機能與高溫期、促進子宮內膜的發育、改善月經或手腳冰冷問題、維持各種臟器的功能、使自律神經功能正常化等各式各樣的功效。

骨髓按摩法已經由日本醫療法人社團曉慶會登記商標在案。想要接受此項按摩治療的人，請依照下列連絡方式詢問細節。

Medical Salon
2BlueLine

東京都涉谷區千馱之谷4-15-10
北參道丘
TEL 03-3470-4811
URL http://www.2blueline.jp

不孕症治療

索引&用語一覽

1畫～5畫

巢分泌出來的雌激素作用，使腦下垂體分泌出來的濾泡刺激素（FSH）增加，促進排卵。

巧克力囊腫……156
附著在卵巢內部的的子宮內膜不斷流血，造成卵巢腫大的狀況。

6畫～10畫

多胞胎妊娠……121
懷了兩個以上的孩子。

多囊性卵巢症候群（PCOS）……98・100・145
卵泡在卵巢表面互相連結，使卵巢表面變硬而不再出現排卵現象的病症。會造成月經不順或是無月經。

精子不動症……106・166
精液當中不存在會動的精子。

自行注射……134・183
能夠自行注射排卵誘發劑的一整套設備。內容多為FSH藥劑。

低溫期……53
測量基礎體溫時，持續出現三十六點零～三十六五度左右體溫的時期。雌激素正持續分泌的時期。

冷凍胚胎移植……127
體外受精的一種。受精卵在培養之後冷凍保存，等到適當的時機再解凍移植。理論上來說，受精卵能夠半永久地保存。

卵泡……44
內含卵子的袋狀物。女性在出生時就具備了一生當中所需的卵泡。

卵泡荷爾蒙→雌激素

卵泡期……51
卵巢分泌雌激素，卵泡開始逐漸成長的時期。相當於低溫期。

卵巢後備能力……44・100
排卵能力。指卵巢培育將來會成為卵子的卵泡的能力。

卵巢過度刺激症候群（OHSS）……121・133・137・139
使用排卵誘發劑所引起的副作用。會出現卵巢肥大．腹部積水等症狀。

卵巢機能減退……144・145
卵巢機能正持續衰退的狀況。

抗精子抗體……101・102・107
可能殺死精子的抗體。若發生在男性身上，就是對自己的精子產生抗體。

受精卵輸卵管植入術（ZIFT）……131
體外受精的一種。只培養受精卵1天，隨後立刻植入輸卵管的技術。

性腺釋素（GnRH）……133・139
由腦部下視丘分泌後，刺激腦下垂體，使其分泌促性腺素。

披衣菌感染……103・158
性病的一種。由微生物砂眼披衣菌所引起的子宮或輸卵管發炎症狀。

泌乳激素（PRL）……98・107
由腦垂腺分泌出來的荷爾蒙，負責促進乳汁分泌。

初期胚胎……130
指受精卵開始分裂2～3天後，成為2～8細胞的狀態。

前有腔濾泡……103・138
月經開始第1～3天，可用超音波檢查確認的小卵泡。小卵泡的數量越多，就表示可用於體外受精的採卵數量越多。

勃起功能障礙（ED）……172
男性無法勃起同時無法射精的狀態。

胚胎……125
即將發育成嬰兒的細胞。特指分裂成2細胞狀態以後的受精卵。

胚胎移植……126
將原本在體外培養的胚胎移回體內。

原始卵泡……44・46・50・68

出生時即存在於卵巢當中的卵子前身。

唐氏症……121
因第21對染色體的3體現象所引發的疾病，常見症狀有發育和智能遲緩。

射精障礙……173
指能夠勃起，但是無法射精的情況。可細分為性交射精障礙・早發性・延遲性射精・逆行性射精等。

時機療法……66・112・114・198
正確地預測排卵日並進行性行為，藉此提高懷孕機率的方法。

特發性男性不孕症……169
指原因不明的精子形成障礙。

逆行性射精……106・171
精子朝著膀胱逆向射入的症狀。是男性不孕的原因之一。

高泌乳激素血症……98・146
泌乳激素分泌過度的狀況。男性會出現性慾下降的症狀，女性則會抑制卵巢功能，造成不孕。

高度不孕症治療……68・87・120
進行一般不孕症治療後仍然難以懷孕時才選用，需要精密技術的治療方式。例如：體外受精・顯微注射授精等。

高溫期……53
測量基礎體溫時，持續出現三十六點三～三十六點七度左右體溫的時期。黃體素正持續分泌的時期。

11畫～15畫

基礎體溫（BBT）……52・54・96
安靜不動時的體溫。通常指起床時第一時間的體溫。

採卵……124
為進行體外受精而將卵子取出的動作。用針穿刺卵泡（內含卵子的袋狀物），將卵泡液和卵子一起吸引出來。

排卵……40・21
成熟的卵子從卵泡當中排出。

排卵誘發劑……124・132
促進排卵的藥物。有口服藥・注射等各式不同種類。

深究不孕症治療

單一精子卵質內顯微注射（ICSI）……125・128
體外受精的一種。用細長的玻璃管將精子直接注入卵子，使之受精的技術。

媒精……122
將精子的洗淨濃縮液注入卵子的培養液當中，使之受精。

無月經……148
月經停止半年以上的狀況。

無排卵月經……148
儘管月經來潮，但是卻沒有排卵的狀況。常見症狀有經血量稀少，或是持續很久的少量出血。也很少出現經痛。

無精子症……168・170
指精液當中沒有精子的狀況。原因可能是睪丸沒有製造精子（非阻礙性無精子症），或是輸精管阻塞（阻礙性無精子症）。

進階治療……112・161
從時機療法・人工授精，以至於體外受精，階段性地提升治療的方法。

黃體化未破裂濾泡（LUF）……149
濾泡已成熟卻未破裂，因而導致無法排卵的現象。由於剩餘的濾泡會直接黃體化，基礎體溫也會上升，所以很難發現異常。

黃體刺激素（LH）……14・40・50・98
促進卵子成熟或排卵。

黃體素（P4）……43・50・99
黃體荷爾蒙。從卵巢分泌出來的荷爾蒙之一。作用是調整體內環境以完成著床準備，以及維持懷孕狀況。

黃體荷爾蒙（P4）→黃體素

黃體期……15・51
排卵之後黃體素分泌量增加的時期。以基礎體溫來說，相當於高溫期。

黃體機能不全……96・99・147
由於黃體素（黃體荷爾蒙）分泌不足等原因，造成子宮內膜的著床準備不完全的狀態。

新鮮胚胎……126
未經冷凍處理的胚胎（受精卵）。

腦垂腺（腦下垂體）……14・50・132
從腦部下視丘接收刺激，進而分泌出濾泡刺激素（FSH）和黃體刺激素（LH）兩種性腺刺激荷爾蒙，以及泌乳激素（PRL）。

精子無力症……106・166
精子的活動能力低落。指能夠前進的精子不滿40％，或是能夠高速前進的精子不滿32％的狀況。

精索靜脈曲張……106・167
睪丸及其上方的靜脈出現小腫瘤（靜脈曲張），使血液流動不順的狀況。

雌激素（E_2）……14・50・99
亦稱為卵泡荷爾蒙，是由卵巢分泌出來的一種女性荷爾蒙。雌激素的種類可細分為E1（雌一醇）・E_2（雌二醇）・還有E3（雌三醇）三種。

16畫〜23畫

機能性不孕……65・161
儘管不孕症檢查當中並未發現任何異常，但是仍然不孕的狀況。

輸卵管內精卵植入術（GIFT）……131
體外受精的一種。僅將精卵混合在一起後植入輸卵管的技術。

輸卵管沾黏……98・150
由於分泌物所引起的發炎症狀等原因，造成輸卵管不暢通的狀況。

輸卵管阻塞……98・151
由於過去的感染症發炎症狀等原因，造成輸卵管阻塞的狀況。

優勢卵泡……45・50
排卵前發育完成的3〜18個卵泡當中，最適合排卵的成熟卵泡。

環芬尼 Cyclofenil……133・144
排卵誘發劑的一種。口服藥。副作用較少，但是效果也較差。

濾泡刺激素（FSH）……14・40・50・98
由腦垂腺分泌出來的荷爾蒙，可促進卵泡發育。對卵泡施加刺激，使其分泌雌激素（卵泡荷爾蒙）。

續發性不孕……160
雖然已產下第一個孩子，但是無法再次懷孕，或是難以持續懷孕的狀態。

囊胚……43・129・130
受精後經過5〜6天的胚胎。特指即將著床的胚胎。

體外受精胚胎植入術（IVF—ET）……66・112・122
先刺激卵巢，採取卵子，再於體外使之受精，最後將培養完成的胚胎放回子宮的技術。

國家圖書館出版品預行編目資料

難孕夫妻一定要知道的好孕療程：日本權威醫師帶妳全程
通過不孕症治療 / 原利夫　作；江宓蓁譯. -- 初版. --
新北市：世茂, 2013.12
面；　公分. --（婦幼館；140）
ISBN 978-986-5779-05-4(平裝)

1. 不孕症

417.125　　102017383

婦幼館 140

難孕夫妻一定要知道的好孕療程：日本權威醫師帶妳全程通過不孕症治療

作　　者／原利夫
譯　　者／江宓蓁
主　　編／陳文君
責任編輯／張瑋之
封面設計／夏那設計　季曉彤
出 版 者／世茂出版有限公司
負 責 人／簡泰雄
地　　址／(231)新北市新店區民生路19號5樓
電　　話／(02)2218-3277
傳　　真／(02)2218-3239（訂書專線）、(02)2218-7539
劃撥帳號／19911841
戶　　名／世茂出版有限公司
單次郵購總金額未滿500元（含），請加50元掛號費
酷 書 網／www.coolbooks.com.tw
排版製版／辰皓國際出版製作有限公司
印　　刷／祥新印刷股份有限公司
初版一刷／2013年12月

ＩＳＢＮ／978-986-5779-05-4
定　　價／300元

不妊治療がよくわかる元　な赤ちゃんができる本
Copyright © 2012 Toshio Hara
Original Japanese edition published by Ikeda Publishing Co.,Ltd.
Complex Chinese translation rights arranged with Ikeda Publishing Co.,Ltd.
Through LEE's Literary Agency, Taiwan
Complex Chinese translation rights © 2013 by Shy Mau Publishing Company
合法授權・翻印必究
Printed in Taiwan

世茂出版有限公司
世潮出版有限公司
智富出版有限公司

世潮出版有限公司
世茂出版有限公司
智富出版有限公司